La Médecine Chinoise
par les Herbes

Traduit de l'anglais par Francis Marche

TITRE ORIGINAL: *Chinese Herbal Medicine*, publié par CFW Publications Ltd, Hong Kong
PHOTOS: Nik Wheeler
PHOTO DE COUVERTURE: John Leung
CONCEPTION GRAPHIQUE: Hon Bing-wah
DESSINS BOTANIQUES: Myumi Terao

La médecine chinoise par les herbes
1ère édition française publiée en 1993 par Editions Olizane, 11 rue des Vieux-Grenadiers, 1205 Genève, Suisse.

Imprimé en Corée

REMERCIEMENTS
L'éditeur tient à remercier Paul But, conservateur au *Chinese Medicinal Materials Research Centre* de l'Université Chinoise à Hong Kong pour ses conseils et son aide, ainsi que Chan Sio Man pour sa relecture de la transcription *pinyin* des caractères chinois.

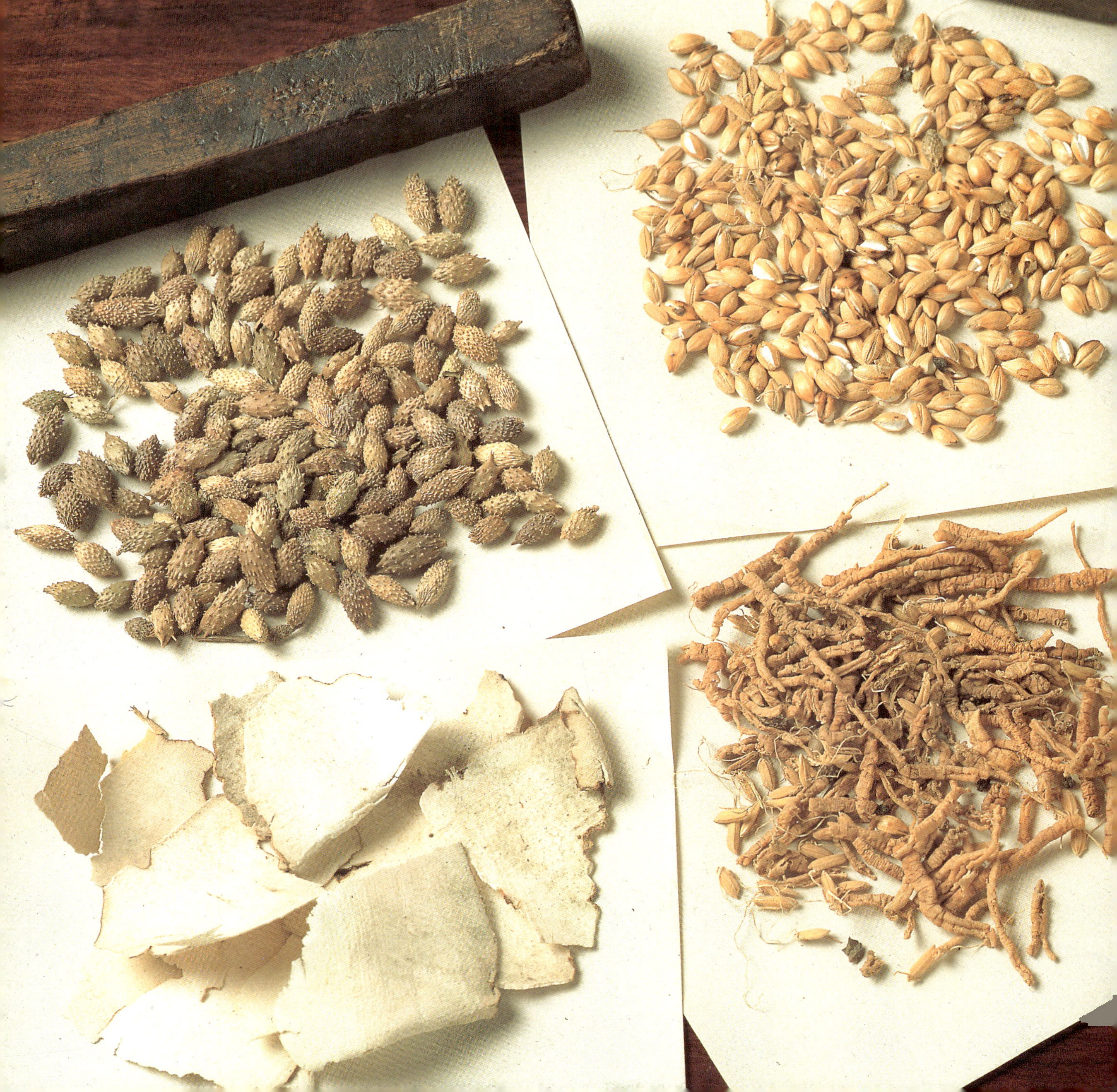

LA MÉDECINE CHINOISE PAR LES HERBES

Daniel P. Reid

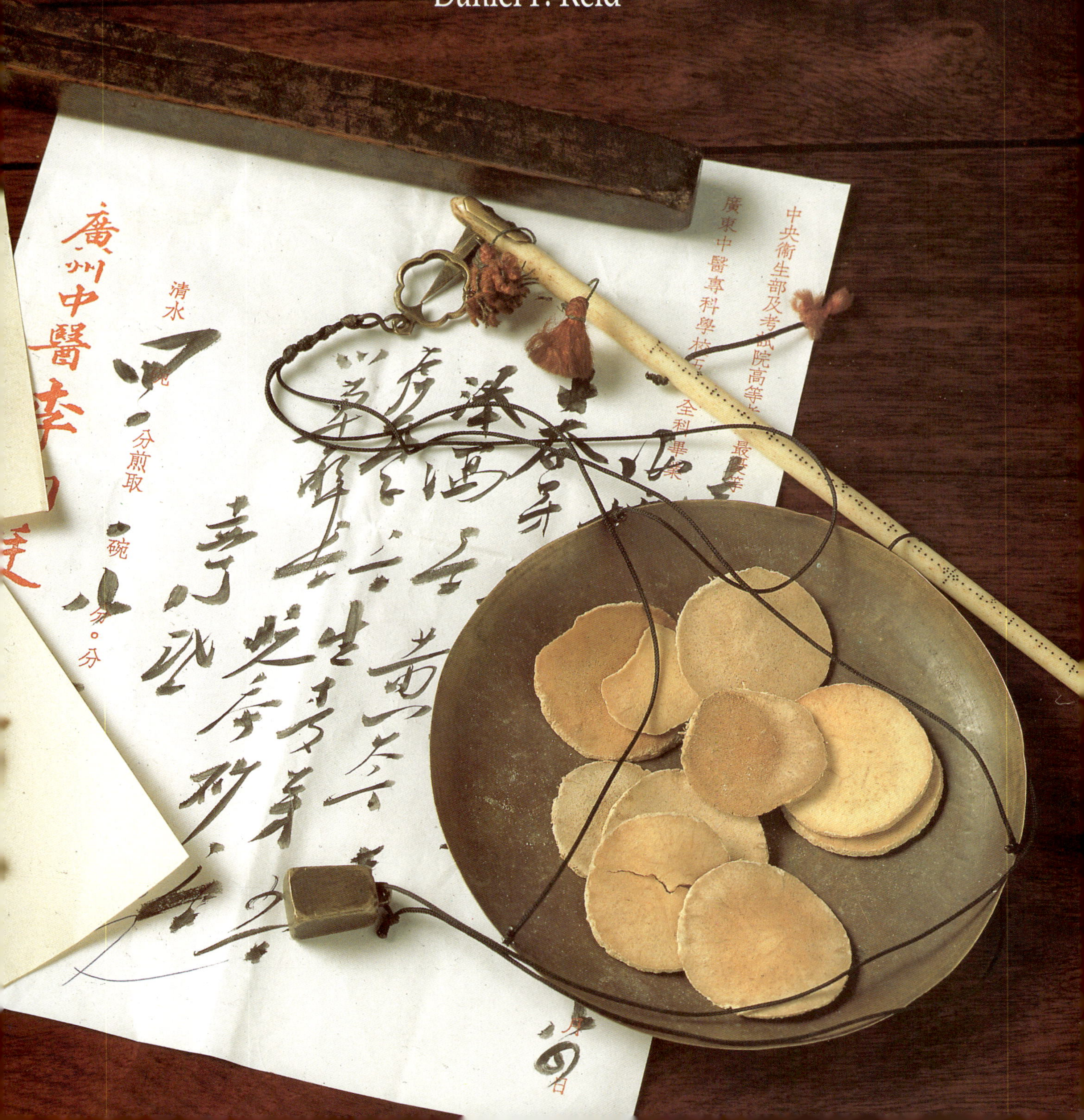

Sommaire

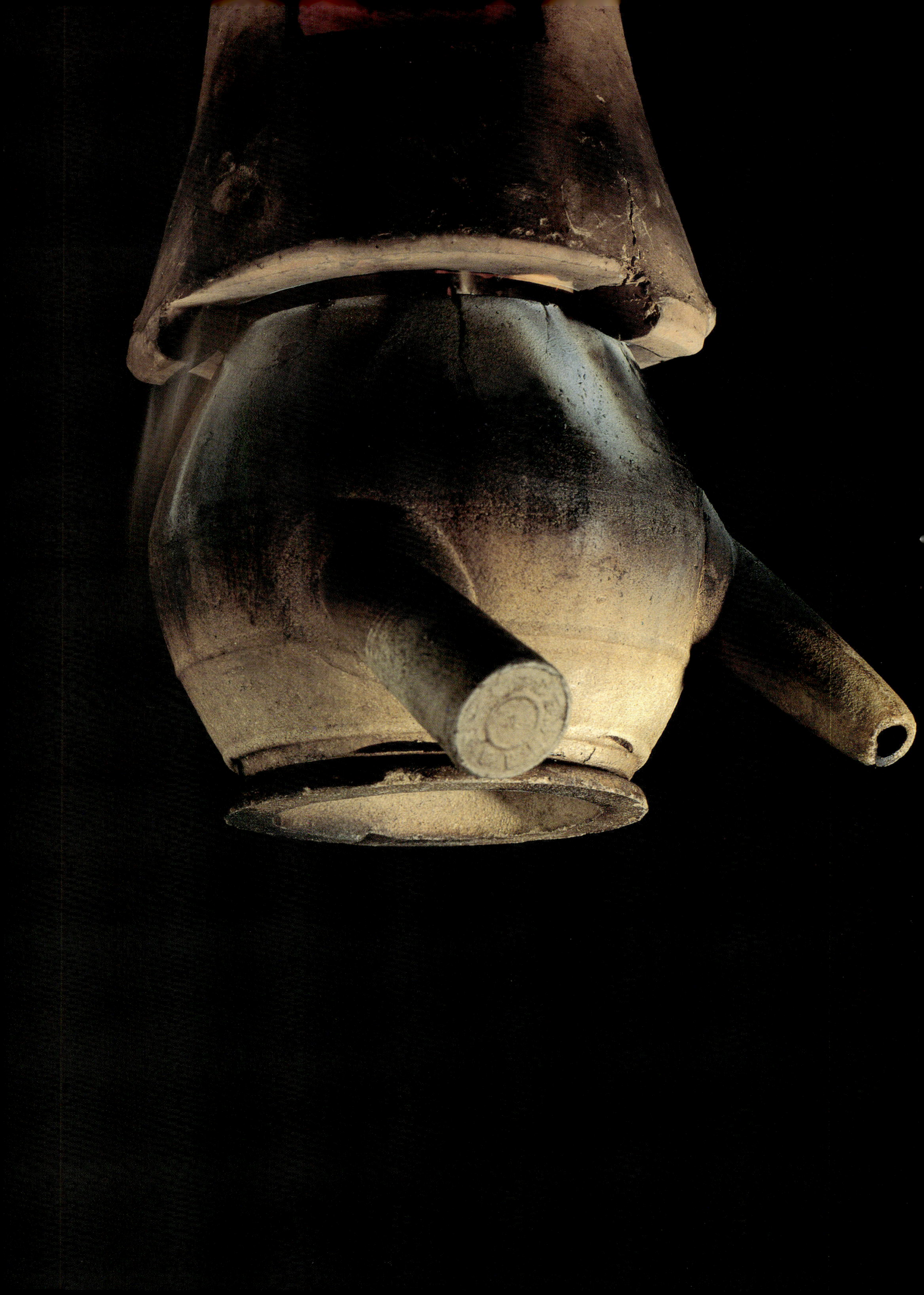

Avant-Propos

Les origines de la médecine chinoise traditionnelle et de sa pharmacopée remontent à plus de 5000 ans. Ces pratiques médicales ont puisé leurs ressources dans tous les domaines de la nature, dans tous les éléments de l'univers: la terre et la mer, les saisons et le climat, les plantes et les animaux. La médecine chinoise contemporaine concentre en elle une expérience clinique et des théories éprouvées par cinq millénaires de pratique continue. Cette médecine demeure le système de soins curatifs et préventifs le plus ancien, le plus sûr et le plus élaboré du monde, se développant et s'améliorant encore aujourd'hui comme il l'a fait au cours des siècles passés. Il semble que l'heure soit venue pour l'Occident de s'ouvrir à cette longue histoire, de se pencher sérieusement sur la médecine chinoise et sa pharmacopée pour s'enrichir de la vision cosmologique du corps humain qu'elle propose, pour faire siens les puissants remèdes mis en œuvre et perfectionnés par sa pratique et ses recherches. C'est pour répondre à ce besoin d'ouverture de la médecine occidentale sur sa sœur d'Orient que ce livre a été écrit.

Ce sont des textes et des compilations en langue chinoise, anciens et contemporains, qui ont fourni la source de ce travail; toutes les recherches qui ont conduit à l'élaboration de cet ouvrage ont donc été menées sur des matériaux de première main, seule garantie d'une présentation fidèle et originale du sujet. Si le lecteur se trouve parfois rebuté par certains concepts au parfum d'étrangeté et une terminologie exotique, j'ose espérer que l'organisation de cet ouvrage, visant à un maximum de clarté et de lisibilité, l'aidera à surmonter cette gêne et contribuera à lui livrer accès à ce monde complexe mais rigoureusement organisé de la science médicale chinoise. Ceux désireux d'aller au-delà d'une approche générale du sujet se reporteront utilement à la bibliographie sommaire donnée en fin d'ouvrage.

Je dois une reconnaissance particulière aux docteurs Huang P'o-wen, Hung I-hsiang et Sammy J.-C. Mei de Taipeh, qui firent rien moins que me livrer les clés de la médecine chinoise. Ce livre n'eût point été possible sans leur précieux concours et c'est à eux qu'il est dédié.

Daniel P. Reid
Le 23 avril 1986
Pei-t'ou, Taiwan

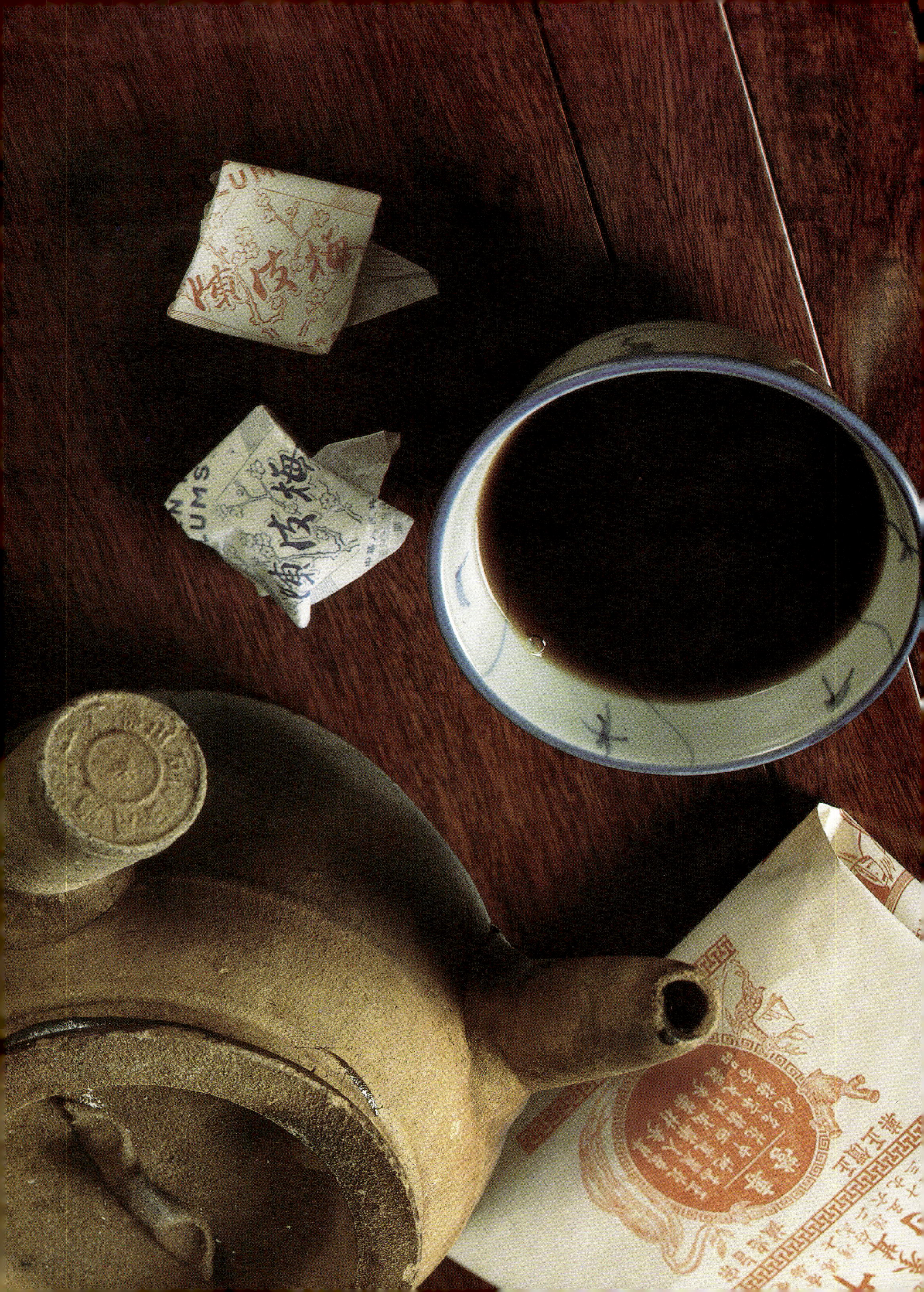
陳皮梅

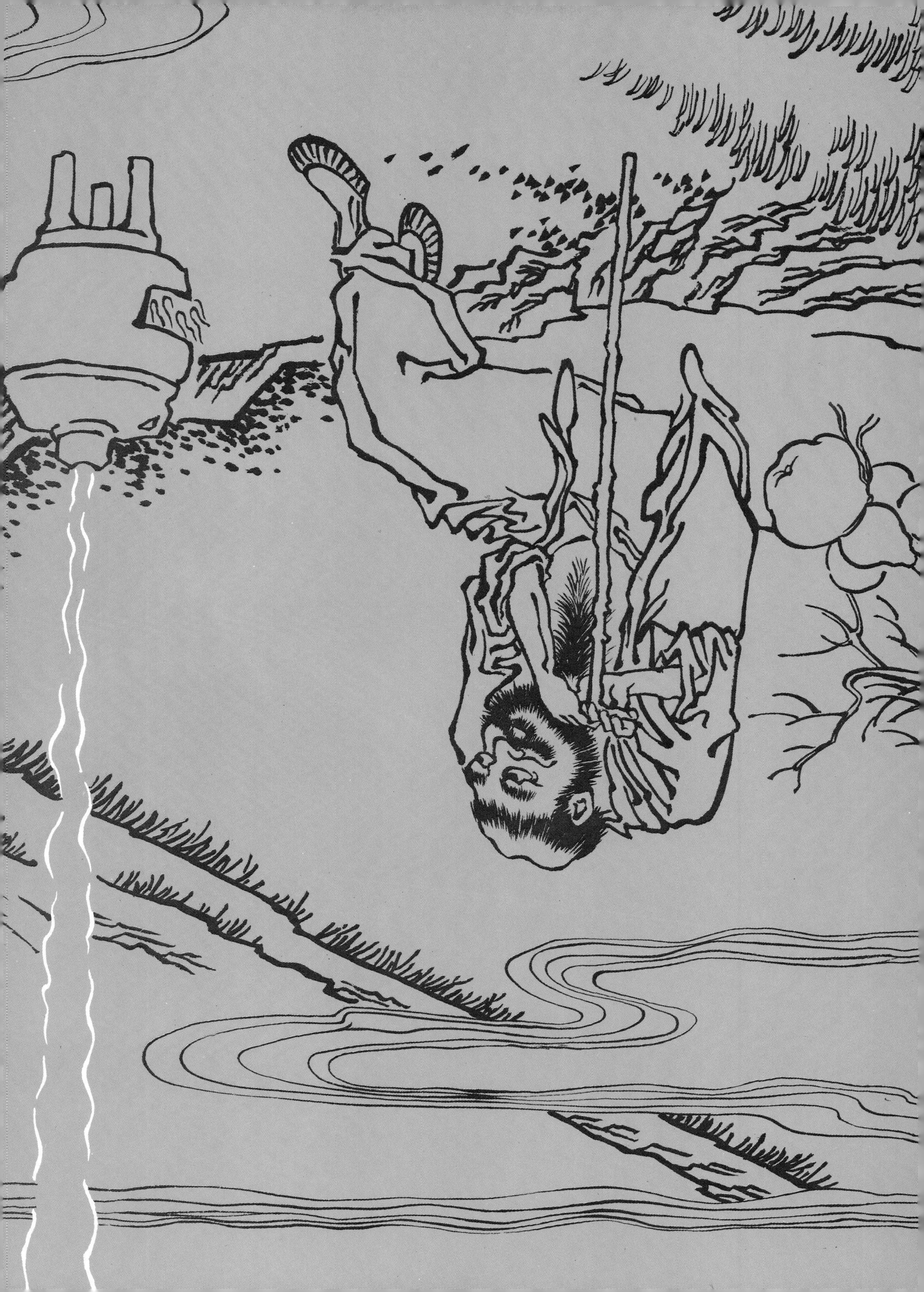

Chapitre I

La Frontière Intérieure

Introduction

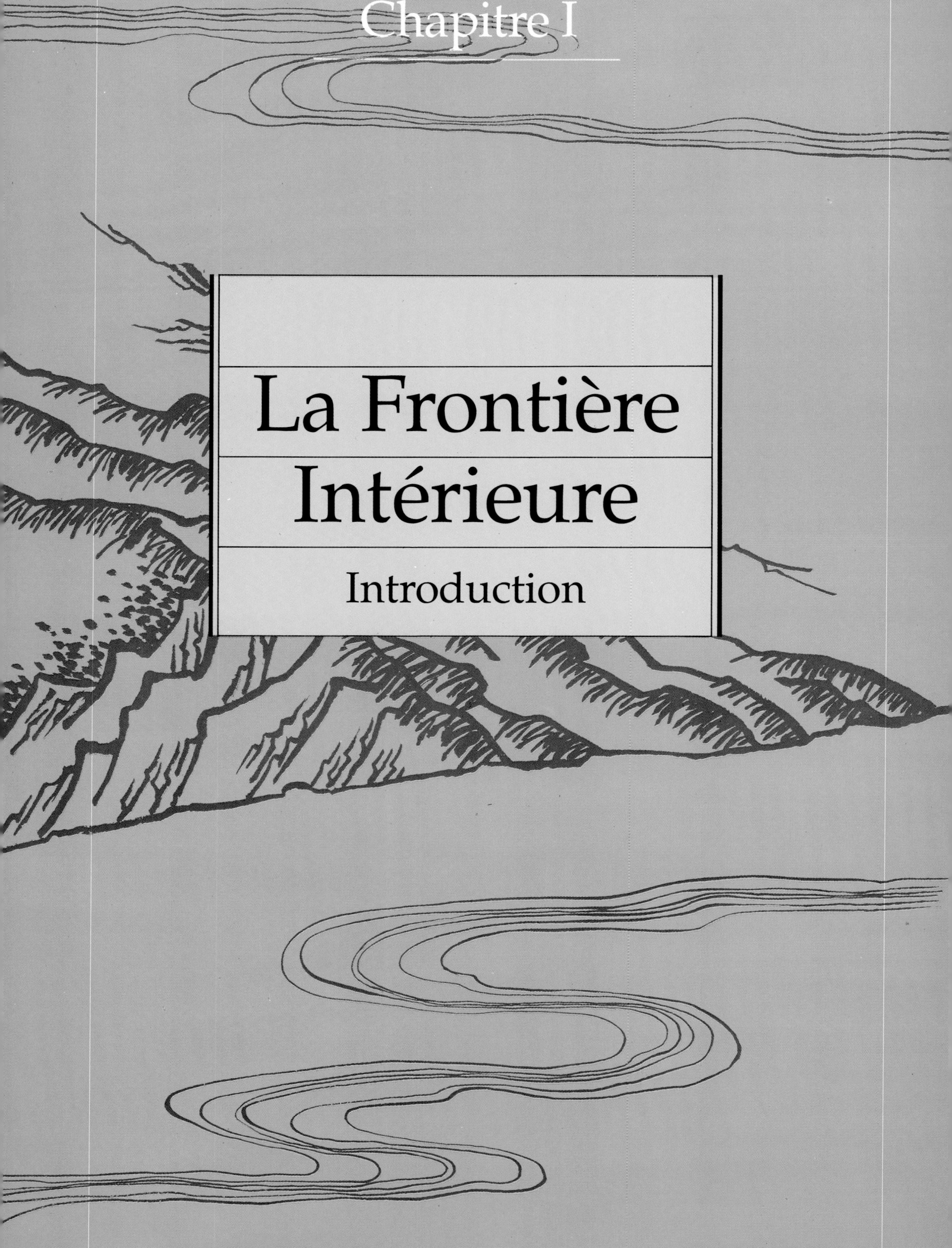

Il y a de cela bien longtemps, selon la légende chinoise qui rapporte les faits, un paysan du Yunnan trouva un serpent près de sa chaumière. Il se mit en devoir de tuer le reptile en le frappant d'un fléau, le laissant pour mort. Quelques jours plus tard, il découvrit le même serpent traversant sa cour et encore une fois s'efforça de le tuer par le même moyen. Quand la bête apparemment indestructible réapparut après quelques jours, notre homme s'acharna sur elle de la même manière, mais cette fois, il la suivit et l'observa quand elle s'en fut dans une touffe

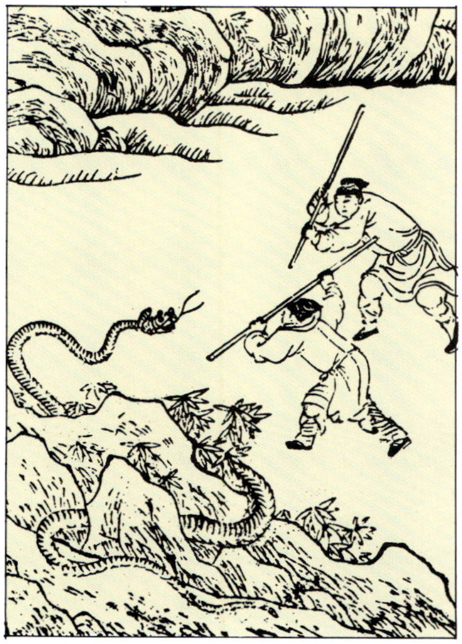

d'herbes sauvages; il eut alors la surprise de la voir manger de cette herbe. Le lendemain matin, le serpent avait guéri de ses blessures et retrouvé sa vitalité.

Et c'est ainsi que fut découvert, d'après cette légende, le *san qi* (*Panax notoginseng*), le principe actif contenu dans le *Yunnan bai yao*, une poudre végétale blanche efficace contre les saignements et les hémorragies internes. Il agit en soudant les lèvres des plaies et répare rapidement les lésions en agissant comme drogue cicatrisante. Son autre nom vulgaire est *shan qi*, qui signifie «vernis de montagne».

On ne saurait attribuer à ce reptile indomptable la découverte de ce puissant hémostatique, qui a soigné des millions de personnes et sauvé de multiples vies, sans prendre des libertés considérables avec l'histoire. La fortune de ce remède devait être immense, notamment pour son efficacité à traiter les blessures de guerre dans les nombreux siècles de l'histoire militaire de la Chine, à tel point que ses précieuses vertus le firent appeler par les soldats *jin bu huan*, «que l'or ne peut acheter». L'on conçoit aisément que ce produit soit devenu une substance clé dans l'arsenal de potions, poudres, pilules, onguents, cordiaux et autres formes de préparations dont dispose la médecine chinoise pour combattre les affections et les lésions.

La même alchimie de mythes et de faits d'histoire doit être prise en compte dans toute étude se voulant sérieuse sur les racines et le développement de la médecine chinoise traditionnelle. Cet élément mythique et folklorique n'a rien de surprenant en soi car la pharmacopée développée par cette science est aussi vaste que son histoire est longue: rien moins que 5000 ans. Les historiens chinois attribuent l'invention de la médecine par les simples à un empereur semi-légendaire, Shen Nong (3494 av. J.-C.) qui aurait initié son peuple à l'agriculture et aurait été intrigué et fasciné par les propriétés médicales de certains simples. «Shen Nong testa des myriades d'herbes, écrivit Sima Qian, le grand historien de la dynastie Han, et c'est de là que naquit l'art de la médecine.»

Sima Qian vivait à une époque où les faits n'étaient point encore dissociés des récits mythiques. Et l'époque où cette médecine traditionnelle vit le jour n'avait point encore inventé l'écriture, si ce n'est celle des incriptions divinatoires sur bambous, os et écailles de tortue. Les découvertes de Shen Nong et des chamans et sorciers qui furent ses émules furent transmises de bouche à oreille d'une génération à l'autre. Cela a naturellement conduit à un certain nombre de superstitions et l'inventaire des produits de cette science est encore criblé de drogues à base végétale, animale et minérale, et de diverses préparations les combinant, qui furent sélectionnées davantage pour leur valeur symbolique et emblématique que pour des propriétés curatives éprouvées. On aurait tort d'en déduire que la médecine chinoise traditionnelle n'est qu'un vaste catalogue de charlatan car, à l'intérieur de cette pratique médicale aux valeurs scientifiques établies et non établies, existe une dimension de *foi* — un aspect auquel la science médicale occidentale commence à s'intéresser lorsqu'elle tente, notamment dans les recherches sur les effets des placebos, de lier technologie et psychologie dans une forme de traitement intégré et global.

A cet égard, il serait téméraire d'affirmer sans embages que les stalactites et les cors de cerf n'ont aucune valeur thérapeutique en tant que cordiaux capables de restaurer vigueur et jeunesse, que les os fossilisés et les écailles d'huître ne sauraient avoir valeur d'astringents, ou que le vert-de-gris, le fiel d'ours et l'écaille de tortue se sauraient être pris comme purgatifs, et de même pour les mille-pattes séchés, les scorpions, vers à soie et scarabées, la dépouille de cigale, la fiente de chauve-souris, les os de tigre, la peau de hérisson, des minéraux tels que le réalgar, le mica brun, le cinabre et l'argile, et des myriades de plantes, d'herbes et d'arbrisseaux divers qui constituent la pharmacopée de la médecine chinoise traditionnelle.

Le prestige antique et la foi ont bâti les murs du grenier renfermant cette pharmacopée; et que ce savoir populaire et ce symbolisme aient éclos, se soient épanouis et aient été transmis jusqu'à nous ne fait que témoigner en faveur de la puissance de cette médecine, même si cette aura occulte est pour nous comme une ombre jetée sur sa valeur de complément, sinon d'alternative, qu'elle pourrait représenter pour la médecine telle qu'on la pratique en Occident. Mais la science moderne en est aujourd'hui à tester activement l'efficacité de ces traitements, et non sans résultats probants: ainsi en 1983, les autorités chinoises annoncèrent à Pékin qu'une formule vieille de 400 ans prescrite dans le traitement des hémorroïdes avait été testée sur 40 000 patients, et s'était avérée efficace dans 96% des cas; elle a donc été officiellement indiquée comme traitement médical. En voici la description: «Une injection de sécrétions d'insectes sur des feuilles de sumac mélangées à des sels cristallins.»

Ainsi l'on imagine fort bien que dans les brumes des premiers temps de son évolution, la médecine chinoise s'est développée suivant un rythme hésitant, faisant leur part aux faits et aux mythes, à la sorcellerie,

aux superstitions et à la sapience paysanne. Si l'on admet que l'empereur Shen Nong fut le père de cette science, il ne faut pas perdre de vue que près de 2000 ans s'écoulèrent avant que ses observations sur les simples et celles de ses disciples ne fussent mises par écrit. C'est aussi le temps qu'il a fallu pour que le concept de médecine (*yao*) et celui de médecin (*yi*) fassent leur entrée dans la langue chinoise écrite. Ce n'est que vers l'an 500 av. J.-C. qu'un terme désignant la médecine des simples et sa pharmacopée en expansion apparut à son tour: *ben cao*, *ben* signifiant toute plante à la tige rigide et *cao* désignant tout végétal d'apparence herbeuse. Ce terme en vint à couvrir tous les ingrédients et médicaments pris aux mondes animal et minéral, et il continue de désigner l'arsenal pharmacologique tout entier auquel ont recours les médecins et guérisseurs chinois.

C'est aussi à cette époque, autour de 500 av. J.-C., que l'herboristerie fut rendue indissociable de la philosophie et du spiritualisme chinois. La foi qui lui est liée, son folklore et sa pratique devinrent partie intégrante d'une doctrine religieuse; ce rôle dans la vie spirituelle chinoise doit être apprécié pleinement pour comprendre la philosophie qui sous-tend cette médecine et les techniques qu'elle met en œuvre. Loin de n'être qu'une simple forme de traitement thérapeutique, cette médecine est au cœur d'une philosophie qui embrasse le bien-être du corps et de l'âme, un code de comportement social et une attitude spirituelle, et même une tentative de définir le sens de la vie.

Les racines de cette philosophie remontent elles aussi à l'âge de l'empereur Shen Nong. La tradition rapporte que ce sage avait non seulement testé de nombreux simples mais qu'il avait aussi «tiré de la nature la connaissance des principes opposés». Au cours des siècles qui suivirent son règne, les alchimistes chinois, les géomanciens et les penseurs de diverses écoles développèrent ce concept des forces naturelles s'opposant, et l'inscrivirent dans un code par lequel l'Homme pouvait pénétrer le mystère

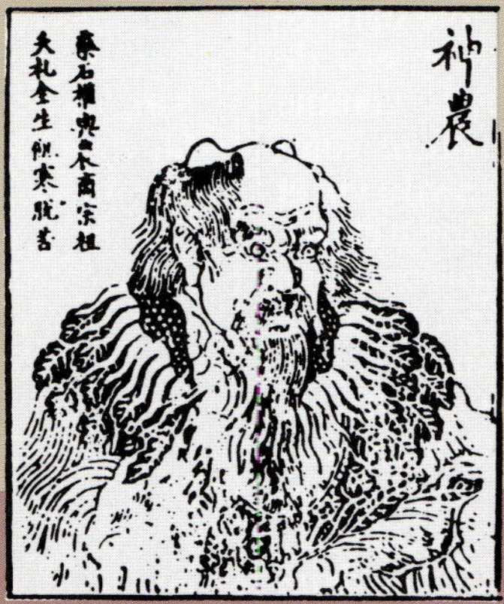

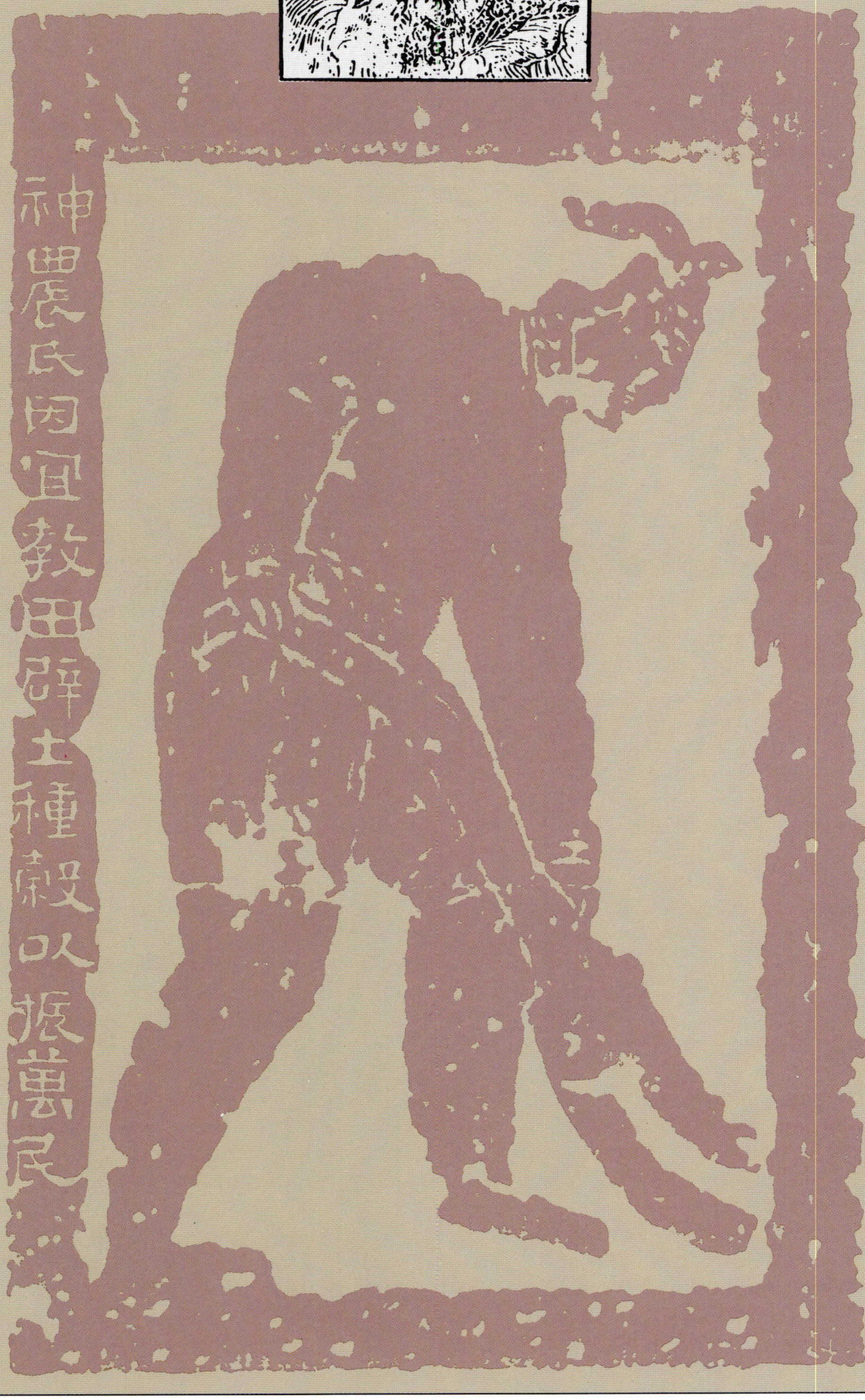

PAGE PRÉCÉDENTE Une ancienne gravure montrant une chasse aux serpents; ces derniers sont un ingrédient de première importance de la médecine chinoise. À DROITE Portrait de Shen Nong, le fondateur de la médecine et estampage illustrant les travaux d'agriculture qu'il enseigna.

de la vie et définir son rôle dans ce mystère. Les principes opposés de Shen Nong furent établis comme étant les forces de la nature complémentaires et réciproques du yin et du yang, agissantes dans toute chose, toute action, toute poussée vitale; ainsi que rapporte une observation de l'époque: «La vie est un flux perpétuel, et l'univers est le résultat de l'interaction et de l'alternance des forces yin et yang, du dominant et du récessif, du positif et du négatif.»

C'est encore au 6e siècle que deux géants de la pensée chinoise émergèrent pour mettre ces concepts au service d'une forme rigide d'éthique sociale. Confucius (551-479 av. J.-C.),

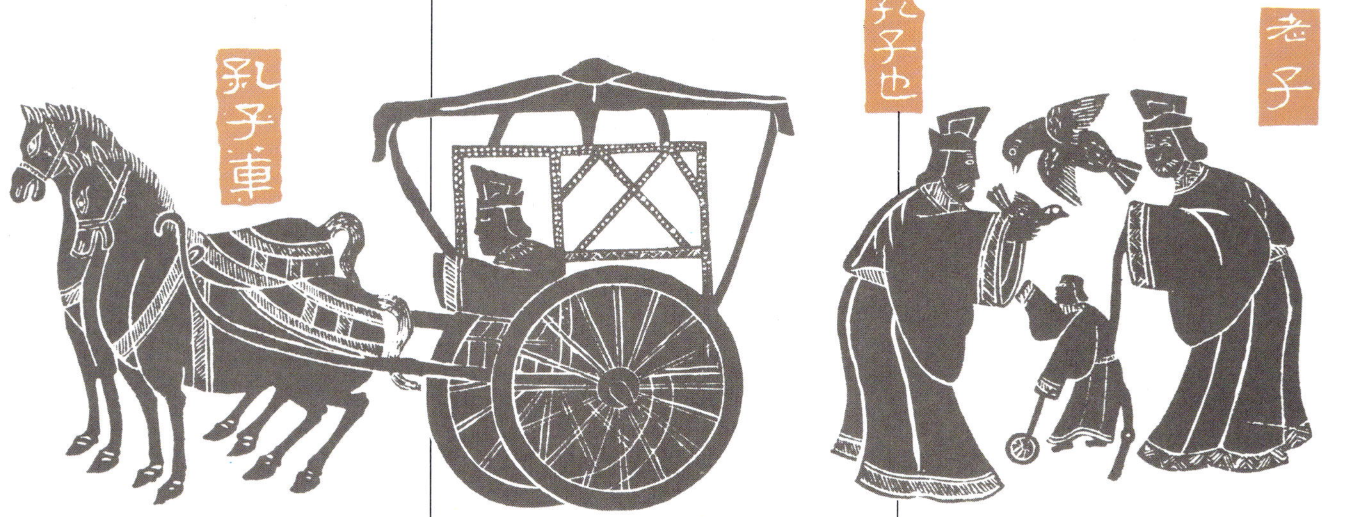

vénéré comme le plus grand sage de la Chine, partant du principe que l'univers est régi par un ordre juste et une harmonie construite sur un délicat équilibre de forces, créa un système moral bâti sur cinq vertus cardinales: la bonté, la justice, la bienséance, la sagesse et la sincérité. Pour que l'Homme puisse exercer sa propre force dans le cycle éternel du Bien et du Mal il lui faut cultiver ces cinq vertus.

Un autre grand sage de l'antiquité chinoise, Lao Zi, le père du taoïsme, reprenant la doctrine d'un ordre universel, enseigna que l'Homme ne peut atteindre à l'harmonie personnelle que s'il se plie à la Voie naturelle immuable et qu'il adopte une morale de l'inaction. Ne jamais s'efforcer d'interférer, car les choses reprendront leur cours harmonieux d'elles-mêmes, tôt ou tard.

Lao Zi paraît avoir été l'homme providentiel de nombreux savants chinois et même de politiciens: il devint un oracle, un symbole pour leurs théories. Ils n'hésitèrent pas à lui faire endosser a posteriori leurs propres idées, décorant celles-ci du prestige du sage. Il fut déifié comme la figure démiurgique de l'unique religion proprement chinoise. Des séries de légendes furent attachées à son nom: Lao Zi aurait été porté par sa mère pendant quatre-vingts ans, et serait donc né avec les cheveux blancs, d'où son nom, «l'enfant vieillard». Comme on doit s'y attendre, la légende prit aussi des libertés considérables avec l'enseignement de Lao Zi. En dépit de sa doctrine de laisser faire face à l'ordre naturel des choses, les taoïstes créèrent une voie vers le salut et une destination spirituelle: une mythique «île de la mer Orientale» où existait une herbe d'immortalité.

Mais à côté de ses spéculations mythologiques, le taoïsme traitait de la théorie d'une loi et d'une structure cosmiques et de la place de l'Homme dans ce système, thèmes dont se préoccupaient les penseurs chinois depuis les principes opposés de Shen Nong. Le Tao devint la Voie, ou le Chemin, en accord avec l'ordre juste et l'harmonie universelle. Le long de cette voie, les deux expressions fondamentales du Tao sont entrelacées dans leur perpétuelle conjugaison: le yang, positif, actif et même agressif, et le yin, négatif, passif et réceptif. L'inter-dépendance et l'équilibre entre ces deux principes engendrent l'ordre universel. Aux environs de l'an 100 av. J.-C., le penseur néo-confucéen Dong Zhongshu contribua à affiner cette vision du monde en faisant de l'Homme un univers à échelle réduite, renfermant en lui les mêmes forces enlacées du yin et du yang.

Il s'ensuivit que la santé physique devenant partie intégrante du système de lois de la vie spirituelle chinoise et de la vie sociale, les mêmes principes taoïstes d'inter-dépendance et d'équilibre devinrent applicables à l'alimentation et à la médecine. Ainsi la nourriture n'était plus consommée uniquement pour survivre, mais également pour équilbrer et maintenir une santé physique et mentale. La nourriture et la médecine devinrent étroitement liées: les aliments furent sélectionnés autant pour leurs vertus thérapeutiques que pour leurs qualités nutritives et leur goût. On ne pouvait désormais les consommer qu'avec modération et en fonction de son état de santé. On les classa par catégories suivant la nature de leurs valeurs diététiques et thérapeutiques: les aliments «froids» tels que les fruits et les légumes, le porc en tranche, le crabe et le poisson qui sont indiqués pour réduire la «chaleur» du corps; les aliments «chauds», riches en protéines, tels que les viandes grasses, les œufs, les aliments frits ou épicés et les produits marinés dans le vin, et qui servent à réchauffer l'organisme et à le revigorer. A ces deux catégories s'ajoutait celle des aliments d'apport spécifique, eux aussi riches en protéines, principalement représentés par les organes internes des animaux (foie, cœur, rognons, cervelle, placenta, pénis et utérus) pris comme cordiaux pour fortifier l'organe du corps humain correspondant.

Régimes alimentaires et régimes thérapeutiques commencèrent à se fondre dans des traitements médicaux plus puissants, notamment avec les cordiaux à l'aïl, au ginseng ou au gingembre mariné dans de l'alcool, les soupes d'herbes pour soigner les affections légères — têtes de poisson salées au tofu et au gingembre contre la fièvre et les palpitations, racines de lotus, radis ou cresson dans un bouillon de porc pour se protéger des bronchites ou des rhumes. Puis vinrent les aliments retenus pour leurs seules vertus médecinales, l'éponge végétale ou loofa, le fenouil, l'amidon d'arrow-root et autres végétaux propres à combattre des affections plus graves, telles que les maladies de la peau, les allergies et l'empoisonnement du sang. A chaque étape de cette escalade de la gravité des maladies, le premier des soucis était d'équilibrer les forces d'opposition régissant le métabolisme du patient, forces participant de l'interaction fondamentale du yin et du yang. De tous temps, le maintien de l'harmonie de ces forces avait été «le devoir du médecin, et la restauration de leur équilibre, lorsque l'une des deux est en excès ou en carence, fait l'objet principal de ses efforts».

Dans les premières années du 13e siècle, le devoir du médecin n'avait pas fondamentalement changé. «Les médecins, ainsi que l'affirmait un expert de ce temps, doivent d'abord identifier la cause d'une maladie et reconnaître comment l'équilibre normal du yin et du yang a été subverti. Pour corriger ce déséquilibre, un régime adéquat est la première indication. Ce n'est que si un tel régime a échoué que la prescription de drogues devient nécessaire.»

Les exemples abondent dans la littérature chinoise de descriptions de médecins au travail. Un aspect important qui ressort de ces textes est celui d'une tradition impérissable, laquelle fait davantage qu'éclairer les origines de cette science en anticipant sur ses relations ultérieures avec la médecine occidentale moderne, et le triste sort qui devait être celui de toute la culture chinoise traditionnelle au début de ce siècle. Dit très simplement, la tradition a la vie dure en Chine, au point de finir par entraîner sa propre perte. L'effondrement culturel apocalyptique que la Chine impériale subit avec le déferlement des influences occidentales modernes fut le thème d'une admirable chronique écrite en 1939 par Lin Yutang sous le titre *Un moment à Pékin*, une histoire épique de la Chine en proie à des bouleversements profonds. Le roman de Lin Yutang rend compte des influences qui emportèrent comme une lame de fond la tradition chinoise et montre avec éloquence la ferveur avec laquelle la médecine chinoise traditionnelle avait continué à être pratiquée et à s'épanouir jusqu'au début du siècle, tout son système théorique ayant été maintenu intact. Aussi vaste le champ couvert par cette médecine soit-il, elle était condamnée à périr dans sa bataille avec les techniques médicales modernes de l'Occident.

Dans *Un moment à Pékin*, le fils aîné d'une grande famille de mandarins a contracté une fièvre intestinale appelée *shang han*, «le plus redoutable, le plus débattu, le plus commenté, le plus obscur et le plus déconcertant de tous les maux auxquels est confrontée la médecine chinoise». Cette tragédie se déroule peu de temps après la révolte des Boxer de 1900, quand le corps expéditionnaire britannique faisait pression sur le pouvoir manchou vacillant et quand la science et la philosophie chinoises, et tout le tissu social de l'empire, étaient déchirés par le déferlement de la technologie occidentale, avec sa physique, sa chimie, ses mathématiques et sa médecine.

Dans un premier temps, l'état du jeune héritier Pingya paraît s'être amélioré grâce aux «bouillons médicamenteux à base de buplèvre en faux mélangé à d'autres plantes efficaces contre toutes sortes de refroidissements; et quand il fut convalescent on lui administra diverses pilules contenant des ingrédients tels que le cardamome, le vernis du Sichuan et des carex qui firent disparaître complètement tous les symptômes de la maladie.» Mais le patient était faible et son système vulnérable, si bien qu'après quelques semaines, il fit une rechute. Cette fois, on requit les services du médecin impérial qui prescrivit une infusion d'éphèdre, d'écorce de cannelle, de poudre de réglisse frite et d'amandes pour provoquer la transpiration. Il était maintenant à peu près certain que Pingya souffrait de la terrible *shang han*; les efforts du médecin se tournèrent alors vers les forces physiologiques fondamentales qui, selon la tradition, devaient recouvrer leur équilibre pour restituer l'harmonie physique du jeune homme.

Le mal devait normalement «attaquer d'abord les trois systèmes yang, puis se communiquer à l'un des trois systèmes yin ou à tous trois. Les trois systèmes sont considérés comme étant les systèmes alimentaires ou nutritionnels: le gros intestin, l'intestin grêle, les entrées de l'estomac et de la vessie, et le pylore; l'on parle parfois des six systèmes yang, en incluant la vessie, la vésicule biliaire et l'estomac. Les poumons, le cœur et le péricarde, le pancréas, les reins et le

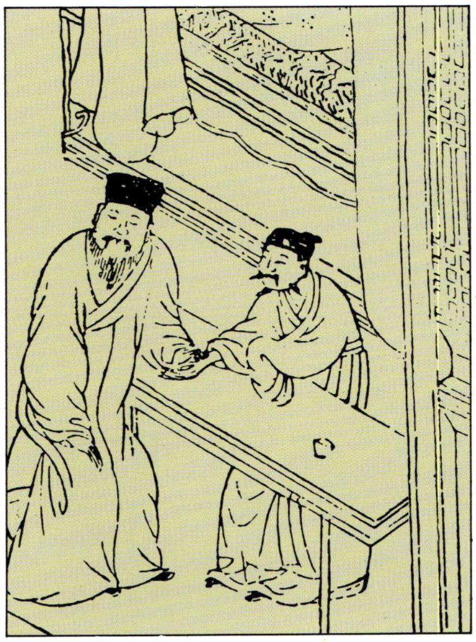

foie forment le système yin. Les termes yin et yang doivent être compris comme relatifs et complémentaires et non pas comme absolus et s'excluant l'un l'autre. Le système nutritionnel (yang) maintient et alimente la chaleur du corps et sa force, tandis que l'autre système d'échange (yin) a une fonction régulatrice et secrète des liquides pour la lubrification du corps. Les reins, le foie et le pancréas en particulier sont considérés comme secrétant des fluides vitaux à l'équilibre des systèmes.»

Mais l'état de Pingya ne fit qu'empirer. Sa fièvre augmenta, son pouls faiblit, il eut des crises de vomissement, ses membres étaient froids et il se plaignit de «douleurs froides» dans son abdomen qui était sensible et

PAGE PRÉCÉDENTE Estampage du char de Confucius et de la rencontre du sage avec Lao Zi, fondateur du taoïsme. CI-DESSUS Le pouls du patient a toujours été considéré comme la clé du diagnostic médical depuis les premiers âges de la médecine chinoise.

plein. «Tout indiquait que les systèmes yang s'étaient "effondrés" et que le mal s'était propagé aux systèmes yin. Il semblait que son corps se desséchait et sa gorge devint rapeûse et ses yeux éteints. Le docteur n'essaya plus "d'amener" la fièvre avec de l'éphédrine, de l'écorce de cannelle et de la réglisse mais se résolut à la nécessité d'une médecine de conciliation pour tonifier et réchauffer les systèmes yin; car il était maintenant reconnu que l'on se trouvait en présence d'une sorte de refroidissement du yin et d'un disfonctionnement de ses organes de sécrétion. Contre cela, une infusion de racines d'automne, du gingembre séché, de petits oignons blancs et du fiel de porc fut utilisée. Puis, l'état du patient s'aggravant, on eut recours à un remède plus radical: de la rhubarbe, du citronnier épineux, du *Magnolia officinalis* et même du *mangxiao*, un produit fait de salpêtre sous forme de fins cristaux.»

Maintenant désespérés, les parents de Pingya arrangèrent à la hâte le mariage de leur fils, espérant que l'amour et la douce sollicitude d'une épouse insuffleraient en lui de nouvelles forces. On prescrivit en attendant des toniques chauds de champignons argentés dans un consommé de poulet et, ces potions échouant, le docteur s'en remit à la «grande potion fortifiante» laquelle, nous dit Lin Yutang, «visait à attaquer la

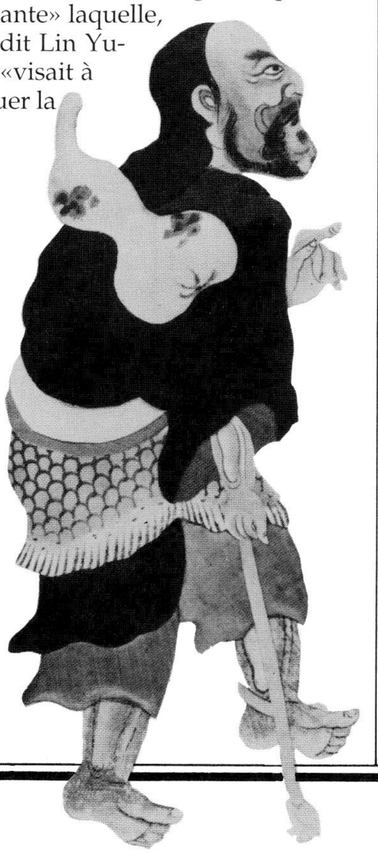

fièvre organique ou substantielle. Ce type de fièvre diffère de la fièvre fonctionnelle. Chaque maladie provient d'un désordre survenu dans une des forces vitales et est provoquée par une chaleur ou un froid externe. Il en va du corps comme d'une plante: si les racines sont fortes, les branches se déployeront et s'épanouieront, mais si les racines sont atteintes, la ramure de l'arbre dépérira.»

L'usage du salpêtre, un des composants de la poudre à canon, indiquait que la condition de Pingya était déjà désespérée. Le salpêtre «n'est utilisé que dans le cas de fièvres substantielles du sang et ce seulement dans les cas les plus extrêmes, pour remédier à la chaleur sèche régnant dans le corps et pour amollir les formations dures. Il est si puissant qu'il ramollit les métaux et dissout les pierres. Lorsqu'il y a fièvre substantielle, il sert à nettoyer le sang. Mais il ne peut être administré qu'à doses infimes, car il est dangereux pour l'organisme. Quand il y a un poison dans le corps, le poison reçoit les effets de la drogue purgative, mais s'il n'y a pas de poison, c'est l'organisme qui est blessé». En dépit de ce puissant antidote, le jeune homme succomba, quelques jours seulement après son mariage.

En l'espace de quelques années, la science médicale chinoise — en particulier dans les classes aisées — se trouva reléguée à un rôle secondaire par rapport à la médecine occidentale. Cette usurpation eut lieu non pas parce que les théories et les traitements de la médecine chinoise étaient devenus surannés ou obsolètes, mais s'explique par le fait que la philosophie qui les sous-tend est fondamentalement étrangère à celle de la médecine occidentale. Dans la pensée chinoise qui préside aux pratiques médicales traditionnelles, cette médecine se veut avant tout préventive, impliquant souvent une étude longue et laborieuse de tous les aspects de l'état du patient, de sa condition physique et mentale, mais aussi de ses antécédents familiaux et même de son environnement. Les médecins chinois avaient tendance à rejeter l'idée de remèdes instantanés, fermement convaincus qu'ils étaient que la plupart des désordres physiologiques et une santé troublée étaient la conséquence de problèmes aux racines profondes, et que sans traitement continu à long terme, le problème fondamental ne ferait que se manifester avec récurrence, sous différentes formes et à différents endroits du corps.

La médecine occidentale du 20e siècle apportait avec elle l'art chirurgical, des drogues plus élaborées et des techniques visant à soigner rapidement la maladie. Il fallut aussi faire face à un autre défi, culturel celui-là: depuis les premiers siècles de la civilisation chinoise et jusqu'à la dynastie Ming au 17e siècle, la science et la technologie chinoises — sans excepter la science médicale — avaient eu un bon millénaire d'avance sur les développements en ces domaines en Occident. Mais au début de notre siècle, les nations occidentales avaient connu un soudain essor scientifique et technologique sans précédent, distançant de loin les sciences chinoises qui avaient dépéri sous le règne insulaire et fermé de la dynastie manchoue des Qing. Au moment de l'effondrement de cette dynastie, tout ce qui portait le label occidental captiva l'intérêt d'une frange importante des classes cultivées, particulièrement chez les jeunes. Devait commencer alors une longue, douloureuse et souvent violente campagne pour redresser le pays de l'échec retentissant où l'avait conduit l'attitude arrogante du règne manchou, campagne idéologique et politique visant à propulser la Chine dans le monde moderne.

Toutefois, la science médicale traditionnelle ne fut point balayée par cette vague. Elle survécut grâce à une philosophie et une tradition profondément enracinées dans la psyché chinoise, particulièrement dans le monde rural, et parce que sa conception était si solidement arrimée à une diététique que, loin de s'effacer, elle s'affirma sur son terrain en tant que complément et même appui vital à la médecine occidentale.

Avec tous ses mythes, ses légendes et son symbolisme, la médecine traditionnelle réaffirme sa valeur thérapeutique, son efficacité et, dans de nombreux cas, fait triompher la sapience populaire dont elle est porteuse. Les recherches modernes s'appliquent à séparer la science des mythes qui l'accompagnent, laquelle science résiste à l'examen. Il est reconnu par exemple que si les anesthésiques furent introduits en Occident en 1847,

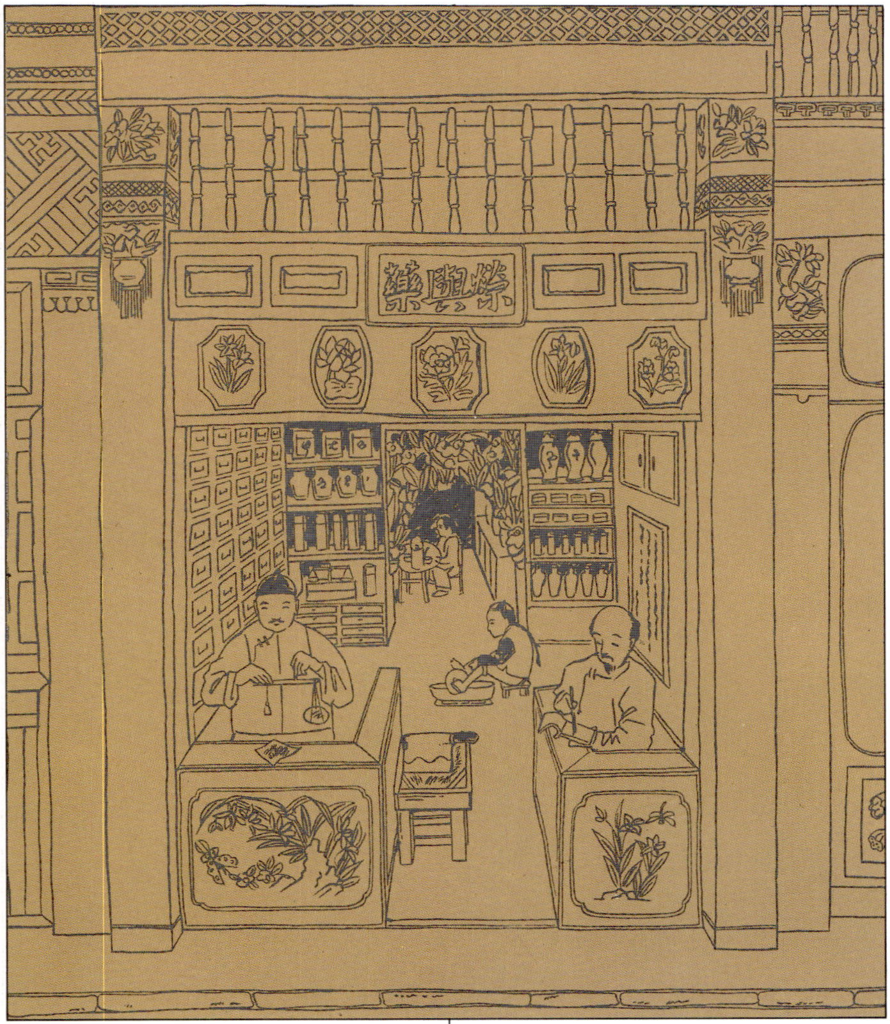

les Chinois utilisaient déjà des «soupes narcotiques» pour les interventions chirurgicales mineures quelque 700 ans auparavant. Ils faisaient usage de l'arsenic et du calomel dans les traitements des maladies vénériennes, anticipant ainsi d'au moins 400 ans sur les pratiques occidentales. Pendant des siècles les Chinois ont soigné «l'ulcère du poumon», les streptococcies, avec de la saumure fermentée de légumes salés. L'utilisation de l'éphédrine dans le traitement de l'asthme était établie en médecine chinoise dès le 2e siècle pour n'entrer dans la pharmacopée occidentale qu'en 1887. L'iode, aujourd'hui couramment utilisée en médecine occidentale, servait déjà à traiter l'hypertrophie thyroïdienne il y a un millénaire au moins. Des quelque 700 substances auxquelles a recours le médecin chinois depuis des siècles, plus d'une centaine ont déjà fait l'objet d'analyses scientifiques et ont vu leurs propriétés thérapeutiques confirmées.

Aujourd'hui, la médecine occidentale, ayant connu un prodigieux essor né des révolutions technologiques, se tourne vers sa propre préhistoire, ses origines non savantes. Les concepts de soins préventifs et de traitement «global», traditionnels en médecine chinoise, sont aujourd'hui considérés comme partie intégrante et indispensable de tout programme de santé publique en Occident. La diététique est entrée dans les mœurs quotidiennes des sociétés modernes où l'environnement urbanisé et industrialisé exerce un stress croissant sur les personnes.

La médecine occidentale est en train de porter un regard neuf sur la guérison par la foi dans ses recherches sur la théorie des placebos et des relations soignant-patient. Aux Etats-Unis, les implications de la surspécialisation et le prix que cela coûte ont conduit à un retour du médecin de famille traditionnel, avec sa connaissance intime et prolongée des besoins thérapeutiques et des caractéristiques émotionnelles du patient. La sage-femme commence à reprendre sa place aux côtés du médecin. L'environnement familial est considéré comme un paramètre important de la santé publique, prenant le pas sur l'isolement clinique dans un hôpital. La médecine occidentale, particulièrement aux Etats-Unis, est devenue soucieuse de la rentabilité par rapport aux coûts des traitements médicaux faisant appel aux technologies de pointe, et s'inquiète du taux alarmant des erreurs de diagnostic attribuables aux défaillances des équipements électroniques. Enfin, la médecine par les plantes se présente souvent comme une alternative valable à la science chirurgicale et clinique dans le cadre des «médecines douces».

Il serait certes présomptueux, et même dangereux d'avancer que la médecine chinoise traditionnelle ou la médecine occidentale est de quelque façon supérieure à sa rivale. Chacune a ses points forts et ses faiblesses; la médecine chinoise traîne encore avec elle la longue histoire de son attachement à des symboles et a besoin d'être dépouillée, élaguée de ses scories; la médecine occidentale, avec ses drogues puissantes, ses thérapeutiques spécialisées et sa propension au maniement du bistouri, doit faire face aux conséquences d'une science qui perd de vue la dimension humaine, essentielle au traitement médical. Il serait davantage réaliste de suggérer que s'il y eût jamais domaine du savoir propre à être le lieu d'un échange fructueux entre l'Orient et l'Occident, ce domaine est probablement celui de la médecine, champ de connaissances et de pratiques où peut s'ébaucher une fusion de la technologie médicale occidentale avec la philosophie de la médecine chinoise traditionnelle: une rencontre de l'avenir et du passé, posant les fondations d'un âge nouveau pour les soins médicaux, dans lequel les yeux de l'électronique contemporaine et l'intuition d'une science vieille de 5000 ans pourraient mieux explorer la frontière intérieure qui est en nous.

PAGE PRÉCÉDENTE Li à la Béquille de Fer, l'un des Huit Immortels de la mythologie chinoise, patron des herboristes. CI-DESSUS Gravure sur bois d'une officine chinoise.

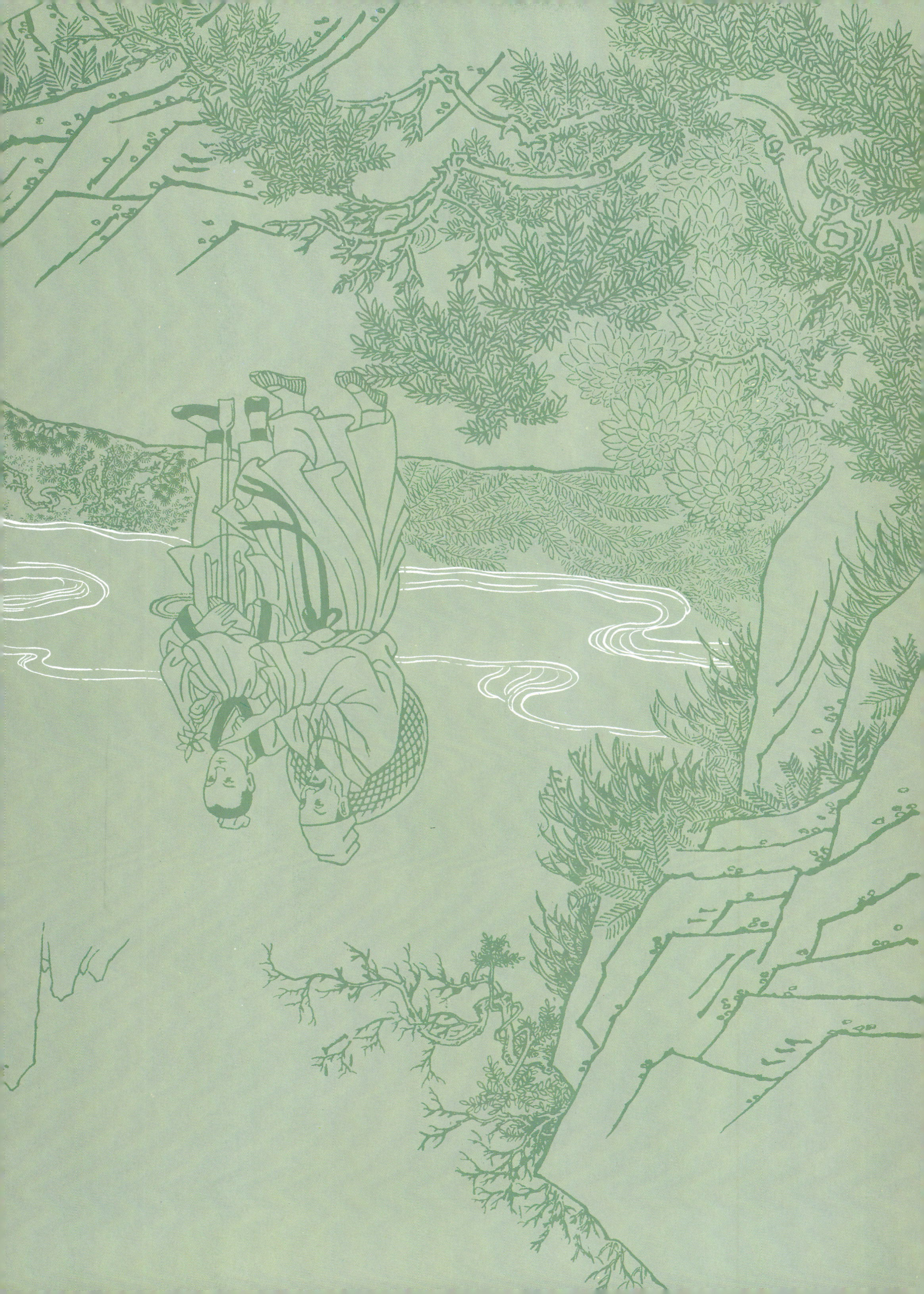

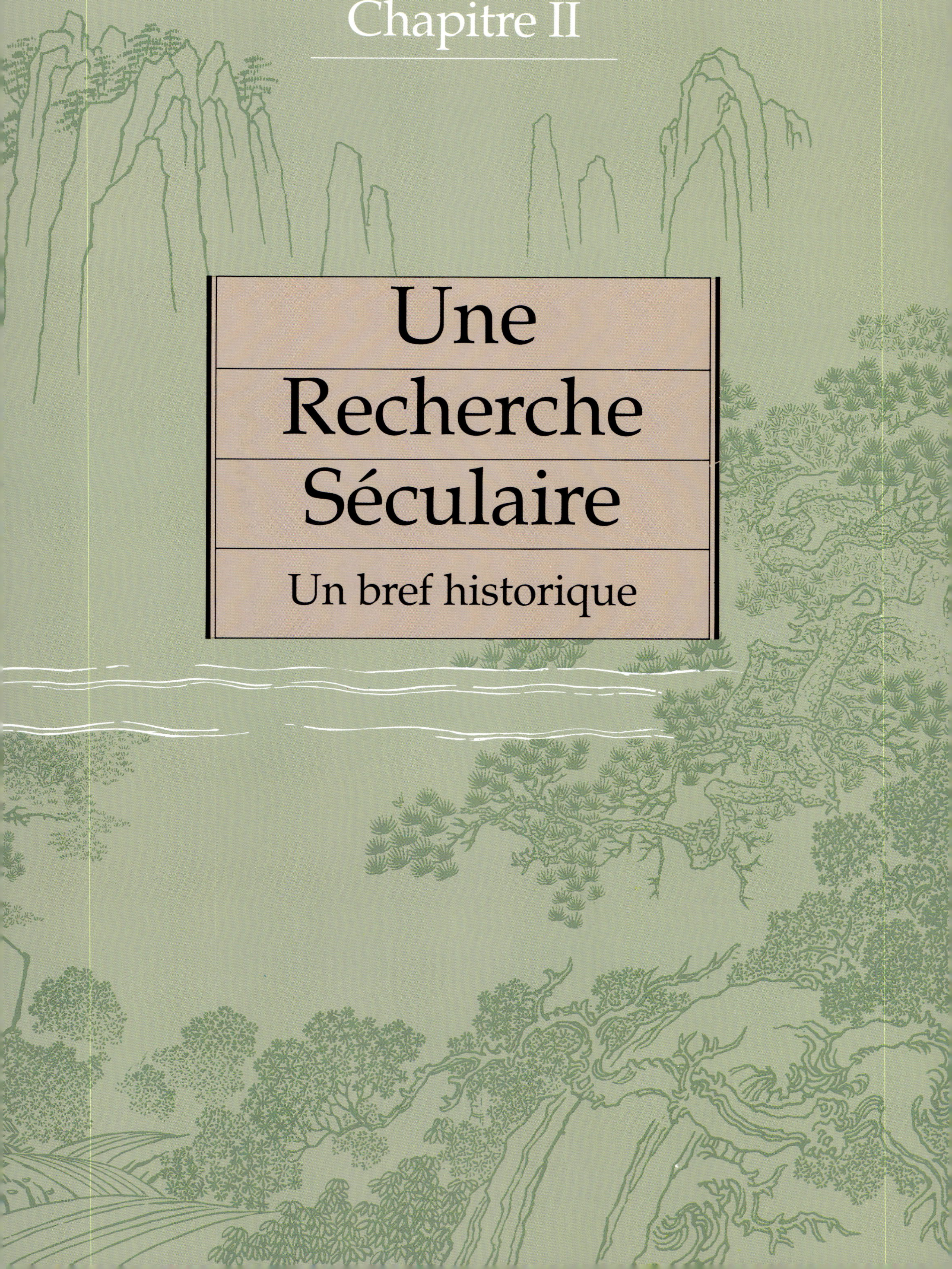

Chapitre II

Une Recherche Séculaire

Un bref historique

C'est sans doute pendant la dynastie Han, il y a 2000 ans, que se situe le moment où la médecine chinoise devint une profession, la date où sa pratique s'écarta de l'âtre et du chaudron pour se constituer en science. A cette époque, un système de gouvernement centralement organisé avait été fermement établi et la dynastie Han devait veiller à solidement implanter cette unité culturelle, avec un succès tel qu'elle a subsisté jusqu'à nos jours.

Plus important encore en ce qui touche à notre sujet, fut la systématisation de la tradition historiographique à cette époque (de 206 av. J.-C. à l'an 220 de notre ère). On commença à classifier les composants et les remèdes de la médecine traditionnelle. La découverte de vestiges Han dans la province du Gansu a permit d'établir que, pour le Chinois cultivé, les traitements médicaux étaient chose commune et faisaient parfois l'objet de pratiques élaborées. Un malade à l'époque Han pouvait commodément se reporter à ce qui serait de nos jours un livret format poche prescrivant des remèdes pour certains maux. Ces livres n'étaient pas sous la forme que nous connaissons aujourd'hui mais étaient composés de tiges de bambou liées, dont le nombre pouvait aller jusqu'à 35. Chaque tige portait une ordonnance assortie de sa posologie. Ces «livres du Gansu» nous renseignent également sur la science vétérinaire, déjà constituée à cette époque: en effet, sur une de ces tiges est indiquée une ordonnance pour le traitement d'une maladie équine.

Mais longtemps avant que ces premières archives n'apparaissent, la médecine naturelle occupait une place importante dans la vie des anciens Chinois. Pour parler d'une origine à ce propos, il faudrait situer cette date aux alentours de 3500 av. J.-C., mais il est probable que l'enfance de cette science remonte à la nuit des temps. Avant l'avènement des médecins professionnels, la médecine naturelle était le domaine des chamans et des ermites retirés dans les montagnes. Vivant à l'écart de la société, ces derniers pratiquaient ce que l'on appelait la «voie de la Longévité», une discipline intégrant une stricte diététique avec des exercices

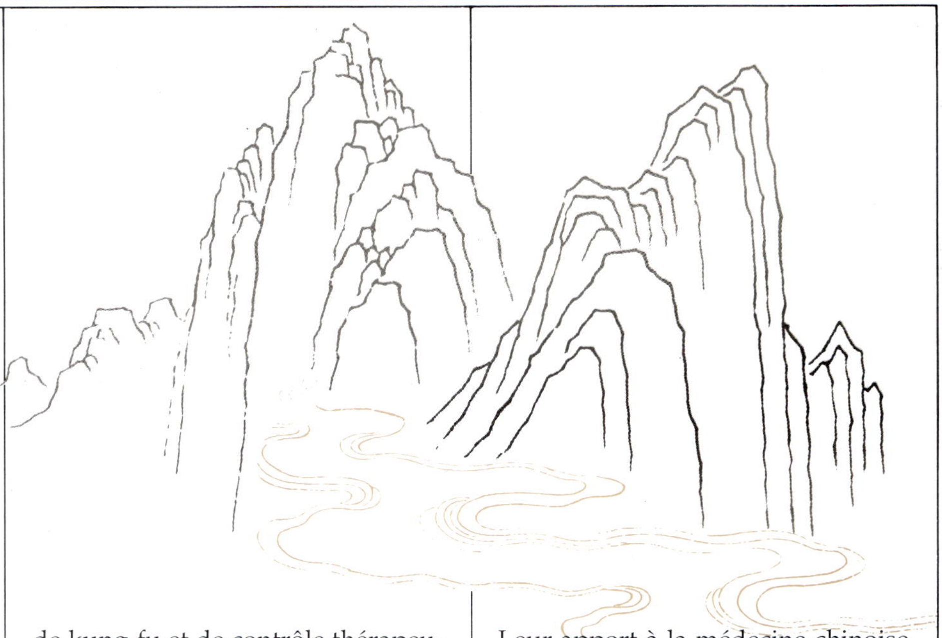

de kung-fu et de contrôle thérapeutique du souffle, mode de vie s'apparentant à celui de certains gourous indiens. L'une de leurs croyances fondamentales était que la brume montagnarde contenait une puissante concentration de *qi*, d'«essence vitale».

Leur apport à la médecine chinoise ne se limita pas à la cueillette de plantes et d'herbes, qu'ils considéraient comme possédant des propriétés pouvant fortifier et prolonger la vie; ils établirent également un lien permanent entre la médecine et les

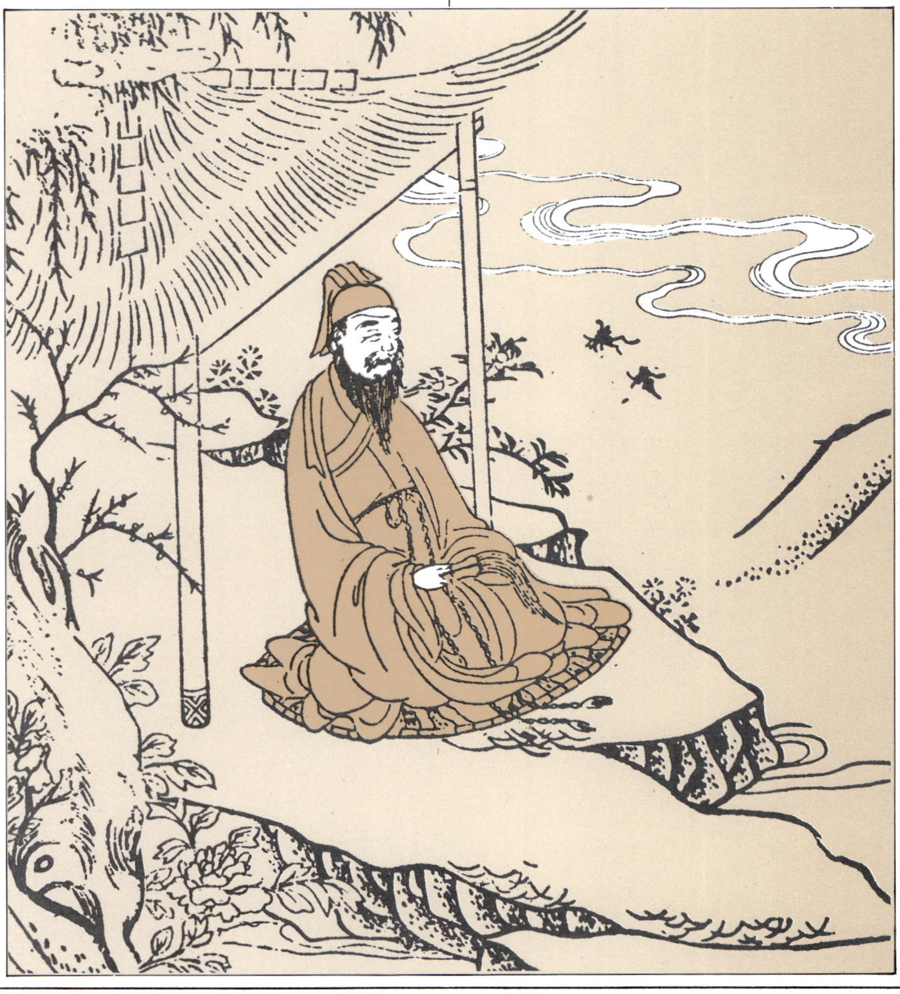

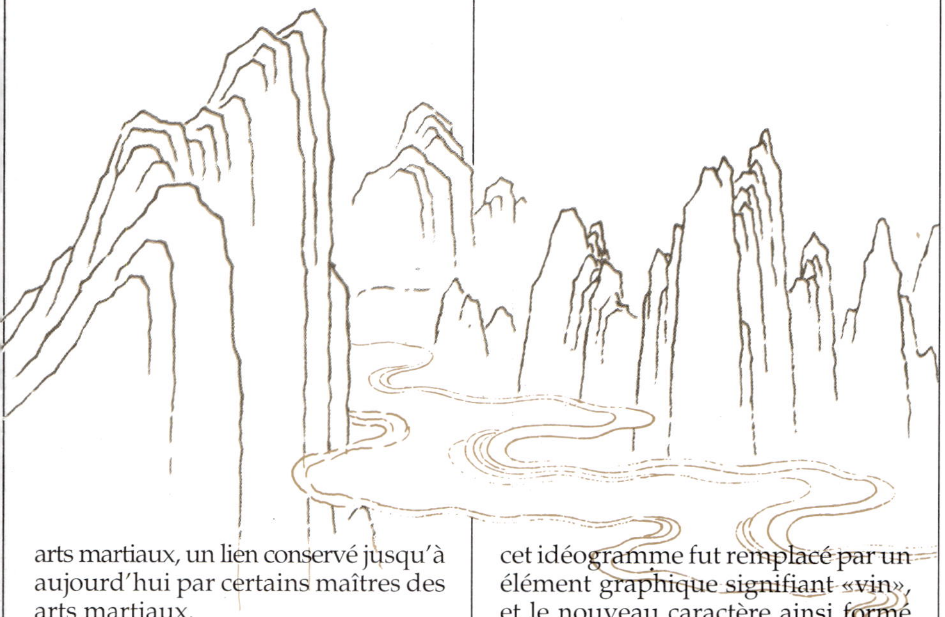

arts martiaux, un lien conservé jusqu'à aujourd'hui par certains maîtres des arts martiaux.

Les os divinatoires inscrits de la dynastie Shang, vers 1500 av. J.-C., comportent des mentions de médecine naturelle qui nous renseignent sur les maladies de l'époque. Quelque 160 000 carapaces de tortue et ossements ont été retrouvés lors de fouilles archéologiques et leur examen a mis en évidence 36 maladies répandues chez les Shang. A cette même époque, la médecine était descendue des monts embrumés jusqu'aux places de marché. Les communautés villageoises se rassemblant à dates régulières pour des célébrations saisonnières et des rites ou pour faire du troc, les montagnards les rejoignaient pour faire démonstration de leur expertise en arts martiaux et échanger plantes et herbes contre des outils, des vêtements ou du vin. La responsabilité de tester ces produits et de confirmer leurs vertus médicales incombait aux chamans des tribus. L'empereur Shen Nong aurait personnellement expérimenté avec certaines herbes, et fut le premier d'une série de souverains chinois à promouvoir la recherche dans ce domaine.

Au cours de la dynastie suivante, celle des Zhou (1122-221 av. J.-C.), la langue écrite connut un développement spectaculaire et la médecine commença à se détacher des pratiques de sorcellerie auxquelles elle était associée. L'idéogramme *wu* dont la racine désigne la sorcellerie, signifie «chaman». La partie inférieure de cet idéogramme fut remplacé par un élément graphique signifiant «vin», et le nouveau caractère ainsi formé devint *yi*, ou «médecin». Ce lien entre le vin et le médecin est important: les Chinois apprirent à produire du vin par la fermentation du riz, de fruits et de légumes très tôt dans leur histoire, et les liqueurs produites fournirent la base de concoctions et potions médecinales. On découvrit que l'alcool retire les éléments actifs et virulents des herbes séchées, dilue certaines substances médecinales considérées comme trop fortes pour être prises à l'état pur, aide à l'assimilation rapide du médicament dans le système circulatoire et, bien sûr, ajoute aux propriétés stimulantes de la potion. Un tonique destiné à redonner vigueur aux mères qui allaitent et qui est encore utilisé en Chine méridionale est composé de poulet frais, de porc, de gingembre, de champignons et d'alcool de riz ou de blé mijotés. Certains alcools issus d'une fermentation directe de plantes médecinales étaient appelés *chang*, mot écrit avec un idéogramme qui fit son apparition à la même époque que *yi*.

Le mot pour «médecine», *yao*, apparut également sous la dynastie Zhou. Il est surmonté de la racine pour l'herbe, reflétant son sens originel d'«herbe guérisseuse». Le mot *yao* apparaît souvent dans les grands classiques littéraires des Zhou, tels le *Canon des Odes*, le *Canon Historique* et le *I-ching*. Dans le *Canon des Odes* par exemple, de nombreux poèmes décrivent des scènes où des jeunes filles cueillent des plantes médecinales dans les champs ou au bord des rivières. Les herbes ainsi cueillies étaient généralement préparées comme remède simple, bouillies en soupe médecinale; au cours des deux derniers siècles tumultueux du gouvernement des Zhou, la période dite des Royaumes Combattants, la médecine naturelle se raffina, avec des potions plus élaborées composées de plusieurs plantes.

Cette période fut marquée par une forte instabilité politique, avec des seigneurs féodaux en rivalité ouverte pour la prise du pouvoir. Mais ce fut également une période féconde de croissance intellectuelle car de nombreux savants et lettrés tournèrent le dos à la société, avec ses dangers, sa corruption et ses intrigues, et suivirent l'exemple de leurs prédécesseurs, les sages reclus, les ermites, en retournant à la sécurité et l'isolation des régions montagneuses. Dans leurs retraites, ces *xian*, ou Immortels des montagnes, continuèrent d'expérimenter avec les herbes médecinales, bien que leur but ne fut pas de s'as-

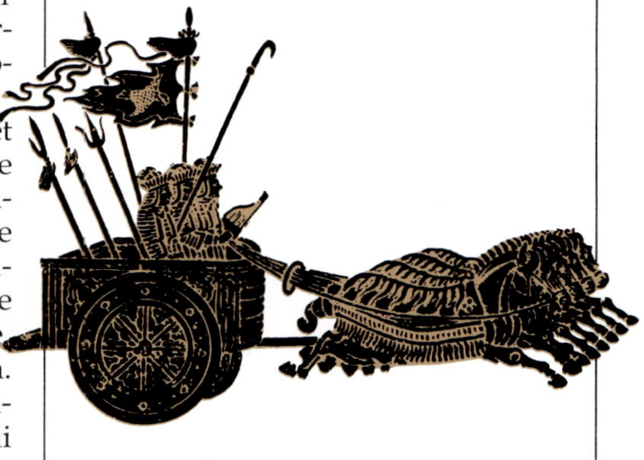

surer une bonne santé, mais plutôt la recherche de l'immortalité, de l'Elixir de Vie. Cette recherche devait devenir l'une des forces motrices du développement de la médecine naturelle et exerçait une fascination sur l'aristocratie. Empereurs et seigneurs commencèrent à la soutenir et plusieurs souverains avides de longévité périrent après avoir absorbé des préparations concoctées par leur médecin-conseil. Vers la fin de la dynastie Han, un empereur finança même une expédition destinée à découvrir

CI-CONTRE Les chamans et les mystiques des montagnes furent les premiers propagateurs de la médecine traditionnelle chinoise. CI-DESSUS Un char de guerre de la période des Royaumes Combattants (478-221 av. J.-C.), époque où la médecine naturelle acquit sa systématisation.

«l'île de la Mer Orientale» où poussait, croyait-on, l'herbe de l'immortalité.

Si la dynastie Zhou donna à la médecine sa charpente théorique et sa place dans la langue et la culture, ce fut la dynastie suivante des Qin qui mit la science à l'essai. Les Qin écrasèrent les principautés féodales et créèrent une bureaucratie centrale stable qui allait fournir l'ossature de l'Empire chinois. Afin d'affermir son autorité et de briser les modes de pensée ancestraux, l'empereur Qin réalisa ce qui fut peut-être la première révolution culturelle de l'histoire chinoise: il ordonna l'autodafé de tous les livres existant à l'exception de trois types d'ouvrages qui devaient être préservés des flammes: les traités sur la divination, l'agriculture et la médecine.

La dynastie Qin fut fort brève et ne dura que 15 ans, mais les graines de la civilisation qu'elle sema devaient germer et s'épanouir sous la prochaine dynastie, les Han. La grande dynastie Han devait durer quatre siècles et demi et allait devenir une force vitale dans l'histoire de la Chine, à tel titre que les Chinois se désignent eux-mêmes «le peuple Han». L'énergie créatrice fut telle à cette époque que les arts, les sciences et la philosophie fleurirent. Ce fut l'ère confucéenne par excellence mais aussi le creuset spirituel du taoïsme et une époque d'études poussées des sciences médicales. La recherche d'un élixir de vie continua avec la doctrine taoïste et l'expérimentation des simples se raffina; les alchimistes et les herboristes devinrent des personnages importants à la cour où ils bénéficiaient de fonds généreux donnés par des souverains désireux de sanctionner leur mandat céleste par une immortalité terrestre.

Une des doctrines médicales défendues par le taoïsme qui devait fasciner ces despotes puissants mais politiquement vulnérables était le lien entre la médecine et la sexualité. Les médecins taoïstes croyaient que l'une des voies conduisant à la longévité et à la vitalité était d'avoir des rapports sexuels fréquents et prolongés, une pratique à laquelle les empereurs et les nobles pouvaient se dévouer avec enthousiasme, étant donné la tradition d'entretenir un harem abondamment fourni.

La théorie taoïste soutenait que des rapports sexuels réguliers et même effreinés étaient bons pour la santé; toutefois, les coïts devaient s'accomplir sans émission de semence, cela afin de promouvoir et cultiver la vigueur de l'homme. Même sur l'oreiller, le principe des «forces opposées» demeurait prévalent.

L'homme était yang, la femme yin, et il était considéré comme capital que, dans leur union sexuelle, l'homme conservât son yang, essence vitale à provision limitée, tout en absorbant une quantité aussi grande que possible d'essence yin, à réserve illimitée chez la femme qui sait ne pas s'en montrer avare. «Si l'on voit dans le sperme une substance trop précieuse pour la laisser perdre, fut-il écrit, alors la vie n'est jamais fatigante.» Un autre traité d'hygiène sexuelle faisait référence à la puissance apparemment inépuisable de l'empereur Huang Di en affirmant que «l'Empereur Jaune connut 1200 jeunes filles et devint un dieu, alors que les gens ordinaires meurent souvent de n'en avoir connu qu'une seule [...] Si, pour l'amour d'une jeune belle, l'homme consent à donner sa semence, ses résistances physiques et sa vigueur en seront amoindries et quantités de maladies feront leur apparition dans son corps. A donner sa semence, on cherche la mort.» La longévité peut être atteinte, cependant, en absorbant la «semence» féminine que la femme sécrète dans le plaisir; ce faisant, l'homme recycle son sperme lequel, dans l'acte ainsi contrarié, remonte sa moelle épinière et s'en va nourrir le cerveau.

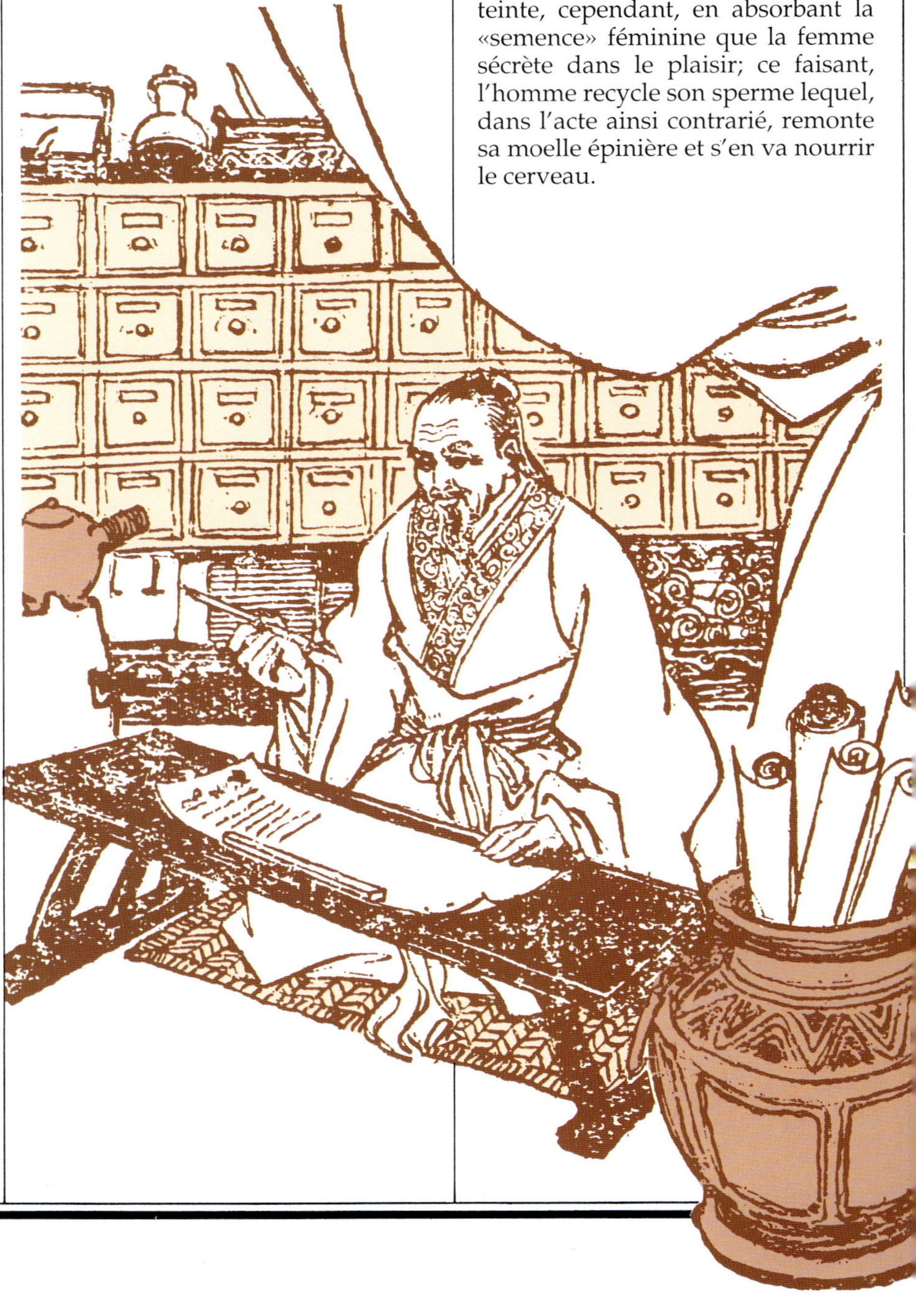

La médecine jouait un rôle central dans cette recherche inlassable de la vitalité en fournissant des toniques destinés à stimuler la puissance sexuelle et à fortifier le yang affaibli chez l'homme. Il existe maintes références dans la littérature à des hommes s'étant rendus maîtres de cet art et ayant vécu jusqu'à l'âge de 150 ans.

Sur un plan plus matériel, l'expansion territoriale des Han permit d'ajouter de nombreuses substances nouvelles à la pharmacopée. Avec la conquête de régions méridionales fertiles, de nouvelles catégories de simples furent rendues disponibles aux médecins et aux savants. D'autres herbes et médicaments pénétrèrent en Chine au compte-gouttes par la voie du commerce avec le sous-continent indien et le golfe Persique. La pharmacopée s'accroissant, on s'efforça de systématiser les connaissances acquises dans ce domaine. Ce fut au début de la dynastie Han que les hauts faits de l'Empereur Jaune furent mis par écrit dans le *Huang Di Nei Jing*, le *Livre Secret de l'Empereur Jaune*. L'intérêt des savants se porta également sur cet autre grand patriarche légendaire, Shen Nong: les connaissances acquises depuis le temps où il avait «essayé la myriade de simples» furent consignées dans un ouvrage intitulé *Shen Nong Ben Cao Jing*, la *Pharmacopée de Shen Nong*. Dans ce livre, toutes les plantes médecinales connues sont réparties en trois catégories: une classe supérieure de drogues qui entretiennent la vie, un groupe intermédiaire qui alimente la «nature» ou la vitalité et un groupe inférieur composé de «poisons» ou de médicaments dérivés de végétaux toxiques utilisés pour combattre les maux les plus virulents.

La tradition affirme que le premier médecin chinois s'appelait Bian Que (407-310 av. J.-C). Il «exerçait la médecine et l'acuponture et introduisit les premiers traitements gynécologiques et pédiatriques.» Si cela est vrai, alors le deuxième Hippocrate chinois fut sans doute le médecin Zhang Zhongjing qui, vers l'an 200 av. J.-C, rédigea le plus célèbre des traités médicaux de la dynastie Han, le *Shan Han Lun*, ou la *Discussion sur les fièvres*. Plus de la moitié des aînés de la famille Zhang avaient succombé à des fièvres et il consacra sa vie à

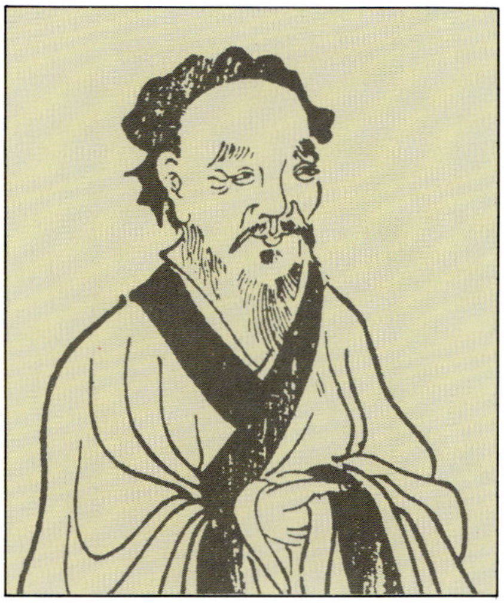

l'étude de ces syndromes. Son traité contient quelque 113 prescriptions médicales basées sur 100 substances médicinales, dont plus de 80 % sont des produits naturels. Parmi elles, on remarque une «soupe à la sève de cannelier», recommandée contre diverses fièvres, qui est une potion composée de sève de cannelier, de racine de gingembre frais, de jujube, de racine de réglisse et de pivoine chinoise.

Le livre du Dr. Zhang traduit la recherche ininterrompue à cette époque sur les principes yin et yang en médecine. Il répartit les maladies en six types, trois yang et trois yin, et ses prescriptions visent à corriger les déséquilibres entre ces deux forces en induisant ou réduisant la sudation, l'excrétion et le vomissement. Il fit une contribution déterminante à l'acuponcture en établissant la carte des méridiens le long desquels l'énergie vitale du corps, ou *qi*, est censée circuler. L'apparition d'un autre ouvrage déterminant, le *Nei Jing*, date également de cette époque et présente une théorie sur la circulation sanguine.

Ce fut également sous le règne des Han que l'emploi des anesthésiques apparut en médecine chinoise, et peut-être pour la première fois dans l'histoire du monde. L'anesthésie fut pratiquée par le médecin Hua Tuo (141-208 av. J.-C.) qui fit usage de «soupes narcotiques» pour insensibiliser ses patients dans le traitement des abcès, des tumeurs cutanées et autres lésions superficielles. Parmi les ingrédients naturels qu'il utilisait étaient le *Datura metel*, le *Rhododendron sinense* et l'aconit. L'histoire rapporte le cas du général Guan Yu dont le bras avait été percé d'une flèche empoisonnée lors d'une bataille. Hua appliqua son anesthésique et parvint à sauver le bras blessé, et la vie du général, en curetant la blessure jusqu'à l'os.

Mais Hua Tuo n'était pas seulement chirurgien, il était aussi adepte du mariage entre les arts martiaux et la médecine et il mit au point une série d'exercices thérapeutiques de kung-fu basés sur les mouvements rythmiques de cinq animaux, le cerf, l'ours, le tigre, le singe et la grue. Il prescrivait ces séries de mouvements en tant que discipline pour tonifier la circulation et la respiration, enrayer la constipation et aider la digestion, assouplir les articulations, éliminer la fatigue et la dépression, et stimuler les activités cardiaque et rénale ainsi que celle des autres organes vitaux. Vers la fin de la dynastie Han, tous les éléments qui constituaient ce que l'on considère comme le traitement «global» de la médecine chinoise étaient fermement en place: sa pharmacopée de simples, sa science, son système de croyances spirituelles, son code de conduite sexuelle, ses exercices thérapeutiques et sa relation fondamentale avec la diététique. Bien que les siècles ultérieurs devaient apporter de nombreux raffinements à ces connaissances, celles-ci allaient régner sans conteste dans la pratique de la médecine traditionnelle chinoise jusqu'à nos jours.

Au cours des périodes Tang, Song et Ming, l'étude et la pratique ininterrompues tendirent à consolider les principes de la médecine chinoise plutôt que d'ouvrir de nouveaux domaines de recherche. Au début de la dynastie Tang (608-906) un autre médecin et pharmacien, Tao Hongjing, écrivit deux traités importants pour la science médicale. Une fois de plus, les découvertes fondamentales de Shen Nong furent approfondies et développées par l'auteur dans son ouvrage intitulé *Les Simples, ainsi que les étudia Shen Nong*. Les dernières découvertes médicales furent présentées par Tao dans son recueil *Anecdotes de médecins célèbres*. L'empereur fondateur de la dynastie Tang contribua en personne à la consolidation de cette

CI-CONTRE Zhang Zhongjing, le grand médecin et savant de l'antiquité chinoise. CI-DESSUS Bian Que (407-310 av. J.-C) serait, d'après la tradition, le premier docteur en médecine de l'histoire de Chine.

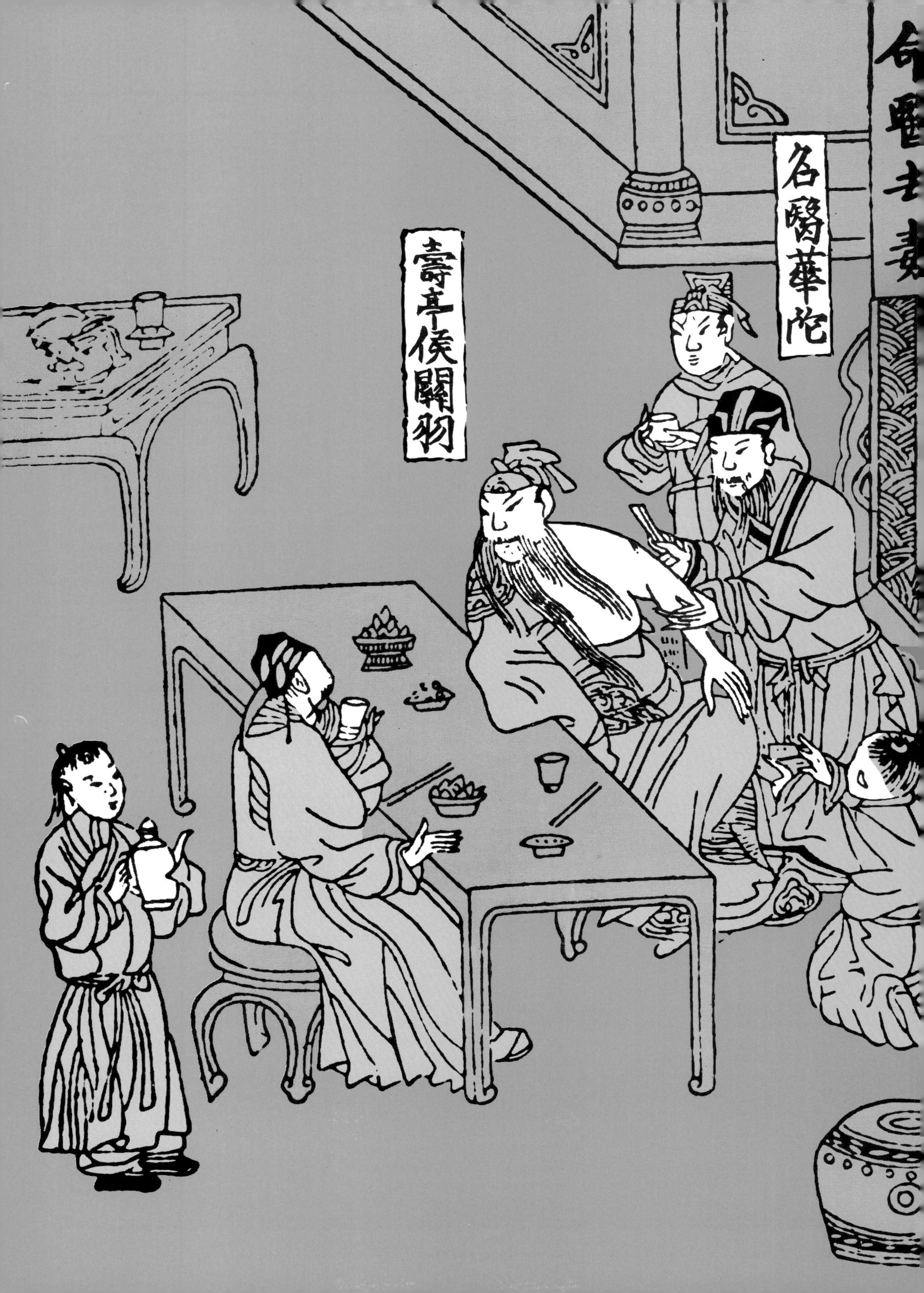
名醫華陀
壽亭侯關羽

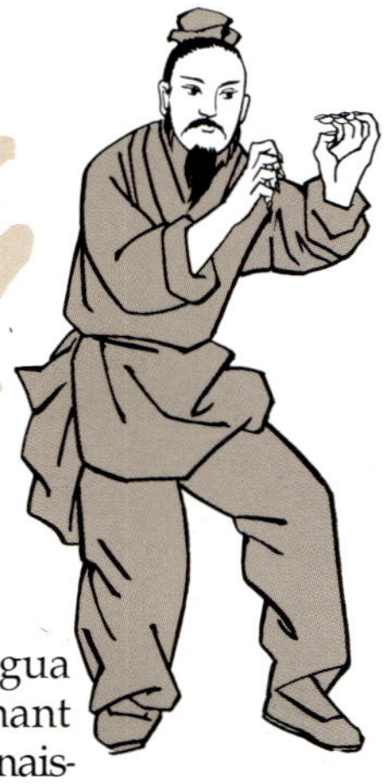

science: il promulgua un décret ordonnant que toutes les connaissances médicales dans l'empire soient concentrées dans la capitale où, en l'an 629 de notre ère, il créa la première académie de médecine en Chine. La médecine fut institutionnalisée, avec un système d'examens sélectifs pour les praticiens et, pour la première fois, les charlatans et tous ceux susceptibles de déshonorer la profession en exploitant la crédulité des patients en furent exclus.

La pharmacopée des médicaments naturels fut révisée et étendue par les médecins Tang qui éditèrent bientôt des encyclopédies de simples avec illustrations et schémas. Le lien intime entre diététique et médecine fut réaffirmé par l'un des médecins les plus remarquables de l'époque, Sun Simiao, un savant intègre qui déclina l'offre que l'empereur lui fit de devenir son médecin-conseil personnel, préférant se consacrer à ses recherches théoriques et à soigner les gens du commun.

C'est ainsi que le Dr. Sun se spécialisa et se distingua dans le traitement des maladies causées par la malnutrition. Ses études en diététique produisirent des traitements dont la pertinence a été démontrée par la médecine occidentale plus d'un millénaire plus tard. Sun, par exemple, prescrivait des

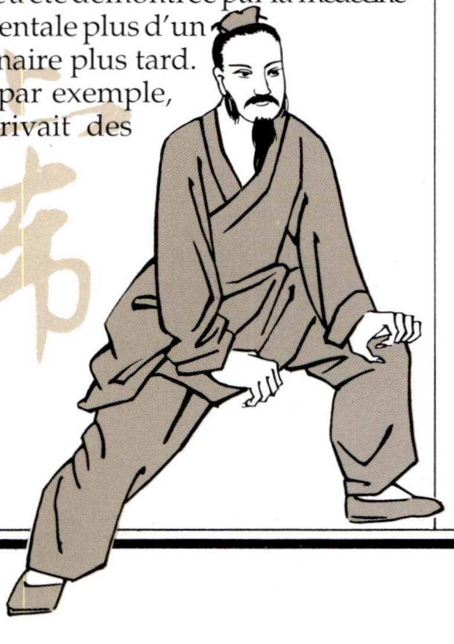

algues et des extraits de tissus thyroïdiens de cerf et d'agneau, substances riches en iode, pour le traitement des goitres exophtalmiques. Il soignait également le béribéri avec du foie de veau et d'agneau, des amandes, du piment sauvage du Sichuan et du germe de blé, substances riches en vitamines A et B.

Ces développements de la médecine Tang donnèrent lieu à de nouvelles avancées sous la dynastie suivante des Song (960-1279). De nouvelles écoles de médecine furent établies, leur curriculum étendu et un système d'examens plus rigide fut introduit. Pour leur stage pratique, les étudiants devaient soigner les membres de la faculté, les bureaucrates et les soldats souffrants et les résultats obtenus étaient pris en compte dans les examens de fin d'année. La période Song connut un grand essor des arts et de la science, en plus d'une renaissance des études confucéennes. Ces deux piliers de la culture et de l'intégrité élevèrent les critères d'exigeance en matière de médecine: le respect du médecin crût et sa position sociale

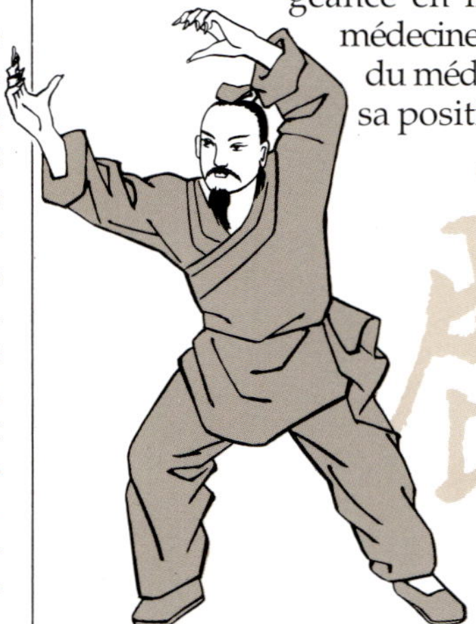

devint très enviable. Il se trouve que le terme *ren yi*, ou «médecin bienveillant» fut créé par les neo-confucianistes de la période Song. Ce fut également à cette époque que le médecin et le mystique cueillant les herbes dans sa retraite montagnarde s'engagèrent sur des voies divergentes, le mode de vie ascétique et la ferveur spirituelle taoïstes de ce dernier ne s'accordant guère avec les honneurs mondains qui s'offraient au médecin homologué.

L'époque Song vit la standardisation des prescriptions médicales. De nouvelles formules de conditionnement firent leur apparition dans les codex: pâtes, cataplasmes et pilules —

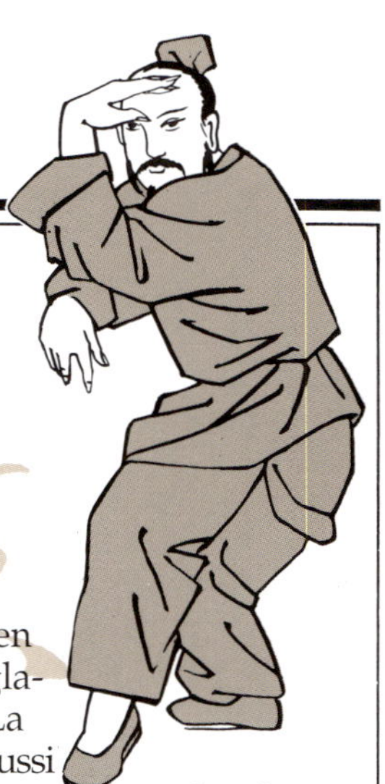

faites d'herbes en poudre liées et glacées de miel. La technologie fit aussi d'immenses progres sous les Song avec l'invention de l'imprimerie ce qui permit de mieux diffuser les fréquentes révisions des codex, dont la dernière edition Song comporte 1000 médicaments.

Les Mongols de Ghengis Khan conquérirent la Chine en 1260 et gouvernèrent l'empire depuis Pékin pendant 108 ans. La médecine, ainsi que de nombreux autres domaines du savoir chinois, tombèrent dans une période dormante pendant la dynastie mongole des Yuan, mais lorsque celle-ci fut remplacée par les Ming, on assista à une nouvelle renaissance culturelle qui toucha toutes les sphères d'activités intellectuelles. La période Ming fut marquée par l'esprit de conquête et de découverte qui se manifesta remarquablement dans les expéditions maritimes entreprises par l'amiral Zhen He, un eunuque. Ces voyages emmenèrent les grandes jonques transocéaniques en flottes nombreuses jusque sur les rivages africains

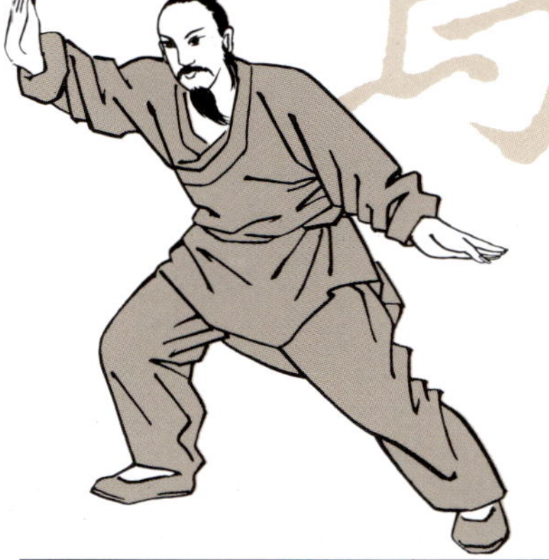

CI-CONTRE Hua Tuo, le célèbre médecin de la dynastie Han, qui utilisa un narcotique pour anesthésier le général Guan Yu blessé d'une flèche empoisonnée au bras. CI-DESSUS Des exercices de *Tai Ji* inspirés des attitudes de l'ours (en haut à gauche), du tigre (en bas à gauche), du cerf (au centre), du singe (en haut) et de l'oiseau (ci-dessus).

de l'océan Indien et il est possible que Zhen He doublât le Cap de Bonne Espérance. La science médicale connut un nouvel essor et un autre géant de la médecine chinoise surgit, Li Shizhen (1517-1593), qui colligea une encyclopédie appelée *Ben cao gang mu, Panorama de la médecine*, demeuré jusqu'à aujourd'hui l'ouvrage de référence dans ce domaine. Le Dr. Li travailla 27 ans à préparer son encyclopédie, années au cours desquelles il parcourut la Chine à la recherche de nouvelles plantes médecinales. Le resultat est un ensemble de 52 rouleaux décrivant les applications de 1892 médicaments. La diffusion de cet ouvrage dépassa les frontières de l'empire et fut traduit, entre autre, en japonais, en coréen, en vietnamien et en russe et aurait même exercé quelque influence sur les théories de Charles Darwin.

A cet égard, l'œuvre du Dr. Li marqua le début des échanges entre les sciences médicales chinoise et occidentale. Les aventuriers vénitiens qui se lancèrent sur les traces de Marco Polo vers l'Empire du Milieu, apportèrent à la cour des Ming la science et la technologie occidentales et aidèrent à la traduction de nombreux ouvrages de médecine occidentale en chinois. En contrepartie, la vaste pharmacopée chinoise fut offerte à l'Occident. Lorsque la dynastie manchoue des Qing vint évincer les Ming et mit un terme à l'esprit d'ouverture prévalent jusque là, l'initiative des échanges passa aux Occidentaux qui, confrontés à la xénophobie des souverains manchous, s'efforcèrent d'ouvrir la Chine au libre-échange et à la modernisation. En 1790, un botaniste hollandais se rendit au Japon pour y étudier les plantes et remporta de nombreuses espèces en Hollande en vue de les cultiver. Les simples qu'il introduisit ainsi en Europe étaient originaires de Chine et avaient été implantées au Japon pour servir de base à la médecine japonaise. Et c'est ainsi que simples et végétaux divers tels que la rhubarbe, la gentiane, la réglisse, l'aconit, la menthe sauvage, le gingembre et la vesce commune, tous utilisés depuis des siècles par les médecins chinois, firent leur entrée dans les pharmacopées européennes.

Avec les incursions militaires et

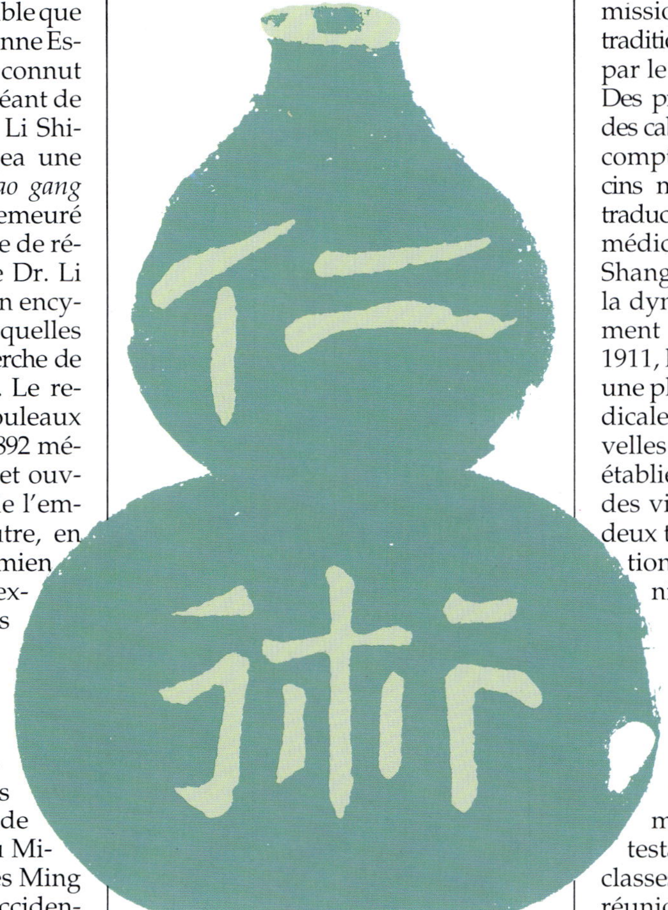

Li Shizhen, savant et médecin de la dynastie Ming qui travailla pendant 27 ans sur le *Ben cao gang mu, Panorama de la médecine*, une encyclopédie des herbes traditionnelles.

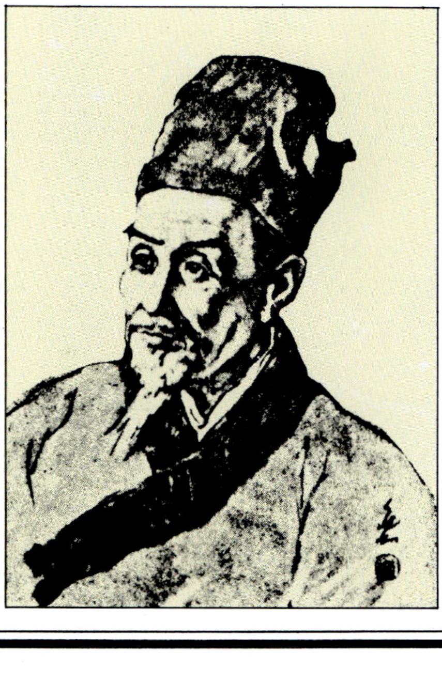

missionnaires en Chine, la médecine traditionnelle fut mise à rude épreuve par le défi de la science occidentale. Des praticiens britanniques ouvrirent des cabinets à Canton et dans d'autres comptoirs commerciaux. Des médecins missionnaires introduisirent des traductions chinoises de publications médicales occidentales à Canton et Shanghaï. Après l'effondrement de la dynastie manchoue et l'établissement de la République Chinoise en 1911, la médecine occidentale acquit une place aux côtés de la science médicale traditionnelle dans les nouvelles facultés de médecine chinoise établies à Shanghaï et d'autres grandes villes. Il était inévitable que ces deux traditions entrent en confrontation directe, ce qui advint de manière brutale en 1929 quand des docteurs chinois de retour du Japon où ils avaient étudié la médecine occidentale demandèrent que la médecine chinoise traditionnelle soit interdite. Mais la force de cette tradition était telle que cette demande souleva un tollé de protestation émanant de toutes les classes de la société chinoise. Une réunion de médecins du pays entier se tint à Shanghaï et une délégation fut chargée de se rendre à Nankin pour plaider la cause de la médecine traditionnelle auprès du gouvernement nationaliste. Le gouvernement se laissa convaincre et en commémoration de cette date, le 17 mars fut déclaré Journée des Médecins chinois. Quatre ans plus tard, les autorités entérinèrent leur décision par la création de l'Hôpital chinois central à Nankin, et le Garde des Sceaux de la Cour Suprême, Chiao Yi-tang en fut nommé président avec pour mission de systématiser et promouvoir la médecine naturelle.

Ainsi, cette science vieille de 5000 ans a perduré et un processus de révision scientifique de sa théorie et de sa pratique est en cours dans les laboratoires du 20e siècle. La première étape de ce réexamen eut lieu lors d'une conférence de la Société des Nations en 1931, quand une commission fut créée avec pour tâche d'entreprendre des recherches sur la médecine chinoise. A la même époque, un important homme d'affaires américain, G.M. Gest, qui avait souffert d'une maladie oculaire guérie

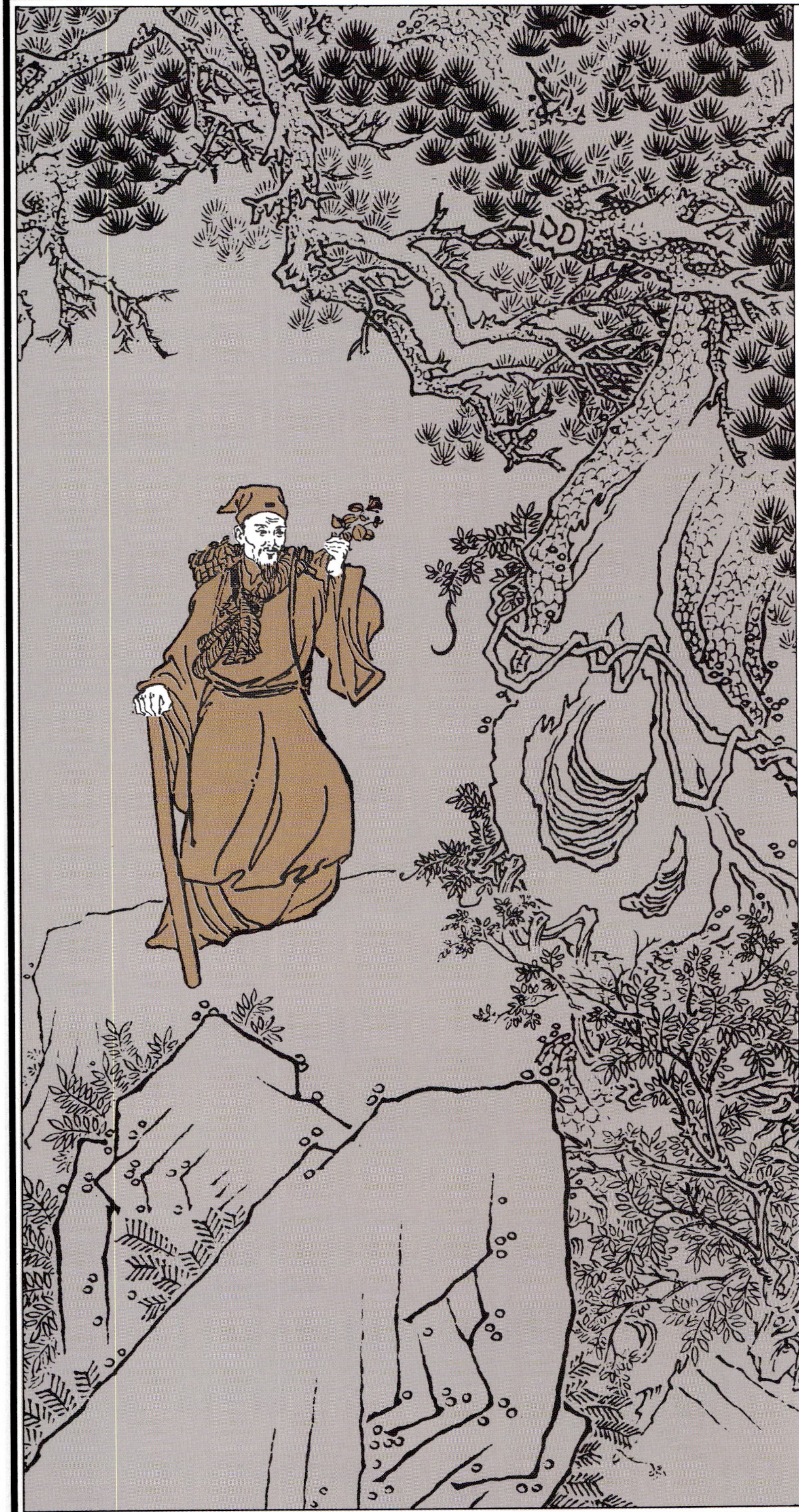

par un médecin chinois après que les médecins occidentaux aient abandonné la partie, manifesta sa gratitude en rassemblant quelque 75 000 volumes de médecine chinoise à la Bibliothèque Orientale Gest à l'université de Princeton.

Les chercheurs occidentaux ont aujourd'hui avalisé maints aspects de la médecine chinoise, alors même que le mariage historique de la science médicale occidentale avec les savoirs médicaux chinois reste à être consommé.

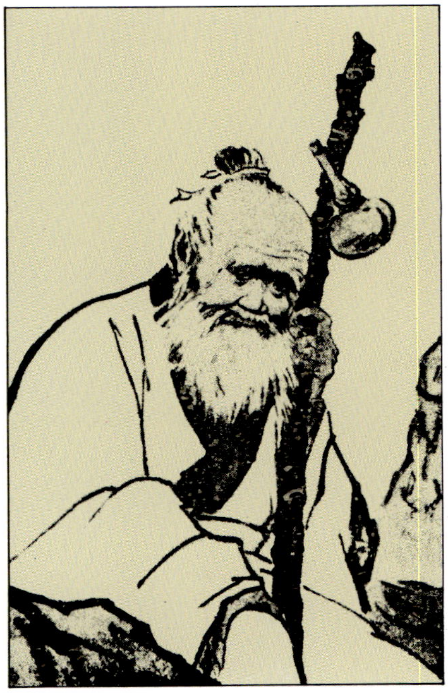

À GAUCHE La cueillette de plantes médecinales. CI-DESSUS Sun Simiao, savant de la dynastie Tang, qui proposa le premier l'existence d'un lien entre la diététique et la santé.

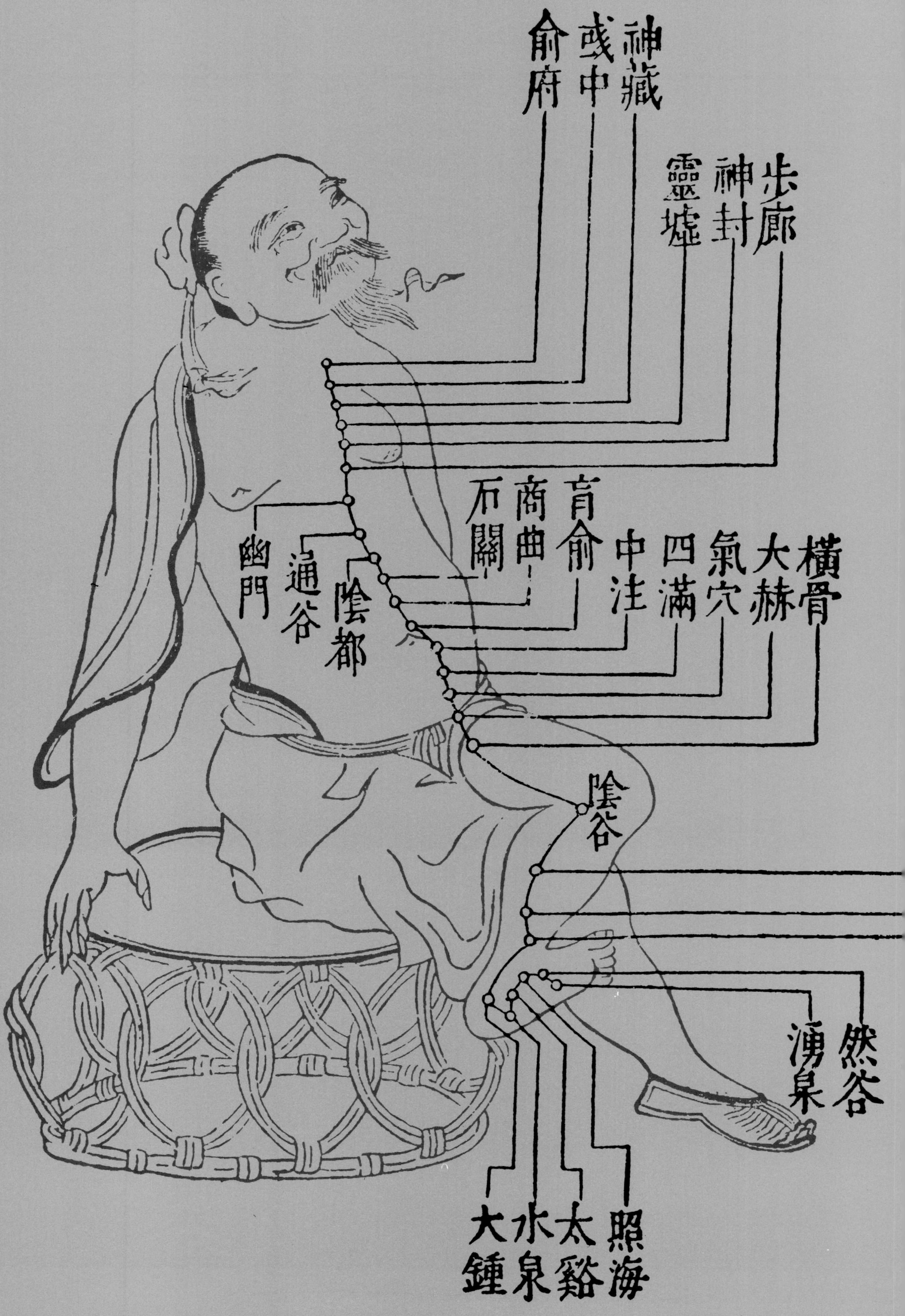

神藏
彧中
俞府
步廊
神封
靈墟
肓俞
商曲
石關
横骨
大赫
氣穴
四滿
中注
幽門
通谷
陰都
陰谷
然谷
湧泉
照海
太谿
水泉
大鍾

Chapitre III

Au Cœur de la Matière

Principes de la médecine chinoise traditionnelle

復溜
交信
築賓

Les éléments cosmiques sont prépondérants dans tout le domaine de la médecine chinoise traditionnelle. Les notions et la terminologie servant à décrire l'univers sont également employés dans les traités de médecine pour l'interprétation des myriades de phénomènes touchant à la santé et aux maladies. Les Chinois voient dans le corps humain un microcosme dont les fonctions reproduisent celles qu'ils reconnaissent dans le grand ordre cosmique. Ils croient que les forces agissantes dans l'univers, celles responsables de l'animation générale de la nature sont également en action dans le corps de l'homme. Les principes et prémices de la médecine chinoise sont directement issus de la tradition philosophique taoïste.

Les Chinois ont toujours tiré leur savoir de l'expérimentation. Ils prêtent rarement crédit aux systèmes rigides tirés de théories abstraites, tels ceux prévalents en Occident. La pensée taoïste met l'accent sur la fluctuation et la mutabilité et explique tout phénomène en termes de flux et reflux constants de forces cosmiques. L'esprit occidental, au contraire, tend à se satisfaire de notions structurées, de quantités fixes et de lois absolues. Il s'ensuit que les premisses et principes de la médecine chinoise, et particulièrement les termes employés pour décrire et expliquer les phénomènes, font difficultés à l'Occidental. Mais un examen détaillé et impartial de ces notions révèle leur validité et l'intuition profonde qui imprègne et structure le système dans son ensemble. Les termes symboliques qu'utilise la médecine chinoise sont directement issus de l'observation de la nature et le caractère symbolique de ces termes ne doit jamais être perdu de vue.

Le *Qi* Et Les Quatre Humeurs Vitales

La racine théorique de la médecine chinoise est que toutes les formes de vie dans l'univers sont animées d'une essence, ou énergie vitale, que les Chinois appellent *qi*. *Qi* a aussi le sens courant de «souffle» et «air», ce qui le rapproche de la notion hindoue de *prana*. Invisible, sans goût, inodore et sans forme, le *qi* n'en imprègne pas moins le cosmos dans sa totalité. Le *qi* est mobile et mutable. La digestion extrait le *qi* des aliments et des boissons et le transporte dans l'organisme; la respiration prend du *qi* à l'air ambiant et l'insuffle dans les poumons. Lorsque ces deux formes de *qi* se rencontrent dans la circulation sanguine, elles se transforment en *qi* humain, lequel circule dans tout le corps comme énergie vitale. C'est la qualité, la quantité et l'équilibre de notre *qi* qui décide de notre état de santé et de notre durée de vie.

Il y a de nombreuses catégories différentes de *qi*: le *qi* chaud, le *qi* froid, le *qi* yin et le *qi* yang, le *qi* sec et le *qi* humide, pour ne citer que quelques-uns. Il y a le *qi* malsain (miasmes émanant des marais) et provoquant des maladies, et le *qi* pur de la brume des montagnes qui donne santé et longévité. Un état optimum de santé sera obtenu en veillant à un équilibre harmonieux entre les courants d'énergies vitales dont l'organisme est le siège et entre les courants du corps et de l'environnement externe. Par exemple, l'excès d'épices dans l'alimentation, et de piment en particulier, conduit à une accumulation de *huo qi* (énergie-feu) dans l'organisme et à l'apparition des symptômes qui s'y rattachent, tels que lèvres sèches, gorge et muqueuses buccales parcheminées, poitrine affaissée et constipation. Ces symptômes tendent à s'aggraver au cœur de l'été quand règne la chaleur et s'atténuent l'hiver

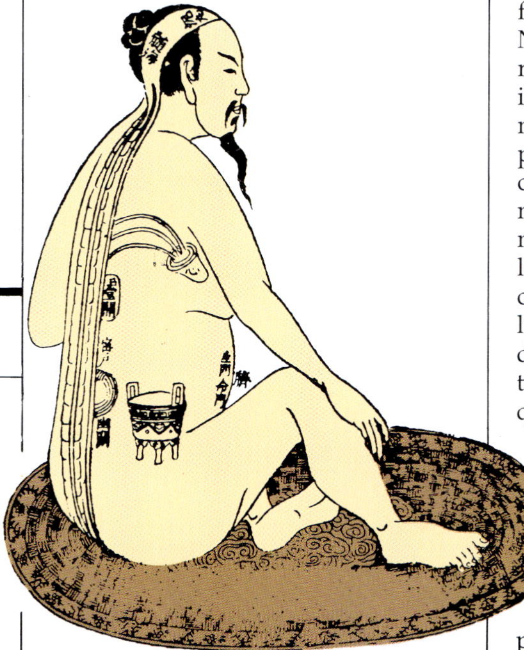

lorsque l'organisme a besoin d'aliments «réchauffants» susceptibles de contrecarrer et faire équilibre au froid extérieur. Pour éliminer ces symptômes de chaleur et restaurer les équilibres d'énergie, il suffira de consommer quelques aliments «rafraîchissants» tels que melons d'eau, agrumes, navet blanc, etc. L'interaction des énergies extérieure et intérieure est constante. La personne qui en a conscience règle l'équilibre des énergies en modulant son alimentation de jour en jour, voire d'heure en heure, et en effectuant des exercices physiques et respiratoires qui seront éventuellement complémentés par un traitement pharmacologique naturel.

La qualité, la quantité et l'équilibre du *qi* d'une personne donnée sont aussi variables que le temps météorologique, et du reste sont sujettes aux changements saisonniers et climatiques. Les facteurs les plus importants concernant le *qi* restent toutefois l'alimentation et l'air que l'on respire, ce qui explique l'importance donnée au régime et aux exercices respiratoires dans le système taoïste visant à la santé et la longévité. La qualité et la quantité de *qi* sont également influencés par l'état des organes physiologiques absorbant le *qi*. Si l'estomac et les poumons ne fonctionnent pas normalement, ils deviennent incapables d'extraire le *qi* des éléments naturels et de l'absorber sous forme pure et en quantité suffisante. Il en résulte que l'organisme tout entier souffre d'une carence en énergie vitale. Nombreux sont les maux les plus courants qui ont pour cause un niveau insuffisant d'énergie vitale, ou une mauvaise qualité de celle-ci. Ceci explique pourquoi les médecins chinois commencent leur consulation en demandant aux patients des renseignements sur leur régime alimentaire et leur style de vie. Les maux dus à une carence de *qi* peuvent être corrigés par l'association d'un régime alimentaire, des exercices, une discipline respiratoire et une hygiène appropriés. Lorsqu'un problème devient sérieux au point d'altérer le bon fonctionnement des organes et des glandes vitales, le médecin chinois a recours aux médicaments. De par les affinités naturelles qu'ont ces substances avec certaines parties du corps, le *qi* qui en est extrait pénètre directement dans les organes

ou les glandes pour lesquels elles ont été prescrites. Dans ces organes cibles, elles travaillent à restaurer le tonus originel des tissus, et ce faisant redressent les déséquilibres d'énergie vitale.

Cet état originel et idéal de l'ensemble des énergies vitales a un nom: le *yuan qi*, littéralement, l'énergie vitale primitive. Du jour de notre naissance à celui de notre mort se déroule un processus graduel mais inexorable de déterioration et de déperdition de notre *yuan qi*. Le rythme de ce processus détermine notre durée de vie. Les taoïstes à la recherche de la longévité mirent au point des techniques visant à ralentir la dissipation de l'énergie vitale primitive et à redresser la déterioration constante de nos organes et de nos glandes. Bref, ils s'efforçaient de freiner le processus de vieillissement biologique. Les exercices respiratoires et de kung-fu, l'alimentation et les plantes médecinales travaillent ensemble à accroître la quantité et améliorer la qualité de leur énergie vitale, et à réparer les organes endommagés ou affaiblis par les maladies et la détérioration naturelle. Ce procès est appelé *bu yuan qi*, ou «fortifier les énergies vitales primitives», principe cardinal et fin première de la médecine chinoise.

Le *qi* ayant été converti en *qi* humain dans l'organisme, il prend les deux formes de *qi* nourricier, (*ying qi*) et *qi* gardien, (*wei qi*). «Le *qi* nourricier est le produit des parties les plus pures des aliments et des boissons que nous digérons et circule dans le corps avec le sang. Il nourrit les organes, les glandes, les nerfs, les os et les autres tissus. Le *qi* gardien est complémentaire du *qi* nourricier. Il est le produit des éléments grossiers des aliments et ne peut pénétrer dans le flot sanguin car il ne peut pas franchir la membrane des vaisseaux; aussi circule-t-il sous la surface du corps, dans les tissus sous-cutanés. Il réchauffe et humecte la peau, commande l'ouverture ou la fermeture des pores et protège le corps des agressions du *qi* malsain extérieur. Quand le *qi* nourricier intérieur est déficient, le corps devient sujet aux faiblesses et aux maladies affectant les organes vitaux. Lorsque le *qi* gardien s'affaiblit, le corps devient vulnérable aux agressions extérieures telles que vent, froid, humidité et autres "excès" de l'environnement.»

Le *qi* est l'une des quatre humeurs somatiques, et de loin la plus importante. Les autres sont le sang *xue*, l'essence vitale *jing*, et le fluide *jin ye*. Le sang est formé avec le *qi* nourricier à partir des produits les plus raffinés de la digestion et ils voyagent ensemble dans le corps. Cette circulation sanguine est contrôlée par le *qi*. D'après les textes anciens, «le *qi* est le général commandant le mouvement du sang; quand le *qi* est en déplacement, le sang tourne.» Le *qi* peut être contrôlé par des exercices respiratoires. On remarquera que si l'on effectue des inspirations profondes, lentes et abdominales, en laissant s'écouler quelques secondes entre elles, le pouls ralentit considérablement. Et si l'on revient lentement et régulièrement à un rythme respiratoire normal, on peut observer une accélération du pouls sanguin, avec des sensations de battement aux extrémités des membres, jusque dans la nuque et la tête. L'importance d'une respiration adéquate s'explique par l'empire qu'exerce le *qi* sur la circulation sanguine.

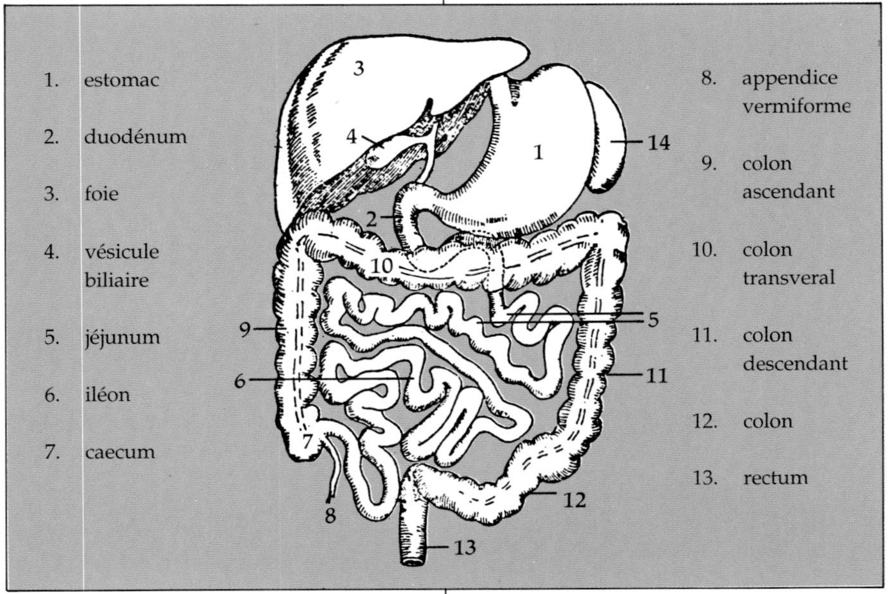

L'essence vitale *jing* est elle aussi produite par l'effet transformateur du *qi* sur les aliments digérés dans l'estomac et l'intestin grêle. Elle constitue la force créatrice à l'intérieur du corps et existe sous deux formes: l'essence vitale et l'essence séminale. L'essence vitale est concentrée dans les reins qui la sécrètent dans le flot sanguin au gré des besoins. Elle contrôle la croissance, le développement, la dégénérescence et la mort. Le terme «rein» qu'utilise la médecine chinoise n'est pas le rein identifié par la médecine occidentale, il s'agit en fait des glandes surrénales, couchées en crête sur les reins. L'essence vitale désigne les hormones vitales que sécrètent ces glandes et qui commandent de nombreuses fonctions vitales de l'organisme.

L'essence séminale désigne les spermatozoïdes de l'homme et les ovules de la femme. Les embryons nés de l'union des essences séminales féminine et masculine sont nourris par l'essence vitale issue de cette union. Après la naissance, l'enfant produit sa propre essence vitale par la digestion. Les Chinois considèrent que le *jing* sexuel des fillettes arrive à maturité à deux fois sept ans, donc aux alentours de quatorze ans, et dégénère à sept fois sept ans, donc à quarante-neuf ans. De même, le *jing* des garçons atteint sa maturité à l'âge de deux fois huit ans, seize ans, et perd sa puissance à huit fois huit ans, soixante-quatre ans. Les types vitaux et séminaux de l'essence vitale sont étroitement liés et sont tous deux concentrés dans et autour des reins; ils se manifestent dans la vitalité sexuelle de l'individu.

L'autre humeur vitale est un liquide, le *jin ye*, lui aussi extrait des aliments digérés. Après avoir été activé

CI-CONTRE Ancienne illustration du «cours de la vie», les principales fonctions vitales. CI-DESSUS Les organes digestifs.

par le *qi*, il acquiert la qualité particulière qui distingue les fluides corporels des liquides et de l'eau ordinaire. La quantité et l'équilibre des fluides dans le corps est un facteur de santé primordial. Trop ou trop peu de fluide aura pour conséquence de bouleverser l'équilibre entre le yin et le yang, et cet équilibre est donc constamment réglé par les organes. L'intestin grêle sépare les liquides impurs des liquides purs; les reins contrôlent les quantités à utiliser ou à éliminer, et la vessie concentre et évacue les déchets liquides et les liquides en excès. Différents organes convertissent les liquides en des formes diverses et à des usages différents. Le foie, associé à la vision, convertit les liquides primordiaux en larmes. La rate, accomplissant des fonctions digestives, produit la salive à partir des fluides élémentaires. Les poumons forment les mucosités. Le cœur transforme ces fluides en sueur et les reins les convertissent en urine.

Les Chinois rangent les fluides organiques en deux catégories: les fluides clairs *jin* et les fluides épais *ye*. Les fluides clairs circulent avec le *qi* gardien, humectant les chairs et la peau et apparaissant à la surface de celle-ci sous forme de sueur normale, claire. Les fluides épais voyagent avec le *qi* nourricier et le sang, ils lubrifient les sinus, les articulations, les corps caverneux osseux et cérébraux. Ils apparaissent à la surface du corps sous forme de sécrétions graisseuses des glandes sudoripares.

Le *qi*, le sang, l'essence vitale et les fluides sont étroitement liés. Une carence de l'un affecte tous les autres. Cependant, le *qi*, subtil énergisant de l'organisme, demeure la substance vitale la plus importante. C'est bien l'action du *qi* sur les aliments digérés qui produit le sang, l'essence vitale et le fluide élémentaire, et le *qi* est en déplacement dans le corps en même temps que ces substances. En outre, le *qi* est la seule de ces humeurs qui peut être ingérée autrement que par la voie de l'alimentation, puisqu'il est aussi absorbé dans l'air que nous respirons. La raison pour laquelle les régimes alimentaires occupent une place prépondérante dans les préoccupations du médecin chinois est que la qualité et la quantité des trois autres substances dépend entièrement de leur source alimentaire.

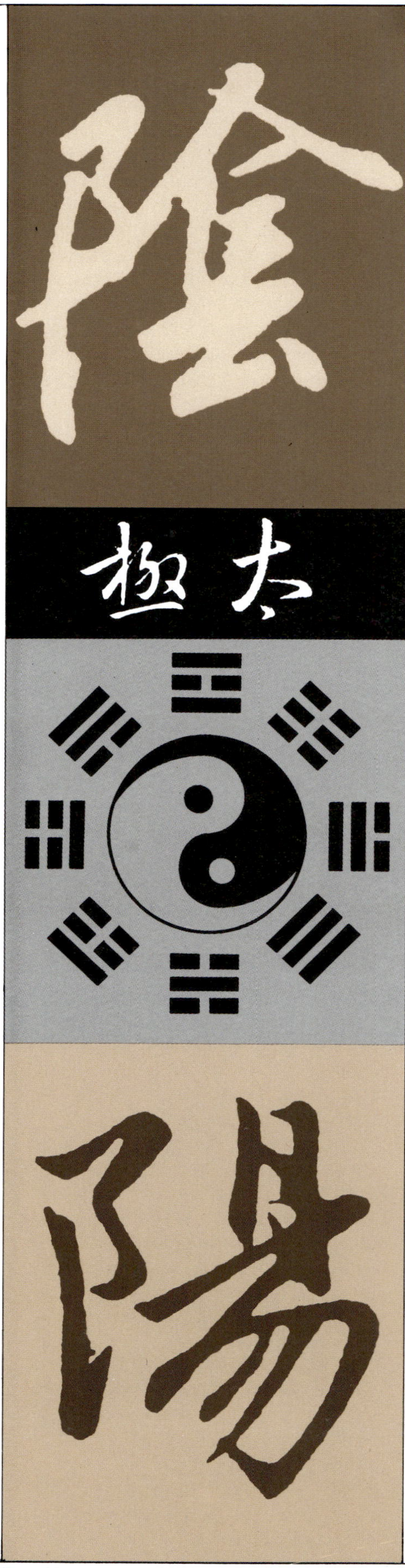

Le Yin Et Le Yang

Il s'agit de termes aux consonnances familières aux oreilles occidentales. Les notions que ces mots recouvrent sont centrales à la philosophie taoïste comme à la médecine chinoise. L'équilibre entre ces deux forces cosmiques élémentaires est considéré comme la clé de tout phénomène naturel et processus vivant.

Le yin représente la force passive, négative, l'inertie. Elle est féminine de nature, associée aux ténèbres, au bas, au contracté, au descendant, et son élément est l'eau. Le yang est la force active et positive. Elle est de nature masculine, brillante, haute, expansive, ascendante, et son élément est le feu. De ces deux forces, le yin est la plus puissante. Citons l'analogie taoïste du feu et de l'eau: le feu se répand rapidement, en l'espace d'un bref instant, et donne l'apparence d'une puissance invincible, mais il est tout aussi rapidement éteint par l'action de l'eau. L'eau, de son côté, est indestructible, elle s'infiltre partout et use patiemment, érode et vient à bout du plus fier rocher. L'eau peut être progressivement chauffée, rendue frémissante et portée à ébullition par l'action du feu, à condition que ce dernier ne s'épuise pas avant ce terme. L'eau a donc le pouvoir d'absorber l'énergie yang et de la garder en elle longtemps. Depuis que ces notions furent formalisées, il y a quelques 3000 ans, le yin et le yang ont toujours été mentionnés dans cet ordre, reflétant la force cardinale du yin.

Le yin et le yang sont deux forces interdépendantes, l'une n'existe pas sans l'autre. L'idéal état de la nature, y compris la santé, suppose un équilibre harmonieux entre les deux principes. Quand le yin dépasse ses limites, le yang se retire. Globalement, leurs quantités réunies forment un tout constant.

Le yin et le yang mutent chacun en son contraire quand ils atteignent un niveau critique d'excès. Cette notion est la mieux illustrée par le fameux symbole chinois signifiant l'équilibre cosmique du yin et du yang. Le yin sombre et le yang clair sont représentés dans un équilibre parfait. Il est à noter qu'à l'endroit où le yin tend à se réduire et à s'estomper, le yang est à

son point le plus fort, tandis que lorsque le yang s'efface, le yin grossit. Le yin, comme le yang, contient le germe de son contraire, symbolisé par le point clair ou sombre situé dans la zone de son contraire. Ce sont cette graine de yin logée dans le yang et cette graine de yang logée dans le yin qui donnent à ces deux forces l'impulsion de leur ballet.

La clé de la compréhension de la théorie du yin et du yang est dans la notion d'équilibre relatif. La pensée chinoise traditionnelle répugne aux absolus, aux idéaux fixés à tout jamais; tout est relatif, flexible, changeant, cyclique. Ce qui fera en été le parfait équilibre du yin et du yang deviendra inapproprié en hiver, quand les forces du yin froid sont prévalentes dans le milieu ambiant et que le corps a besoin d'énergie yang réchauffante. Quand le corps se remplit d'énergie yang en excès, repoussant le yin jusqu'à produire une carence, il est prescrit des médicaments refroidissants de nature yin, à même de restaurer l'équilibre des deux principes. C'est ainsi que si le yin tend à monter et le yang à décroître, des médicaments réchauffants de nature yang sont nécessaires pour rétablir l'équilibre relatif entre les deux principes. Dans certaines limites, le corps humain ajuste automatiquement l'équilibre relatif yin-yang. Quand le déséquilibre atteint un seuil critique, une médication est requise. Pour jouir d'une bonne santé, il importe de prévenir ce déséquilibre en adoptant un régime alimentaire adéquat, associé à des exercices appropriés et en surveillant les changements saisonniers, climatiques, et géographiques.

Le yin et le yang ont chacun leur domaine dans le corps humain, bien que ces aires d'influence soient sécantes. Le yin contrôle la partie interne, la partie inférieure et la partie ventrale du corps, tandis que le yang contrôle la partie externe, la partie supérieure et la partie dorsale du corps. Une moitié des organes vitaux appartient au yin et l'autre au yang. Le yin gouverne le sang, le yang gouverne le *qi* énergétique. Le yin descend, tandis que le yang monte. Toutefois, ces différences demeurent toujours relatives, jamais absolues. Par exemple, il est dit que les parties périphériques du corps ressortent au yang et l'intérieur au yin, mais il n'empêche que la surface de tous les organes vitaux ressortent au yang, tandis que leur intérieur est gouverné par le yin. L'homme est yang, la femme est yin; mais l'homme comme la femme ont en eux des éléments yin et des éléments yang. Le yin et le yang sont une manière symbolique simple de désigner les forces opposées à l'œuvre dans tout le cosmos. L'équilibre relatif entre ces forces cosmiques dans l'organisme et entre l'organisme humain et son milieu ambiant est le regulateur élémentaire de la santé et de la longévité.

La nourriture et les produits médicaux traditionnels assurent le redressement des déséquilibres yin-yang en compensant l'élément déficient. Ainsi tout régime alimentaire est à élaborer en accord avec la saison: l'été, les aliments rafraîchissants de nature yin figureront de manière dominante dans le régime alimentaire et les aliments yang piquants seront à proscrire. L'hiver, au contraire, les aliments yang réchauffants seront volontiers indiqués dans le régime alimentaire et en cas de froid extrême, quelques médicaments à base d'herbes yang seront à consommer régulièrement. Chaque article du *ben cao* a une nature relativement yin ou yang et chacun d'eux affecte dans un sens ou dans l'autre l'équilibre yin-yang de l'organisme. Le médecin chinois engage la nature dans un acte d'équilibrage extraordinaire. Après avoir déterminé la cause et la nature des déséquilibres d'énergie chez le patient, il doit prendre la mesure des macro-facteurs tels que les conditions climatiques, la saison ou la situation géographique et les mettre en relation avec l'état du patient, équilibrant ces deux ensembles par des mesures diététiques et des prescriptions médicales.

Les Cinq Eléments

Depuis les temps les plus anciens, les Chinois ont regroupé les éléments naturels en cinq grandes catégories symboliques: le Bois, le Feu, la Terre, le Métal et l'Eau. Toute chose sur terre est dominée par un de ces éléments et leur interaction constante, combinée à celle du yin et du yang, explique toute mutation et activité dans la nature.

Ces forces primitives représentées par les Cinq Eléments agissent entre elles selon un schéma déterminé en accord avec leurs relations naturelles. Chacune d'elles exerce une action génératrice et une action subjugante sur deux autres éléments. Quoique de nature symbolique et emblématique, ces relations peuvent être explicitées en termes concrets. Le cycle génératif procède comme suit: le Bois se consumme pour engendrer le Feu; le Feu produit des cendres qui engendrent la Terre; la Terre engendre le Métal, qui et miné dans la terre; lorsqu'il est chauffé, le Métal fond et se fait liquide comme l'Eau; et l'Eau favorise la

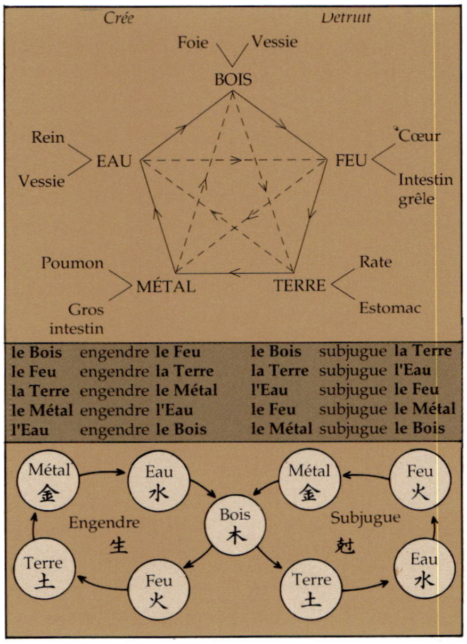

croissance des végétaux qui donnent le Bois.

Le cycle négatif des subjugations est complémentaire au cycle positif des engendrements: les végétaux, représentant le Bois, subjuguent la Terre en la retenant, en la brisant de leurs racines qui en absorbent les éléments nutritifs; la Terre subjugue l'Eau en la contenant en un lieu donné et en troublant sa clarté; l'Eau subjugue le Feu en l'éteignant; et le Métal subjugue le Bois en le taillant.

Il existe un complexe réseau de relations bâti sur les Cinq Eléments et leurs interactions. Les plus importantes de ces relations sont celles dites «de la mère et l'enfant» et «du vainqueur et du vaincu». Les rapports

CI-CONTRE Les caractères yin (en-haut) et yang (en-bas), avec, entre les deux, le *Tai Ji*, ou point suprême, symbole de l'équilibre des deux principes. CI-DESSUS Les Cinq Eléments traditionnels et leur relations avec les organes vitaux.

mère-enfant dérivent du cycle génératif: le Feu engendre sa fille la Terre, il est donc mère de cette dernière; mais le Feu est enfant du Bois et le Bois est né de l'Eau, sa mère, etc. Du cycle subjugatif dérivent les rapports vainqueur-vaincu: le Feu est vaincu par l'Eau mais il triomphe du Bois; le Bois est vaincu par le Métal mais il est vainqueur de la Terre, etc. Il ne faut jamais perdre de vue que les Cinq Eléments de même que d'autres descriptions chinoises du monde, incarnent des forces naturelles primordiales. L'aspect le plus important de ces forces est leur interaction.

Chaque organe vital appartient par nature à un des Cinq Eléments. Ainsi, les relations fondamentales existant entre les Cinq Eléments sont la clé pour la compréhension de la manière dont les organes vitaux sont en relation et s'influencent mutuellement. Le cycle génératif-subjugatif explique aussi comment les facteurs du milieu ambiant affectent les organes vitaux du corps humain. Au moyen de plantes médecinales, le praticien chinois manipule ces relations naturelles pour ajuster les déséquilibres d'énergie causés par des excès ou des insuffisances de ces forces dans le corps.

Le médecin chinois considère les organes vitaux de point du vue de leur relation avec les forces yin et yang et les Cinq Eléments; vision donc considérablement éloignée de celle de l'anatomiste en Occident. C'est que découper un corps humain, vivant ou mort, constituait une grave offense aux ancêtres de la victime; la dissection des cadavres et les opérations chirurgicales étaient proscrites en Chine jusqu'au début de notre siècle. Les praticiens chinois se contentaient d'observer les manifestations extérieures de syndromes internes pour tenter d'en déduire la nature. L'emplacement des organes fut établi empiriquement et par l'observation directe des cadavres d'animaux.

Bien que ne reposant pas sur une grille anatomique détaillée comme en Occident, le modèle utilisé par les Chinois est demeuré remarquable d'exactitude. Il trace le cours et situe les sièges des maladies dans l'organisme. La chirurgie interne n'étant pas pratiquée, la situation anatomique exacte de chaque organe, glande, veine ou artère n'importait pas. Importaient avant tout les rapports fonctionnels exacts entre les organes, les glandes et les autres parties du corps humain, et ces relations furent fermement établies. Les relations primaires naturelles entre le yin et le yang et les Cinq Eléments s'avérèrent des guides fiables pour le diagnostic et le traitement des maladies.

La théorie du yin et du yang et celle des Cinq Eléments soudent indissociablement la médecine chinoise à la philosophie qui la sous-tend, en lui faisant décrire et interpréter les phénomènes physiologiques en termes de motifs naturels universels. C'est cette vision syncrétique, symbiotique et symbolique de la santé et de la maladie qui fait le génie de la médecine chinoise traditionnelle.

Tableau des Organes et leurs Relations

		Cœur	*Foie*	*Rate*	*Poumons*	*Reins*
1	Elément	Feu	Bois	Terre	Métal	Eau
2	Planète	Mars	Jupiter	Saturne	Vénus	Mercure
3	Couleur	Rouge	Vert	Jaune	Blanc	Noir
4	Goût	Amer	Aigre	Doux	Acre	Salé
5	Climat	Chaud	Venteux	Humide	Sec	Frais
6	Direction	Sud	Est	Centre	Ouest	Nord
7	Odeur	Roussi	Rance	Parfumé	Odeur de bouc	Putride
8	Emotion	Joie	Colère	Désir	Anxiété	Peur
9	Animal	Cheval	Poule	Vache	Chien	Cochon
10	Chiffre	Sept	Huit	Cinq	Neuf	Six
11	Fruit	Abricot	Prune	Date	Poire	Châtaigne
12	Bruit	Rire	Cri	Chant	Pleur	Grognement
13	Céréale	Riz glutineux	Blé	Millet	Riz	Pois

Les Organes Vitaux

Les relations fonctionnelles entre les organes vitaux sont des éléments clé dans le diagnostic et le traitement de la maladie. Leurs interactions permettent au médecin chinois de diagnostiquer les causes de la maladie et de l'affaiblissement, et de concevoir un traitement.

Les Chinois désignent les organes vitaux par le terme *wu zang* et *liu fu* (les cinq organes «solides» et les six organes «creux»). A l'exception des *san jiao* (trois points ou «triple réchauffeur»), ces organes correspondent tous à ceux décrits par l'anatomie en Occident. Le triple réchauffeur, l'un des six organes vides, consiste en l'ensemble des ouvertures de l'estomac, l'intestin grêle et la vessie. A ce titre, il n'est pas un organe proprement dit, au sens où l'entend l'anatomie, mais un système d'énergie opérant le passage des aliments et des fluides. Plus tard, un sixième organe solide fut ajouté, correspondant au triple réchauffeur et conçu pour lui faire pendant dans le système. Ce sixième organe est le péricarde, l'enveloppe entourant le cœur. Le triple réchauffeur et le péricarde n'étant pas des organes au sens où l'entend la médecine occidentale et étant utilisés en acuponcture plutôt qu'en thérapeutique par les drogues naturelles, nous nous concentrerons ici sur les dix organes principaux: le cœur, les poumons, le foie, les reins, la rate (les cinq organes solides, d'essence yin); l'intestin grêle, le gros intestin, la vessie, la vésicule biliaire, l'estomac (les cinq organes yang creux).

Ces dix organes sont répartis en cinq paires. Chaque paire consiste en un organe yin solide et un organe yang creux correspondant, et chaque paire est dominée par l'un des Cinq Eléments. Toutes les autres parties du corps reflètent l'état et les activités des organes vitaux. D'après la théorie des Cinq Eléments, chacune de ces cinq paires est associée à d'autres parties du corps et à d'autres facteurs naturels élémentaires qui influent sur son activité et subissent son influence. Ces facteurs sont mis en évidence dans le tableau ci-dessus. A noter qu'une cinquième saison, la «mi-été», est rajoutée pour correspondre à l'élément Terre et aux phénomènes qui s'y rapportent. Les Chinois sont friands d'équilibre et répugnent à tout défaut de parité.

S'il est vrai que certaines correspondances de ce tableau peuvent légitimement être mises en doute, il reste que la plupart sont identifiables dans la nature. Ce tableau est d'un

usage fonctionnel dans l'établissement des diagnostics et en thérapeutique.

Considérons par exemple le foie, qui relève de l'élément Bois. La médecine occidentale reconnaît que certains patients souffrant d'une affection hépatique grave présentent des symptômes tels que vision brouillée avec points noirs, spasmes musculaires et blanchissement des ongles. Dans un tableau des symptômes associés, les muscles et les ongles sont donnés comme relevant du Bois et témoignant des fonctions hépatiques. Les personnes au foie suractif sont sujettes aux emportements, aux colères violentes suivies de périodes de dépression et elles ont tendance à crier fort (le bruit est associé au bois) lorsqu'elles expriment leur colère.

Les facteurs associés à chacun des Cinq Eléments traduisent invariablement l'activité des organes qui s'y rapportent et, de même, subissent l'influence de ces derniers. Un enfant souffrant de frayeurs chroniques (émotion de l'Eau) tend à l'énurésie (l'urine relevant de l'Eau), et il est donc probable qu'il souffre d'insuffisance rénale (organe de l'Eau). Essayer d'enrayer ses angoisses chroniques et son énurésie par des paroles de réconfort, des admonestations ou par d'autres moyens psychologiques, s'avèrera futile, le problème ayant son siège dans les reins et pourra être éliminé en fortifiant les reins par des herbes ou par un traitement associé herbes et acuponcture. La médecine chinoise est remarquablement avancée dans l'identification des causes somatiques des désordres mentaux.

Les possibilités d'utilisation de ces relations de correspondance sont infinies. Par exemple, une personne souffrant de dépression chronique (émotion Bois) peut souvent être guérie simplement en traitant son foie, car la dépression n'est que la manifestation d'un foie malade. Une personne au teint enluminé (couleur Feu) qui rit beaucoup (bruit du Feu) a probablement un cœur surchauffé (organe Feu). En pareil cas, le cœur devrait être calmé par des substances appropriées. Toutefois, une autre méthode de traitement sera de s'appuyer sur le rapport vainqueur-vaincu de l'Eau et du Feu en fortifiant les reins (organe Eau). L'Eau vainquant le Feu, le cœur sera soulagé par un renforcement des reins. En raison de cette combinatoire de facteurs et de ses possibilités, les médecins chinois doivent se faire décrire en détail les habitudes alimentaires du patient et ses dépenses physiques et émotives. Seule une expérience clinique étendue, ajoutée à une maîtrise parfaite des principes à l'œuvre permettront au médecin de formuler un diagnostic sûr et un traitement qui y réponde.

Les organes yin, qui «concentrent mais ne transmettent pas» sont considérés comme plus vitaux que les organes yang qui «transforment mais ne conservent pas». Les organes couplés sont liés par les méridiens, ou canaux d'énergie, le long desquels s'écoule le flot énergétique. Les méridiens des organes couplés se rencontrent au bout des doigts, des orteils et au sommet du crâne. Le couplage yin-yang des organes n'est point arbitraire. Il repose sur leurs relations fonctionnelles réelles telles que constatées par l'observation depuis de nombreux siècles.

Dans le texte qui suit, les cinq organes yin (où siègent les cinq attributs que sont l'esprit, l'âme humaine, l'âme animale, la mémoire et la volonté) sont décrits, conformément au modèle chinois, suivant leurs fonctions vitales, tandis que leurs cinq homologues yang sont traités comme secondaires.

LE CŒUR: Souvent appelé le «chef des organes vitaux», le cœur règle les autres organes en contrôlant la circulation du sang. Il est le siège de l'esprit et gouverne ainsi l'humeur et la clarté de la pensée. Il est étroitement lié aux fonctions hépatiques par la fonction génératrice mère-enfant qu'entretiennent le Bois et le Feu. L'activité cardiaque se lit sur le teint du visage et l'enduit lingual: un teint

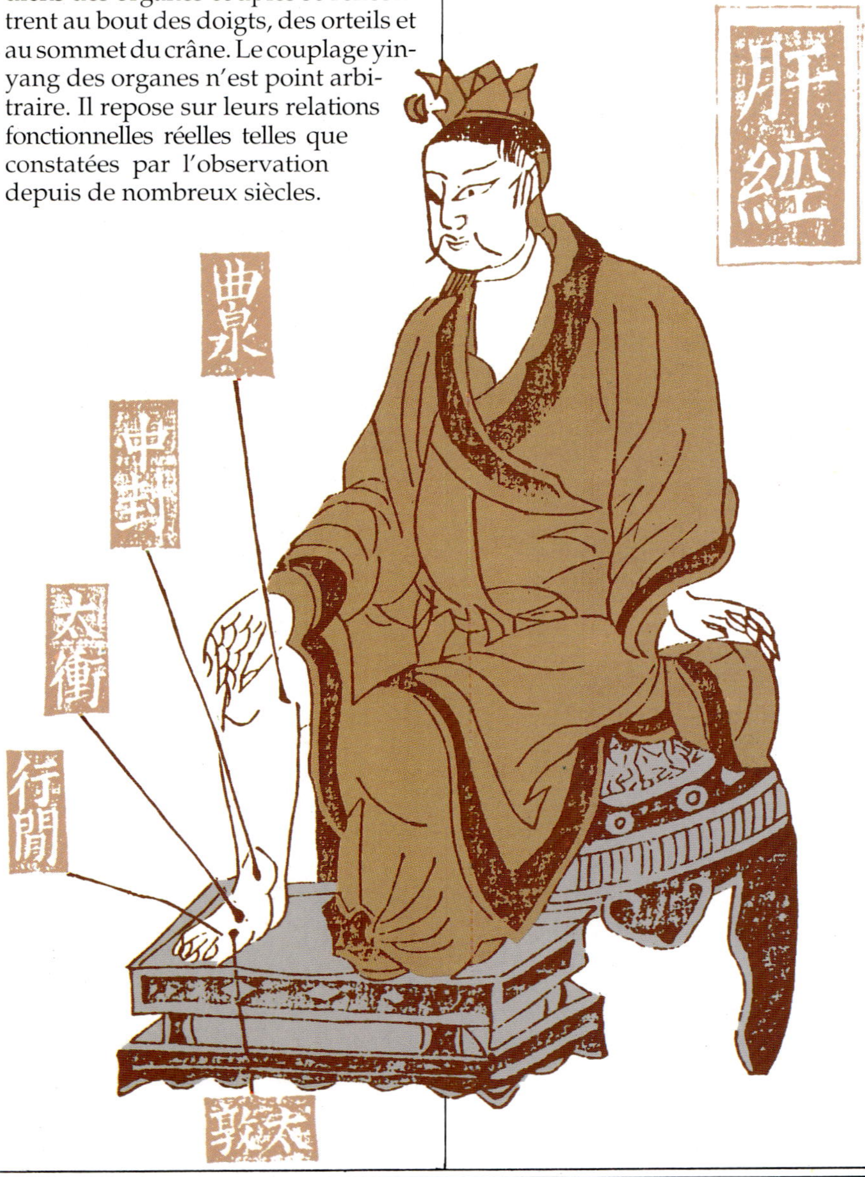

CI-DESSUS Gravure sur bois représentant les points d'acuponcture utilisés dans le traitement d'une affection hépatique.

rouge sombre indique un excès d'énergie cardiaque, tandis qu'un teint pâle ou gris révèle une déficience de l'énergie cardiaque. Le cœur est couplé à l'intestin grêle, qui sépare les produits purs des produits impurs issus de la digestion et contrôle le rapport entre déchets solides et déchets liquides des aliments digérés.

LE FOIE: Le foie concentre le sang et en règle la quantité qui circule vers le cœur. Quand l'homme se déplace, le sang migre vers plusieurs méridiens; quand l'homme est immobile, le sang retourne au foie. Durant le sommeil, le sang s'enrichit de l'énergie du foie pour être distribué au cours des heures de veille et d'activité. Le foie est le siège de l'âme de l'homme, dont il est dit qu'elle pénètre dans le foetus au moment de sa naissance. Le sobriquet affectueux des amants en Chine, *xin gan* (au sens littéral, «cœur-foie») s'explique par la croyance que ces deux organes abritent les deux attributs les plus précieux de l'être humain: son esprit et son âme. Le foie est le centre du métabolisme, fonction vitale fondamentale, et son état est donc pour une très grande part responsable de notre sensation de bien-être physique et mental. Un dysfonctionnement hépatique provoque des symptômes de colère et de dépression, et un foie sain est particulièrement sensible aux blessures d'ordre psychosomatique que peuvent provoquer des états passionnels ou dépressifs prolongés. L'état du foie se traduit dans celui des yeux, des muscles, des ongles des mains et des doigts de pied. Il est couplé à la vésicule biliaire dont les fonctions sont étroitement associées à celles du foie et parfois lui sont inséparables. La vésicule biliaire est qualifiée de «fonctionnaire intègre qui excelle à prendre des décisions». La capacité à élaborer des plans d'action et celle de savoir prendre des décisions dependent des activités combinées du foie et de la vésicule biliaire.

LA RATE: La rate commande le déplacement et la transformation de l'essence vitale pure telle qu'extraite des aliments et des boissons par l'estomac. C'est elle qui a la charge de distribuer les éléments nutritifs et le *qi* dans le reste du corps. Un dysfonctionnement splénique est révélé par un affaiblissement du sujet ou une émaciation affectant la peau, les chairs et les membres. Dans la rate loge la raison, l'intellect. Elle est couplée à l'estomac, qualifié de «mer nourricière qui contrôle la décomposition et le mûrissement des aliments solides et liquides». Si la rate faillit à sa fonction de déplacer et transformer les aliments, l'estomac ne pourra accomplir la digestion convenablement. Si l'estomac cesse de décomposer et mûrir les aliments et l'eau, la rate ne pourra plus transporter et transformer les éléments nutritifs et le *qi*. Le fonctionnement harmonieux de ces deux organes est donc vital pour

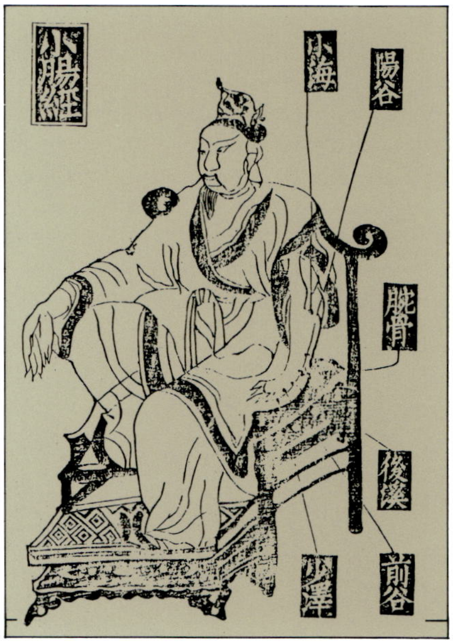

une digestion satisfaisante et une bonne distribution des éléments nutritifs. La science médicale occidentale ne reconnaît pas à la rate de fonction digestive ni de lien avec l'estomac. Il a donc été supposé que les fonctions digestives prêtées à la rate par la médecine chinoise étaient en fait celles du pancréas, situé près d'elle et secrétant des sucs digestifs vitaux tels que la trypsine, la maltase et la lapase.

LES POUMONS: Les poumons contrôlent l'énergie vitale, le *qi*, dans les deux sens du terme, à savoir l'énergie en tant que telle et le souffle proprement dit qui se désigne en chinois par le même mot. Les poumons règlent la respiration, et quand la ventilation est insuffisante, l'énergie vitale le devient d'autant. Les poumons extraient le *qi* de l'air ambiant et l'injectent dans le sang par les alvéoles. «La respiration de l'homme combine la pure essence vitale du Ciel (l'air) et de la Terre (les aliments et l'eau) afin de constituer le *qi* humain de son corps.» Les poumons abritent l'âme animale, qui est censée pénétrer dans l'embryon à l'heure de sa conception. L'état des poumons est étroitement lié à celui de la peau, un fait bien connu de la médecine occidentale. Chez de nombreux animaux, la peau est responsable d'importantes fonctions respiratoires. Les dysfonctions pulmonaires se manifestent habituellement par des affections cutanées. Les poumons sont couplés au gros intestin, qui «contrôle le drainage et le convoyage des résidus.» La pneumonie et la grippe s'accompagnent généralement de constipation, tandis que ce dernier mal provoque généralement une distension de la cage thoracique.

LES REINS: Les reins contrôlent l'eau; ils reçoivent l'essence vitale des *wu zang*, les cinq viscères et des *liu fu*, les organes vitaux, et la concentrent. Les reins conservent l'essence vitale autant que l'essence séminale. Les liquides en excès conduits par l'intestin grêle sont convertis par les reins en urine et passés vers son organe pair, la vessie, qui les emmagasine et les évacue. La croissance et le développement des os et de la moelle osseuse sont liés aux reins. Le cerveau étant le «point de rencontre de toutes les moelles», les reins influent sur l'activité cérébrale. En eux siège la volonté. Lorsque l'activité rénale est déficiente, les symptômes sont l'amnésie, l'insomnie, des états confusionnels et un sifflement constant dans l'oreille. Les reins contrôlent le bassin, les lombes et le sacrum, et leur dysfonctionnement provoque souvent des douleurs lombaires et l'incapacité du sujet à se redresser. Les reins sont en étroite relation avec le cortex surrénal qui produit les hormones corticoïdes ainsi que les hormones intervenant dans le développement sexuel: les androgènes, l'oestrogène et la progestérone. Il s'ensuit que les reins et les glandes périphériques contrôlent l'essentiel des fonctions sexuelles. Une étude récente aux Etats-Unis a établi que des rapports sexuels fréquents contribuaient à soulager les douleurs rhumatismales

chez les personnes âgées, en stimulant la production de cortisone par une excitation du cortex surrénal. Les reins et la vessie fonctionnent en étroite liaison dans le déplacement, la conversion, la concentration et l'expulsion des fluides en excès dans l'organisme.

La description ci-dessus n'est qu'une représentation simplifiée des organes vitaux et de leurs fonctions suivant la théorie de la médecine chinoise traditionnelle. Une description exhaustive réclamerait qu'on y consacre un ouvrage entier. La médecine occidentale approfondit l'étude de l'organe en l'isolant, elle le localise précisément, en décrit la structure et les traits physiques. Ce qui retient l'attention du médecin chinois est le jeu complexe des relations de forces et d'influences fondamentales entre les organes; ce sont elles qui règlent les grandes fonctions et les grands équilibres de l'organisme; l'investigation microscopique, les formules biochimiques et les phénomènes isolés ne le concernent pas. Si la médecine occidentale est parvenue à pousser son analyse des phénomènes fractionnés jusqu'à la cellule vivante, au noyau cellulaire et au-delà, elle comprend moins bien ce qui fait l'équilibre d'un organisme sain. La médecine chinoise s'est attachée à chercher des réponses à ces questions fondamentales que le chercheur occidental élude prudemment: quelle est la nature de l'énergie vitale à l'origine de la vie? Comment fonctionne-t-elle? Quelle forme prend-elle? Les symptômes physiques et mentaux d'une maladie sont considérés comme la manifestation concrète de forces naturelles puissantes et d'énergies vitales à l'œuvre à l'intérieur du corps. Dans le traitement des maladies, le médecin chinois s'efforcera de rétablir un équilibre rompu entre ces forces et ces énergies, plutôt que d'enrayer la persistance d'un syndrome pathologique en en faisant la cible d'un traitement.

Malheureusement, la science occidentale n'est que trop rarement prête à accepter comme réelle une chose qui n'a point été détectée par les sens, ou par les appareils de mesure conçus pour les assister. Les médecins chinois soulignent que les sens eux-mêmes ne sont que des entités physiques contrôlées par la même énergie vitale invisible que le reste du corps. Au mieux, les sens ne peuvent servir qu'à détecter une manifestation physique des forces cosmiques et de l'énergie vitale. La nature de ces forces ne saurait être que déduite et imaginée à partir de ces indices. Le principal souci de la médecine chinoise au cours de sa longue histoire à été d'établir les motifs d'interaction de ces forces et de développer des techniques médicales favorisant les équilibres.

Les Connexions Vitales

Les moyens par lesquels les organes vitaux s'influencent réciproquement sont d'une importance primordiale, plutôt que les caractéristiques physiques des organes eux-mêmes. Que les systèmes circulatoire, lymphatique et nerveux transportent le sang, les fluides et des messages hormonaux dans tout le corps est admis par la médecine occidentale comme par la médecine chinoise. Toutefois, la science chinoise identifie un système que ne reconnaît pas l'occidentale, le système dit des méridiens, ou *jing luo*. De tous les connecteurs de l'organisme, les méridiens sont les plus importants parce que leur réseau transmet et fait circuler le *qi*, l'énergie vitale essentielle.

Les spéculations sont allées bon train dans les cercles médicaux occidentaux quant à la mécanique des méridiens et l'existence physique de leur réseau. L'opinion souvent formulée en Occident est que ces méridiens ne sont rien d'autre que le système autonome des fibres nerveuses et que le *qi* n'est qu'un phénomène électrique provoqué par la stimulation du système nerveux. Les Chinois contestent cela en rappelant que le *qi* circule en des points dépourvus de nerfs, et expliquent que les méridiens, tout comme le *qi*, se manifestent de manière fonctionnelle et non point physique. Les méridiens peuvent être sentis lorsque les points vitaux qui s'égrènent sur leur parcours sont excités par les aiguilles de l'acuponcteur.

On identifie un total de cinquante-neuf méridiens dans le corps humain, dont douze sont les méridiens principaux, lesquels dominent tous les autres. Chaque méridien principal représente un système d'énergie biologique centré sur un des douze organes vitaux, dont le triple réchauffeur et le péricarde. Le *qi* s'écoule d'un méridien à l'autre suivant un certain ordre jusqu'à ce que l'ensemble du réseau soit investi, irriguant ainsi en énergie vitale l'organisme tout entier. Les adeptes des disciplines respiratoires taoïstes perçoivent et contrôlent la pénétration du *qi* le long du réseau des méridiens.

Les organes yin-yang appariés sont directement reliés aux méridiens principaux qui convergent au bout des doigts, des orteils et au sommet de la tête. Outre les méridiens principaux existent huit méridiens dits supplémentaires, douze méridiens «des muscles» et quinze méridiens dits conjonctifs. Tous sont des branches des douze méridiens principaux et

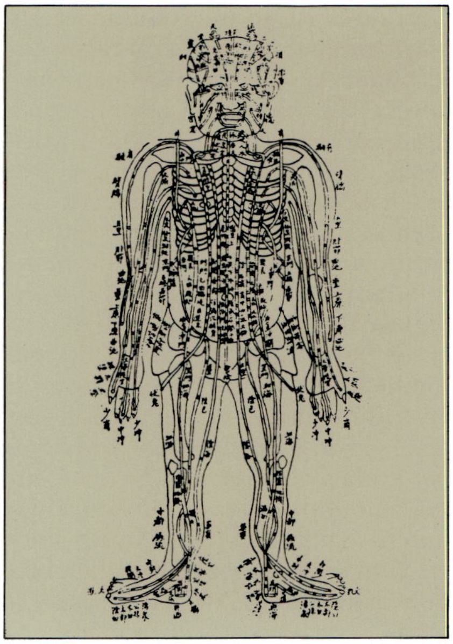

servent à distribuer le *qi* dans les zones non touchées par eux. Ce complexe forme une grille serrée et fort emmêlée. La stimulation d'un méridien principal par l'acuponcture ou l'action des simples opère un effet spécifique sur l'organe qui s'y rattache, ainsi qu'un effet général sur l'ensemble du système. Comme le montre la figure ci-dessus, il existe une quantité innombrable de connexions par lesquelles les organes et les systèmes énergétiques qu'ils représentent peuvent s'influencer les uns les autres. La tâche du médecin consiste à déterminer le motif le plus probable d'interaction entre les flux d'énergie émanant des organes.

CI-CONTRE Gravure sur bois indiquant les points d'acuponcture pour un traitement de l'intestin grêle. CI-DESSUS Planche anatomique des points d'acuponcture et carte des vaisseaux d'irrigation.

La médecine chinoise naturelle distribue ses bienfaits à l'organisme autant par la voie des méridiens que par celle du système circulatoire. Quand une potion médicinale est ingérée, son essence vitale est extraite par l'estomac et distribuée dans le flot sanguin par la rate. Après avoir été mélangée au *qi* de l'air dans les poumons pour former le *qi* humain assimilable, la substance herbale voyage vers l'organe avec lequel elle a une affinité et pour lequel elle a été prescrite. Il se produit un effet biochimique direct sur l'organe, lequel affecte à son tour la qualité et la quantité d'énergie vitale s'écoulant le long du méridien de l'organe. Par le complexe des méridiens, l'énergie émanant de l'organe traité influence les autres organes et parties du corps. Un fortifiant du foie, par exemple, améliorera les fonctions biochimiques d'un foie faible et malade, tonifiera les tissus lésés et fortifiera le sang que le foie a pour fonction de nourrir. En corrigeant le dysfonctionnement hépatique, la potion médicinale naturelle corrigera les déséquilibres d'énergie ayant leur siège dans le foie, et et tonifiera le *qi* du foie. Le *qi* du foie tonifié aura un effet bénéfique sur la vésicule biliaire par la connection yin-yang, il stimulera l'activité cardiaque par le biais de la relation mère-enfant existant entre le Bois et le Feu, améliorera la vision, le tonus musculaire et autres fonctions dépendant du Bois, sans oublier l'éveil général de la vitalité par les corrections méridiennes mineures.

Non moins important que les effets biochimiques immédiats des préparations médecinales naturelles est l'effet bénéfique indirect et à long terme qu'elles apportent au système énergétique basé sur les organes. Alors que la médecine occidentale reconnaît les effets thérapeutiques biochimiques des produits rustiques de la pharmacopée chinoise, elle éprouve d'énormes réticences à reconnaître une existence au *qi*, à la pure essence vitale, aux méridiens, aux forces cosmiques et autres facteurs qui échappent au scalpel du médecin.

La description ci-dessus ne fait qu'effleurer la question des méridiens. Outre les systèmes circulatoire, lymphatique et nerveux, les méridiens constituent un système de communication primordial entre les organes vitaux. Nous donnons ci-après trois exemples concrets de la manière dont opèrent ces connexions vitales, tous trois sur des organes yin importants.

Une de ces connexions interorganiques fondamentales est celle mettant en rapport le cœur et les reins. Des influences réciproques s'exercent entre ces organes par la relation vainqueur-vaincu dont la dualité Eau-Feu est ici responsable. Les médecins occidentaux savent que les crises cardiaques s'accompagnent souvent de complications rénales, et que les désordres rénaux induisent des palpitations cardiaques et autres symptômes dits du Feu incontrôlé. Si, par exemple, les reins se trouvent vidés de leur énergie yin, ils s'affaiblissent et de ce fait, l'Eau perd de sa puissance subjugante sur le Feu. Le cœur s'enflamme, entraînant des symptômes d'insomnie, d'hyper-activité, de logorrhée et d'hilarité. En pareil cas, les reins devraient être tonifiés pour renforcer l'énergie yin, laquelle à son tour réduira le feu du cœur et restaurera l'équilibre Eau-Feu.

Le foie et le cœur sont en interaction par la relation mère-enfant du Bois au Feu. Le cœur contrôle la circulation du sang tandis que le foie règle sa qualité et sa quantité par le métabolisme. Si le *qi* du cœur est faible, le cœur ne peut développer la puissance requise à la circulation du sang riche produit par le foie, et la fonction hépatique s'en trouve altérée. Suivant la terminologie plus colorée des Chinois, le Feu du cœur ne suffit plus à brûler le Bois fourni par le foie, si bien que le Bois s'empile sans être consummé et le *qi* du foie devient excédentaire. Vertiges, spasmes, douleurs dans les articulations et colère sont les symptômes les plus courants d'un *qi* hépatique excédentaire. L'équilibre Bois-Feu peut être restauré en tonifiant le cœur.

L'interaction des énergies entre les deux organes peut également avoir lieu par l'intermédiaire d'un organe tiers. Les poumons et le foie, par exemple, sont en interaction sous le rapport vainqueur-vaincu entre Métal et Bois. Normalement, le Métal subjugue le Bois et par là même les poumons contiennent l'action du foie. Si le *qi* pulmonaire devient déficient, le Métal perd le contrôle du Bois, et le foie s'enflamme d'un *qi* excédentaire. Le *qi* excédentaire du foie (Bois) alimente le Feu du cœur par la relation mère-enfant entre le Bois et le Feu. Quand le *qi* du cœur (Feu) se trouve en excès, il endommage les poumons (Métal) par la relation vainqueur-vaincu entre le Feu et le Métal. Ainsi les poumons (Métal), qui normalement subjuguent le foie (Bois), peuvent à leur tour être subjugués et endommagés par le foie par l'entremise du cœur (Feu). Ce cas devrait être traité en tonifiant les poumons pour contrôler le foie, en apaisant le foie pour refroidir le cœur, en apaisant le cœur pour retirer la chaleur des poumons, etc.

Dans la pensée chinoise traditionnelle, le corps humain est considéré comme un microcosme vivant traversé d'une structure reproduisant les phénomènes naturels inspirés par le Ciel. De même qu'un excès d'eau dans l'atmosphère amène la pluie, un excès d'eau dans le corps produit la transpiration et la miction. Une trop forte chaleur dessèche la terre et fait se craqueler sa surface, et de même trop de chaleur accumulée dans l'organisme rendra la gorge sèche et les lèvres gercées. Santé et vitalité dépendent d'un équilibre harmonieux entre ces forces et toutes les maladies commencent par un déséquilibre d'énergie ou sont cause d'un tel déséquilibre. Enfin les traitements efficaces ne peuvent être conçus que comme modérant les excès, compensant les carences, réduisant les excès de chaleur, réchauffant les zones refroidies et rétablissant les équilibres. Tel est le sens de *bu yuan qi*.

Les Causes Des Maladies

La médecine occidentale s'efforce d'isoler des facteurs purement physiques comme causes exclusives des maladies: virus, bactéries, composés chimiques. La vision chinoise des choses est différente. Ces causes ne sont que des aspects de la maladie, un organe affaibli et incapable de résister à l'agression extérieure devenant vulnérable aux microbes. Tuer ces derniers élimine les symptômes immédiats mais ne fait rien pour restaurer le *qi yuan* fondamental de l'organe et des tissus atteints. Ce n'est qu'une question de temps avant que l'attaque ne se renouvelle.

Certes, les anciens Chinois ne disposaient pas des moyens technologiques

pour observer et identifier des organismes microscopiques. Il n'empêche que les praticiens modernes des arts médicaux chinois voient en ces organismes une manifestation ou un symptôme de la maladie plutôt que sa cause véritable. Mais pourquoi les microbes attaquent-ils certaines personnes et pas d'autres? Pourquoi certaines infections bactérielles ont-elles leur siège dans les poumons de telle personne, dans les genoux de telle autre et les intestins d'une troisième? L'explication est évidente pour la médecine chinoise: les microbes se concentrent et prolifèrent dans les parties affaiblies de l'organisme du patient. La cure à la maladie consistera donc à contrecarrer les conditions qui ont permis à la maladie de sévir, car les microbes ne sauraient attaquer des organes sains.

La médecine chinoise reconnaît pour cause à la plupart des maladies des facteurs cosmologiques externes et des facteurs émotionnels internes. Ces facteurs sont conformes aux principes yin-yang et des Cinq Eléments. Le petit pourcentage de maladies qui n'entrent pas dans l'une ou l'autre de ces deux catégories se rangent au chapitre des causes diverses telles que blessures et traumatismes, intoxication alimentaire, épidémie majeure, etc.

Les causes cosmologiques externes de la maladie sont appelées «Six Excès» et sont gouvernées par les saisons et le climat. Quand certaines conditions météorologiques sont extrêmes ou excessives, elles tendent à affecter l'organisme. La chaleur, l'humidité, le froid, la sécheresse et toutes les variantes possibles de ces dernières s'accumulent dans les parties vulnérables du corps des malades aux résistances affaiblies. Lorsque des excès météorologiques investissent un organisme faible, ils établissent des conditions favorables à la prolifération des microbes. Alors que les docteurs occidentaux traitent ce qu'ils voient dans leur microscope, les médecins chinois s'attachent à traiter les conditions qui attirent les microbes. Quand ces conditions sont corrigées, les microbes ne peuvent plus proliférer et la maladie disparaît.

Les Six Excès sont le vent, le froid, la chaleur de l'été, l'humidité, la sécheresse et le feu. Ils sont sommairement décrits ci-après:

LE VENT: Le vent appartient à l'élément Bois et prédomine au printemps. A cette époque, le corps n'est pas acclimaté aux températures chaudes et les pores se dilatent, offrant une pénétration facile aux excès de «vent mauvais». Les symptômes de «blessure du vent» sont la toux, le nez qui coule, les maux de tête, les vertiges et les éternuements. Le vent est souvent combiné à la chaleur, la «chaleur venteuse», ou le froid, le «froid venteux» selon le temps, et ces types de vent provoquent l'apparition des symptômes des deux excès. Il y a aussi un «vent interne», non lié au climat, dont l'origine est le cœur, le foie ou les reins, et dont la cause est

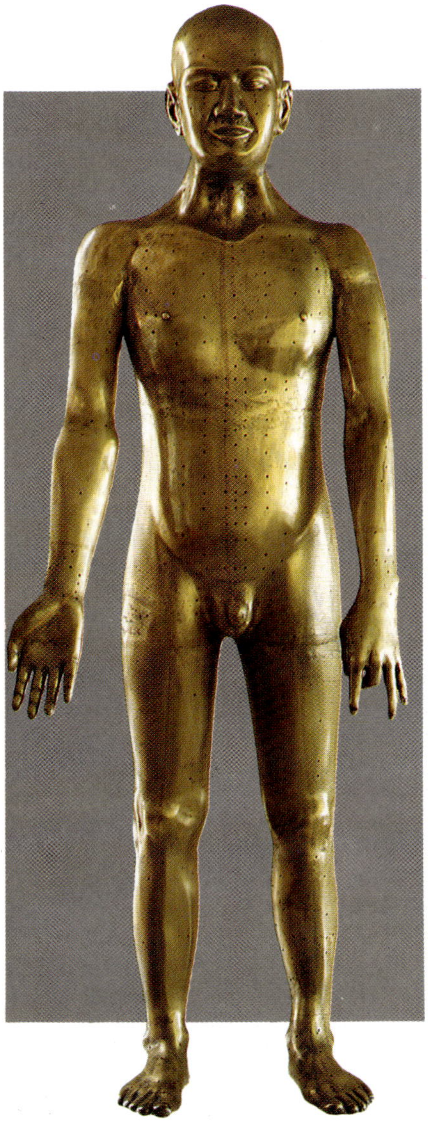

Mannequin de bronze montrant les points d'acuponcture, utilisé dans la formation des médecins acuponcteurs (Université chinoise de Hong Kong).

un déséquilibre énergétique. Les symptômes de «blessure par vent interne» sont les évanouissements, les faiblesses, les spasmes nerveux, une vision troublée et des raideurs musculaires et articulaires.

LE FROID: Le froid est associé à l'élément Eau et est prédominant l'hiver. Ressortant à l'Eau, le froid est un mal yin, qui généralement a pour effet de blesser l'énergie yang. Si le froid pénètre la surface extérieure du corps, il produit de la fièvre, une aversion au froid, des maux de tête et des courbatures. S'il atteint des méridiens, il provoque des crampes et des douleurs dans les os et les articulations. S'il pénètre les viscères, l'excès de froid provoque la diarrhée, des perturbations intestinales, des vomissements, des douleurs abdominales. Le «froid interne», lui aussi indépendant des conditions météorologiques, s'explique généralement par une déficience de l'énergie yang dans l'estomac et la rate, provoquant le syndrome de froid interne: nausée, diarrhée, froideur des membres et pâleur du teint. Une consommation excessive d'aliments froids («froids» au sens de l'énergie, pas de la température) est susceptible d'entraîner un froid interne.

LA CHALEUR ESTIVALE: La chaleur estivale appartient à l'élément Feu et est prédominante au cœur de l'été. Les symptômes principaux sont une chaleur corporelle excessive, des sueurs abondantes, la bouche et la gorge parcheminées, la constipation et des palpitations cardiaques. Quand la chaleur estivale se combine avec l'humidité, elle produit des douleurs abdominales, des vomissements et des spasmes intestinaux. Les boissons glacées prises au fort de l'été provoquent des accès de chaleur estivale yin. Ces deux excès se combinent dans l'estomac et provoquent des symptômes de froid désagréable, de maux de tête lancinant, de douleurs abdominales et de transpiration profuse.

L'HUMIDITÉ: L'humidité est associée à l'élément Terre et est la plus active vers la fin de l'été. Les maux provoqués par un excès d'humidité peuvent avoir leur origine dans une soudaine exposition au brouillard ou

aux brumes, une immersion dans l'eau ou une exposition à la pluie, et des séjours prolongés dans des lieux ou des climats humides. Les symptômes traduisent des stases, des lourdeurs et des blocages: léthargie, articulations douloureuses et sensation d'oppression dans la poitrine. Autant de signes que l'énergie ne circule plus. L'«humidité interne» est causée par des excès de consommation de liqueur, de thé, de melon froid, de bonbons et d'aliments riches en graisse. Ces aliments gênent au bon fonctionnement de la rate et provoquent gonflements abdominaux, vomissements et diarrhée.

LA SÉCHERESSE: La sécheresse appartient à l'élément Métal et est dominante en automne. Deux types sont à distinguer: la sécheresse «froide» et la sécheresse «chaude», suivant les conditions. L'excès de sécheresse porte atteinte aux poumons, provoquant des toux persistantes, des glaires sanguinolentes, une sécheresse des muqueuses nasales et laryingiennes, et des douleurs poitrinaires. L'excès de sécheresse est également préjudiciable à l'équilibre des fluides. La sécheresse interne est causée par une déshydratation provoquée par une transpiration profuse ou par des hémorragies ou des diarrhées. Des médicaments naturels induisant la transpiration, des vomissements ou des purgatifs peuvent causer le syndrome de sécheresse interne. Les symptômes caractéristiques sont une peau desséchée, ridée ou fanée, des cheveux et un scalp secs, la bouche sèche et les lèvres gercées, un estomac sec et des selles dures et sèches.

LE FEU: Quand l'un des cinq excès décrits ci-dessus se manifeste, il est fréquent qu'il se transforme en excès de feu. Ces symptômes sont en général des formes plus intenses que celles associées aux excès originaux; il s'y ajoutent des symptômes extrêmes d'excès de chaleur. Le «feu intérieur» est produit par une activité émotionnelle excessive ou par des excès de table et d'activité sexuelle. Les accès de colère, par exemple, provoquent souvent une sensation de chaleur montant dans la partie supérieure de l'abdomen où le feu du foie fait rage. Une nourriture et des boissons trop riches provoquent une accumulation de feu dans l'estomac; un chagrin profond ou des élans de passion sont susceptibles de faire monter ce feu dans les poumons.

Les Six Excès qui se manifestent pendant les quatre saisons n'affectent pas tout le monde de la même manière. Les personnes dotées d'une santé exceptionnellement robuste ne sont affectées par eux en aucune façon. Un «excès malin» n'attaquera leur organisme que lorsqu'il est affaibli et quand le *qi* protecteur est déficient quelque part sous la surface du corps.

Les maladies des Six Excès apparaîtront plus souvent par conditions météorologiques anormales, quand le corps est préparé pour les conditions saisonnières dominantes et se trouve brutalement confronté à une force opposée. Les chutes soudaines du thermomètre au cœur de l'été par exemple, provoquent souvent des épidémies de grippe. De même, les personnes en déplacements fréquents, voyageant d'un lieu chaud et sec à un lieu froid et humide, sont davantage vulnérables aux variations météorologiques que les autochtones.

Les Sept Emotions sont les causes internes majeures des désordres pathologiques dans la théorie médicale chinoise. Les émotions sont considérées comme des réponses psychologiques internes normales de l'individu touché par les stimuli de l'environnement. Maintenues dans certaines limites, les émotions ne sauraient causer aucun désordre ou affaiblissement de l'organisme; rendues incontrôlables, elles peuvent s'emparer de la personnalité, causer des lésions graves aux viscères, et par là ouvrir la porte aux maladies. C'est moins l'intensité des émotions que leur durée prolongée qui est susceptible d'endommager l'organisme. Les maladies des Sept Emotions sont avant tout psychosomatiques. Alors que les médecins occidentaux tendent à mettre l'accent sur les aspects psychologiques des maux psychosomatiques, les dommages pathologiques qu'ils peuvent causer sur les viscères sont réels et sont un des premiers soucis du médecin chinois.

Des émotions excessives provoquent de graves déséquilibres énergétiques yin-yang, des aberrations dans le flot sanguin et des blocages du *qi* dans les méridiens, ainsi qu'une altération des fonctions organiques vitales. Les accès d'émotions extrêmes, si on les laisse aller leur cours trop longtemps, blessent les organes et permettent aux maux extérieurs de s'infiltrer dans l'organisme ou de s'y développer en maladie à la faveur d'une faiblesse interne préexistante. Une fois commencées les lésions physiques, il ne suffit plus d'éliminer l'émotion qui y a présidé pour effectuer une guérison; une période de stress prolongée exigera une action clinique.

Les Sept Emotions sont la joie, la colère, l'anxiété, la concentration, l'affliction, la peur et l'appréhension. Sous forme excessive, chacune de ces émotions exerce un effet débilitant sur des organes spécifiques.

«Chez une personne excessivement joyeuse, l'esprit se disperse et perd sa concentration et sa cohésion», disent les textes chinois anciens. Le cœur étant le siège de l'esprit, une joie excessive et prolongée avec des accès d'hilarité incontrôlable, par exemple, blesse le cœur. On a déjà dit que les personnes riant beaucoup (bruit du Feu) ont souvent des cœurs suractifs (organe du Feu).

«Si le sang est en excédent, il y a colère.» La qualité et la quantité de sang disponible sont contrôlées par le foie, et la colère est l'émotion associée à cet organe. Un excès de sang riche dans l'organisme rend le sujet enclin aux accès de colère. Au lieu de s'éteindre en se consumant, la colère se nourrit d'elle-même. Elle apauvrit le sang et blesse le foie, ce qui a pour conséquence de faire jaillir le *qi* du foie, qui s'élève et alimente la colère. Les accès de colère incontrôlables sont très nuisibles au foie.

«Chez la personne éprouvant de l'anxiété, le *qi* est bloqué et ne circule plus.» L'anxiété nuit aux poumons qui contrôlent le *qi* par la respiration. Les symptômes d'anxiété les plus courants sont la rétention du souffle, une respiration faible et irrégulière contenue dans les pointes supérieures des poumons. La gêne respiratoire ressentie dans l'anxiété est un phénomène dont chacun a pu faire l'expérience. L'anxiété blesse également l'organe couplé aux poumons, le gros intestin. Par exemple, les personnes sujettes à l'anxiété souffrent fréquemment d'ulcères intestinaux.

La surconcentration mentale cause du tort à la rate, siège de l'esprit. Par

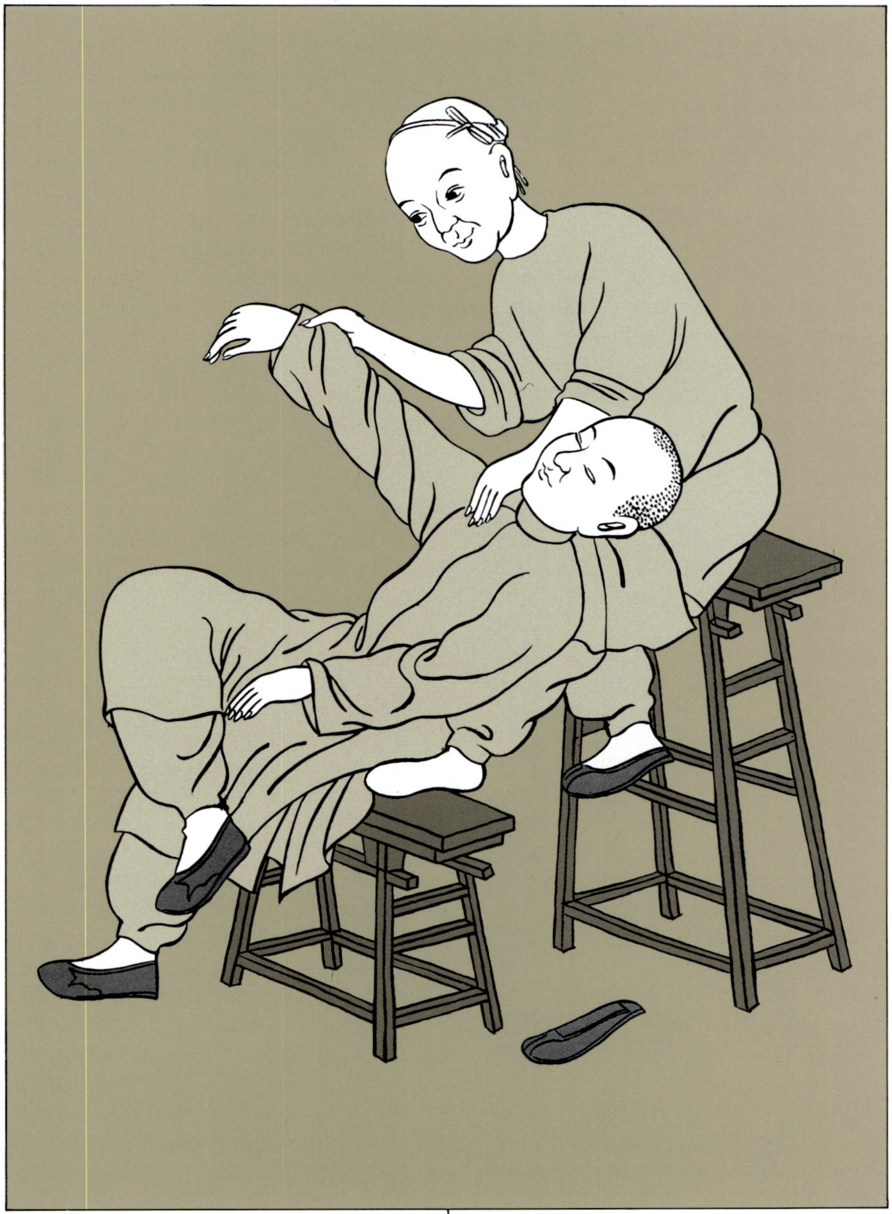

concentration il faut entendre les idées fixes, obsessionnelles dans lesquelles le sujet s'absorbe du matin au soir. Ce type de rumination d'idée gêne aux fonctions de l'estomac et de la rate, dérange la digestion et cause des douleurs abdominales.

L'affliction ou le chagrin ne sont pas exclusivement associés à un organe. Selon son origine, le chagrin vient reposer sur le cœur, les poumons, le péricarde ou le triple réchauffeur. Le chagrin a un effet débilitant sur le *qi* concentré dans l'organisme.

«Si le *qi* des reins est faible, la personne sera sujette à la peur.» Dans les reins de l'homme est concentrée sa volonté. Lorsque la volonté est faible, le sujet succombe à la peur. Une peur excessive blesse les reins, et des reins faibles augmentent le sentiment de peur. Ici aussi, le cycle des émotions excessives et des lésions physiques devient cercle vicieux. Le phénomère de miction involontaire est suffisamment répandu pour que l'association de ce sentiment aux fonctions rénales (et à la vessie qui leur est couplée) puisse être établie avec certitude.

L'appréhension est l'autre émotion non spécifiquement liée à un organe en particulier. Elle se distingue de la peur par le fait qu'elle est soudaine et inattendue. L'appréhension affecte d'abord le cœur, particulièrement dans ses stades initiaux, mais en persistant, elle se fait peur consciente et gagne les reins.

Outre les causes météorologiques et émotionnelles des maladies, qui sont majoritaires, les Chinois reconnaissent également un éventail d'autres facteurs causatifs. L'excès de nourriture et de boisson ou un régime alimentaire déséquilibré peuvent causer une multitude de maux, avec des symptômes tels qu'ardeurs d'estomac, constipation ou selles irrégulières, haleine fétide et perte d'appétit. L'ingestion d'aliments gâtés est la cause première de la dysenterie. Mais les maux d'estomac, les vomissements, la diarrhée et les gonflements abdominaux sont souvent des symptômes d'un excès d'aliments «froids» ou «frais». Un excès de l'une des cinq saveurs associées aux Cinq Eléments blesse l'organe concerné.

Une dose appropriée d'exercices est considérée comme vitale pour le maintien de la santé, et son absence est souvent cause de multiples maladies. Le manque d'exercice physique est préjudiciable à la santé car affectant la vigueur avec laquelle le sang et l'énergie circulent, ce qui à son tour accélère le processus de détérioration des organes vitaux, des muscles et du *qi*. Mais par ailleurs, des exercices physiques trop intensifs fatiguent l'organisme, l'affaiblissent et ouvrent la porte aux maladies. «Tout épuisement des forces abîme le *qi*.»

Les épidémies, les blessures graves, les morsures d'insectes et d'animaux, les infections par les vers, les poisons et les maladies héréditaires composent l'ensemble des autres facteurs considérés comme causes diverses. Mais les maladies entrant dans cette catégorie sont l'exception et non pas la règle.

Dans la théorie médicale chinoise, toute maladie a une cause définie, d'origine soit interne soit externe. Des deux, les facteurs internes sont les plus importants, car c'est la faiblesse interne qui ouvre la porte à l'invasion des forces externes. Ceci explique l'accent mis sur les soins préventifs par une alimentation équilibrée, des exercices physiques et respiratoires, une vie sexuelle équilibrée et des potions médecinales à action préventive.

L'équilibre relatif entre les énergies vitales et les forces cosmiques de

CI-DESSUS La prise du pouls, *qie mai*, technique de diagnostic primaire commune aux médecines orientale et occidentale.

l'environnement sont les premiers régulateurs de la santé et de la vitalité.

Diagnostic Et Symptomatologie

Le diagnostic en médecine chinoise comprend la lecture des indices physiques de la santé et de la maladie tels que le teint du patient, blanc de l'oeil, la teinte et l'aspect de la langue et du revêtement lingual, les habitudes personnelles du patient, son pouls, etc. Sur ces données, le médecin applique les théories d'identification des pathologies pour formuler un diagnostic et recommander un traitement. Ni le diagnostic ni le traitement ne sont de nature arrêtée: le médecin doit rester en contact étroit avec le patient durant le traitement, et réviser en permanence le diagnostic comme le traitement suivant la direction que prennent les symptômes. Les prescriptions médicales sont ainsi régulièrement réadaptées en fonction des besoins indiqués par l'évolution de l'état du patient.

Les médecins chinois ont recours à quatre méthodes fondamentales de diagnostic: l'entretien, l'observation, l'écoute et le toucher. L'entretien prend la forme d'un dialogue ouvert entre le médecin et son patient. Il doit être organisé et systématiquement conduit, en mettant en lumière les symptômes principaux de la maladie et les facteurs sous-jacents ayant pu contribuer à son développement. Surtout, l'entretien doit être objectif et franc.

L'ordre séquentiel de l'interview indique que l'on fasse d'abord décrire au patient les douleurs et les symptômes immédiats de son mal. Ceci est suivi par une explication sur la manière, l'heure et le lieu où il s'est senti malade pour la première fois. Le patient fait ensuite l'histoire de la maladie, depuis son début jusqu'à la date de visite du docteur, en notant particulièrement les changements symptomatiques, les douleurs spécifiques et autres manifestations propres de la maladie. Six indices retiennent particulièrement l'attention du médecin dans cet entretien:

LE FROID ET LA FIÈVRE: La fièvre en alternance avec une sensation de froid indique un mal affectant les régions internes et externes, ou un mal se déplaçant de l'une à l'autre. La fièvre et la soif sans sensation de froid indiquent un mal intérieur, une sensation de froid sans fièvre indique une déficience en énergie yang. D'autres facteurs, telle l'heure de la journée à laquelle le froid se fait sentir et la fièvre apparaît, permettent d'affiner la lecture de cet indice.

LA TRANSPIRATION: La quantité et le degré de viscosité de la transpiration, l'heure à laquelle elle apparaît et la partie du corps où elle apparaît sont les principales questions concernant ce signe.

LES SELLES ET LES URINES: La constipation accompagnée de selles dures forment un signe de maladie «chaude» et «solide». Des selles molles contenant des résidus d'aliments imparfaitement digérés indiquent un mal «froid» et «vide». La présence de sang ou de mucosités dans les selles doit également être signalée. Des urines peu abondantes et sombres traduisent un excès de chaleur, tandis que des urines profuses et claires traduisent un mal froid et vide. Des urines turbides indiquent un excess d'«humidité-chaleur».

ALIMENTS, BOISSONS ET GOÛT: Une envie de boissons chaudes traduit un mal «froid», tandis qu'une préférence pour les boissons fraîches indique un mal du type «chaud». Une révulsion à l'égard de l'eau est un signe de maladie humide. La présence d'un goût rémanant dans la bouche, amer, doux, etc., doit être rapportée au médecin. Un fort désir d'aliments épicés, frits, ou une envie de consommer des substances non alimentaires (boue, cire de bougie, grains de café, etc.) indique généralement la présence d'un parasite dans l'organisme.

LE SOMMEIL: Un excès de sommeil témoigne une déficience en énergie yang, tandis que l'insomnie est un signe de mauvaise circulation sanguine, d'anxiété ou une carence des fonctions spléniques. Un sommeil agité indique un désordre émotionnel ou une indigestion. Un réveil trop matinal indique souvent une hyperactivité cardiaque.

VIE SEXUELLE, RÈGLES ET GROSSESSE: Chez les hommes, les questions prépondérantes sous ce chapitre sont celles de la vitalité sexuelle, de l'impuissance éventuelle, de l'incontinence, des émissions nocturnes et de la spermatorrhée, sans oublier la fréquence des coïts. Pour les femmes, la fréquence des règles, leur couleur et consistance, les sécrétions vaginales telles que la leucorrhée, les grossesses ou les avortements, les naissances et la fréquence des rapports sexuels sont des indicateurs vitaux sur la nature des maux affectant les patients.

Outre l'histoire particulière de la maladie basée sur les indices ci-dessus, les antécédents pathologiques du patient sont décrits, ainsi que ses habitudes, son environnement, ses allergies, etc. Dans le cas des enfants, des sourds-muets et autres patients dans l'incapacité de répondre eux-mêmes aux questions, les renseignements pertinents sont fournis par le conjoint, les parents, les proches ou les amis intimes.

L'observation visuelle méthodique du patient est la deuxième technique de diagnostic utilisée par les médecins chinois. Les changements affectant la couleur de la peau et sa contexture, la couleur de la langue et de l'enduit lingual, celle des yeux, des sécrétions et excrétions, tous ces traits traduisent l'état interne du patient et le comportement de la maladie. D'abord, le médecin enregistre l'humeur du patient et ses mouvements. Si celui-si se montre de bonne humeur et alerte, avec une respiration régulière, la maladie n'est pas encore sérieuse et peut être facilement traitée. S'il est déprimé et de mauvaise humeur, avec une respiration irrégulière, un teint exsangue et le regard éteint, la maladie est à un stade avancé et le traitement en sera plus complexe. Le teint et le tonus des chairs du visage sont des indices directs des changements pathologiques affectant les divers organes. Le médecin observe l'état général du patient en notant sa démarche, sa manière de parler, de s'asseoir, de s'étendre, de respirer et de bouger les membres.

L'une des méthodes les plus importantes d'observation-diagnostic est l'examen visuel de la langue. Des traits tels que la forme musculaire et la couleur de la langue, ainsi que la consistance et la couleur de l'enduit lingual révèlent la nature pleine ou vide de la maladie, et sa sévérité. Une

Diagnostics Etablis Sur Examen De La Langue Et De L'Enduit Lingual		
Couleur et aspect de la langue	*Enduit lingual*	*Diagnostic*
blanc-pâle et faible	blanc, maigre	vide de *qi* et de sang
blanc-pâle; enflée et sensible, avec marque des dents	blanc, maigre	vide de yang
blanc-pâle; enflée et sensible	gris sombre; glissant et humide	yang faible; viscères froids
rouge-pâle; tendre et dentelée	absence d'enduit	vide de *qi*; yin faible
rouge-pâle	blanc, maigre, glissant	froid venteux externe
rouge-pâle	blanc, épais, huileux	indigestion; inflammation interne
rouge-pâle; mobile	blanc avec trainées de jaune	pénétration d'un *qi* malsain externe
rouge-pâle	jaune et épais au centre; blanc, maigre et glissant en bordure	*qi* malsain externe dans l'organisme; estomac et intestins chauds
rouge vif	blanc, très fin	vide de yin; excès de chaleur
rouge, sillons profonds	absence d'enduit	yin faible; déficience de fluides
rouge	jaune, épais	chaleur en excès ascendante
rouge	jaune, huileux	humidité chaude en excès
rouge	jaune, épais et sec	chaleur en excès au niveau profond
rouge	noir, sec	chaleur en excès a blessé le yin
écarlate	jaune sombre	chaleur en excès a pénétré dans le *qi* nourricier
bleu violacé	jaune sombre, mince, sec	chaleur en excès a pénétré le sang
violette et sanguinolente	blanc, glissant	froid interne; *qi* bloqué

langue normale doit être molle et humide, rose clair et ni trop épaisse ni trop mince.

Si la langue apparaît aplatie et dentelée aux bordures, la maladie sera du type «plein»; si elle apparaît épaisse, poreuse et tendre, la maladie sera du type «vide». Une langue graisseuse et enflée indique un excess d'«humidité-chaleur» dans l'organisme. Une teinte claire et pâle au lieu d'un rose sain indique une maladie «sang-vide» et «*qi*-vide», tandis qu'une teinte rouge vif traduit une maladie «chaude» et «pleine». Une langue normale offre un enduit clair, mince et blanc ni trop humide ni trop sec. Les maladies présentes dans l'organisme ne font qu'épaissir l'enduit lingual. En observant l'enduit lingual, il importe de ne pas confondre les changements de couleur symptomatiques avec les teintes résiduelles d'aliments et boissons. Le tableau donné ici fournit les indications de diagnostic en rapport avec l'aspect de la langue et de l'enduit lingual.

L'écoute du patient comprend l'examen à l'oreille et au stéthoscope, et l'examen par l'odorat (un caractère chinois signifiant «entendre» veut aussi dire «sentir par l'odorat»). Le médecin prête attention à la diction du patient, à son souffle, sa toux et aux bruits émanants de ses viscères. Il examine les odeurs émises par les excrétions du patient, susceptibles de l'aider à identifier et localiser la maladie. Les maladies «vides» sont signalées par une diction basse et faible, une respiration contrainte et silencieuse, et une toux faible et sourde. Les maladies «pleines» se traduisent par des paroles confuses, une respiration rapide et bruyante, et une toux grasse et puissante. L'examen des viscères par stéthoscope est effectué sur le cœur, les poumons et l'abdomen. Les bruits et murmures divers produits par le cœur aux différents stades du battement cardiaque et les bruits produits par les poumons durant l'inhalation et l'exhalation sont des indicateurs importants du diagnostic des déséquilibres énergétiques et des dysfonctionnements de ces organes.

L'examen tactile comporte un traditionnel diagnostic du pouls ainsi que d'autres méthodes d'attouchements thérapeutiques tels que massages et accupression. Dans le diagnostic du pouls, le médecin applique trois doigts sur l'artère radiale du poignet du patient, en s'efforçant de ressentir trois points particuliers. Une légère pression sur ces points révèle trois pouls séparés; une pression renforcée en révèle trois supplémentaires. Six pouls sont ainsi pris sur chacun des poignets du patient, ce qui forme un total de douze pouls. Chacun d'eux traduit l'état de l'un des douze organes vitaux. Les doigts experts et sensibles du médecin chinois peuvent détecter jusqu'à trente caractéristiques différentes sur chacun des douze pouls. Ces caractéristiques — flottant, noyé, faible, bondissant, etc. — témoignent de l'état de l'organe concerné. Les maladies passées que l'organe a subi, comme celles en cours, sont révélées par cette méthode. Elle indique également des faiblesses inhérentes pouvant susciter de futures maladies. Le diagnostic par le pouls est un art difficile, exigeant des années de pratique. Son aptitude à tracer le cours et l'histoire des maladies affectant les organes vitaux paraît presque miraculeuse au profane.

Les autres techniques tactiles comprennent l'examen par léger massage et la palpation des viscères. Le massage révèle la température de la peau, de la chair et des extrémités des membres, et la nature pleine, vide, chaude ou froide de la maladie. Le massage de la colonne vertébrale indique l'emplacement de la maladie, car les nerfs de la colonne liés à l'organe malade seront noués et fermes au toucher. Certains points vitaux sur les méridiens nommés «points d'alarme» seront sensibles et douloureux à l'acupression quand l'organe concerné est malade ou faible. La palpation est une pression des doigts et des mains sur la surface du corps à la hauteur des organes vitaux pour en éprouver la consistance et la tonalité. La percussion est une méthode comparable à celle-là: le médecin se sert de son majeur pour frapper la phalange médiane du majeur de l'autre main dont la

paume est posée à plat sur l'organe éprouvé. La résonance de cette percussion indique l'état de l'organe situé dessous.

La détermination de la nature de la maladie et sa localisation ne sont que le début du diagnostic. Pour traiter le patient efficacement avec des substances naturelles, le médecin doit ensuite établir un diagnostic différenciel basé sur la symptomatologie. Le diagnostic différenciel détermine dans quelle direction la maladie évolue et établit la nature des symptômes. Il arrive que les symptômes semblent disparaître en cours de traitement. En fait, ils se transforment et réapparaissent ailleurs. Interrompre le traitement à ce stade, quand la maladie est toujours présente dans l'organisme, pourrait lui permettre de se manifester de nouveau à une date ultérieure. La continuation du même traitement alors même que les symptômes de la maladie ont changé de forme n'est pas efficace à long terme. Les ordonnances de médicaments naturels doivent être régulièrement réadaptés pour répondre à la situation symptomatique en continuelle évolution. Sachant que deux patients ne répondent pas exactement de la même façon à la maladie et aux médications, le diagnostic différentiel est d'une importance cruciale dans l'application de la médecine naturelle aux patients individuels.

Il y a huit catégories de *ba gang* ou diagnostics différentiels: le yin/ yang, l'interieur/extérieur, le chaud/froid et le vide/plein. Ces catégories se superposent, et chaque maladie entre dans l'une ou l'autre des deux grands groupes yin et yang, suivant les manifestations cliniques des huit paramètres. Les principes du diagnostic différentiel sont des guides indispensables pour la prescription des traitements naturels répondant aux besoins de la maladie et de ses symptômes.

Par catégorie yin ou yang il faut entendre la catégorie d'énergie yin ou yang lésée par la maladie, et la nature du traitement par des substances naturelles yin ou yang. Les quatres techniques de diagnostic permettent d'établir la catégorie yin ou yang de la maladie sur examen de ses symptômes.

Les paramètres interne/externe déterminent le site, l'étendue et la gravité de la maladie, révélant la direction dans laquelle elle se déplace.

Diagnostics Yin-Yang Etablis Suivant Les Quatre Méthodes De Diagnostic

Technique de diagnostic	*Diagnostic yang*	*Diagnostic yin*
entretien	chaleur corporelle excessive et désir de fraîcheur; soif intense et désir de liquides; constipation et selles dures; urines sombres, chaudes et peu abondantes.	sensation de froid et désir de chaleur; absence de soif et préférence pour les boissons chaudes; selles molles; urines profuses et claires; goût fade dans la bouche; manque d'appétit.
observation	visage rouge; yeux brillants; nervosité; lèvres sèches et craquelées; langue rouge vif; enduit lingual épais et jaune.	teint clair; pâleur; yeux éteints; lassitude; lèvres pâles; langue pâle, sensible et enflée; enduit lingual blanc et glissant.
sons et odeurs	locacité et voix forte; respiration rapide et bruyante; selles lourdes et nauséabondes.	voix faible et douce; discours parcimonieux; souffle court; selles légères, sentant la viande.
toucher	pouls rapide, flottant, lourd; mains et pieds chauds; douleurs abdominales et aversion à tout contact appuyé.	pouls lent, effondré, faible; mains et pieds froids; douleurs abdominales avec désir de pression pour soulager les crampes
Remarque	tous les changements symptomatiques qui stimulent les fonctions des organes vitaux appartiennent au yang.	tous les changements symptomatiques réduisant les fonctions des organes vitaux appartiennent au yin.

La maladie s'aggravant, elle a toujours tendance à se propager vers les os et les organes vitaux. Le mouvement vers l'extérieur indique que le traitement est efficace. Les manifestations de chaud/froid servent à différencier la nature du mal, tandis que les indices de vacuité et de plénitude traduisent la nature et l'étendue de la maladie ainsi que la résistance du patient au mal spécifique.

Le tableau ci-après fait la liste des paramètres tirés des huit principes du diagnostic différentiel. Il y a bien sûr de multiples combinaisons des paramètres ci-dessous, et leurs manifestations sont différentes pour chaque patient atteint de la maladie. Certaines des combinaisons les plus importantes des huit principes figurent à la suite.

Le diagnostic en médecine chinoise comporte trois stades: les quatre techniques de diagnostic, *si zhen*, sont d'abord employées pour déterminer le type général, le lieu et la cause de la maladie. Ensuite, le diagnostic différentiel basé sur les huit principes (*ba gang*) sert à révéler le stade d'évolution du mal, la direction de cette évolution et la manière dont les symptômes affectent le patient. Enfin, en s'appuyant sur le dernier des diagnostics différentiels, une ordonnance est préparée pour redresser les déséquilibres d'énergie ayant entraîné la maladie. Une révision régulière des données du diagnostic, suivie d'un réajustement des formules des potions se répètent en alternance jusqu'à la guérison complète.

Les Huit Principes Du Diagnostic Différentiel

Principe	*Principaux symptômes*	*Langue et enduit lingual*	*Pouls*	*Traitement*
yin	pâleur; fatigue; essoufflement; faiblesse de voix; selles molles; urines profuses et claires.	pâle; tendre; blanc; enduit glissant	effondré; faible; lent	échauffer; fortifier
yang	teint rouge, comportement agité; voix forte; respiration haletante; urine en petite quantité; constipation et selles dures.	rouge vif; enduit épais et jaune	flottant; puissant; rapide	rafraîchir; apaiser
interne	aucun symptôme indépendant; en fonction des indicateurs chaud/froid et plein/vide	changeant	effondré	en fonction des indicateurs chaud/froid et plein/vide
externe	fièvre et/ou froids; aversion au vent et au froid	teinte normale; enduit blanc et maigre	flottant	expulser; induire la transpiration
froid	aversion au froid; mains et pieds froids; teint pâle; aucune soif et préférence pour les boissons chaudes; urines profuses et claires; selles molles	pâle; enduit lingual blanc et glissant	lent	réchauffer, disperser le froid
chaud	aversion à la chaleur; mains et pieds chauds; grande soif et préférence pour les boissons fraîches; nervosité; urines réduites et sombres; selles dures.	rouge; enduit lingual sec et jaune	rapide; bondissant	refroidir; apaiser
vide	faiblesse et fatigue; essoufflement; résistances affaiblies; manque d'appétit; perte de poids	épaisse et sensible; peu ou pas d'enduit	faible; lent	fortifier
plein	hyper-activité des fonctions corpo--relles; agitation; grosse voix; respiration bruyante; distension abdominale; urines rares et sombres; constipation	dure; enduit épais	bondissant	disperser et expulser; purger

Combinaisons Communes Des Premiers Principes De Diagnostic Différentiel

Combinaison	*Principaux symptômes*	*Langue et enduit lingual*	*Pouls*
externe-froid	fièvre et froid; aucune transpiration; migraine et courbatures	couleur normale; enduit blanc et maigre	flottant; serré
externe-chaud	fièvre; migraine; aversion au vent; transpiration intermittente	rouge; enduit blanc ou jaunâtre	flottant; rapide
externe-vide	aversion au vent; transpiration	pâle	flottant; lent
externe-plein	migraines et courbatures; pas de transpiration	couleur normale; enduit blanc	flottant; bondissant
interne-froid	aversion au froid; pas de soif; mains et pieds froids; selles molles	blanche; enduit glissant	effondré; lent
interne-chaud	aversion à la chaleur; grande soif; yeux injectés; fièvre; nervosité	rouge; enduit jaune	rapide
interne-vide	faiblesse et fatigue; essoufflement; aversion à la parole; apathie; diarrhée	rouge-pâle; enduit pâle et maigre	faible
interne-plein	respiration bruyante; sudation des mains et des pieds; sensation de plénitude dans l'abdomen; nervosité	dure; enduit épais, jaune et sec	fort; glissant

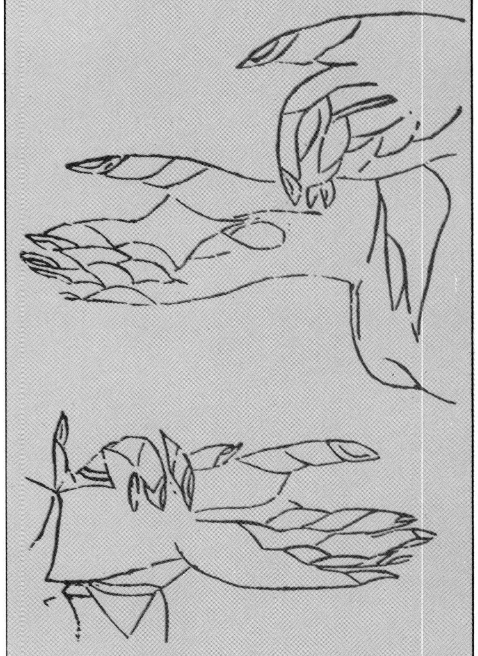

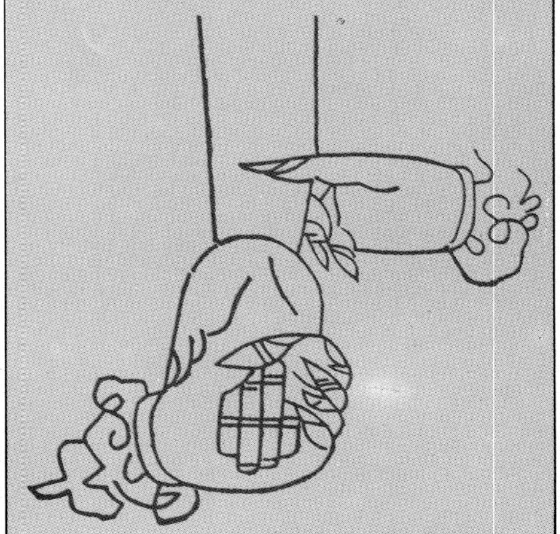

Technique du pouls et palpation. EN HAUT Un médecin compare son pouls à celui du patient; CI-DESSUS Prise du pouls au poignet droit d'une patiente et CI-DESSOUS, au poignet gauche d'un patient.

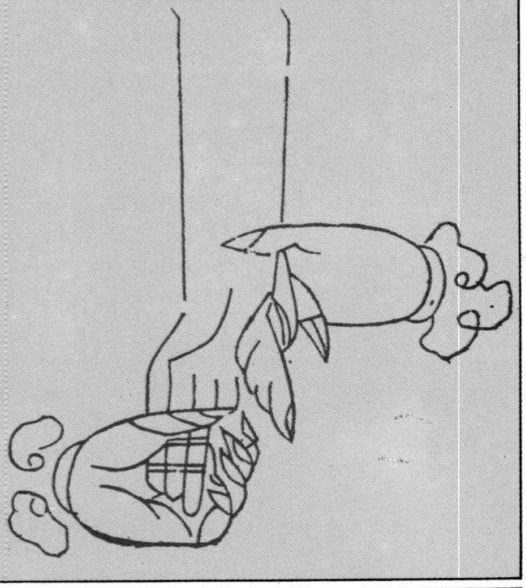

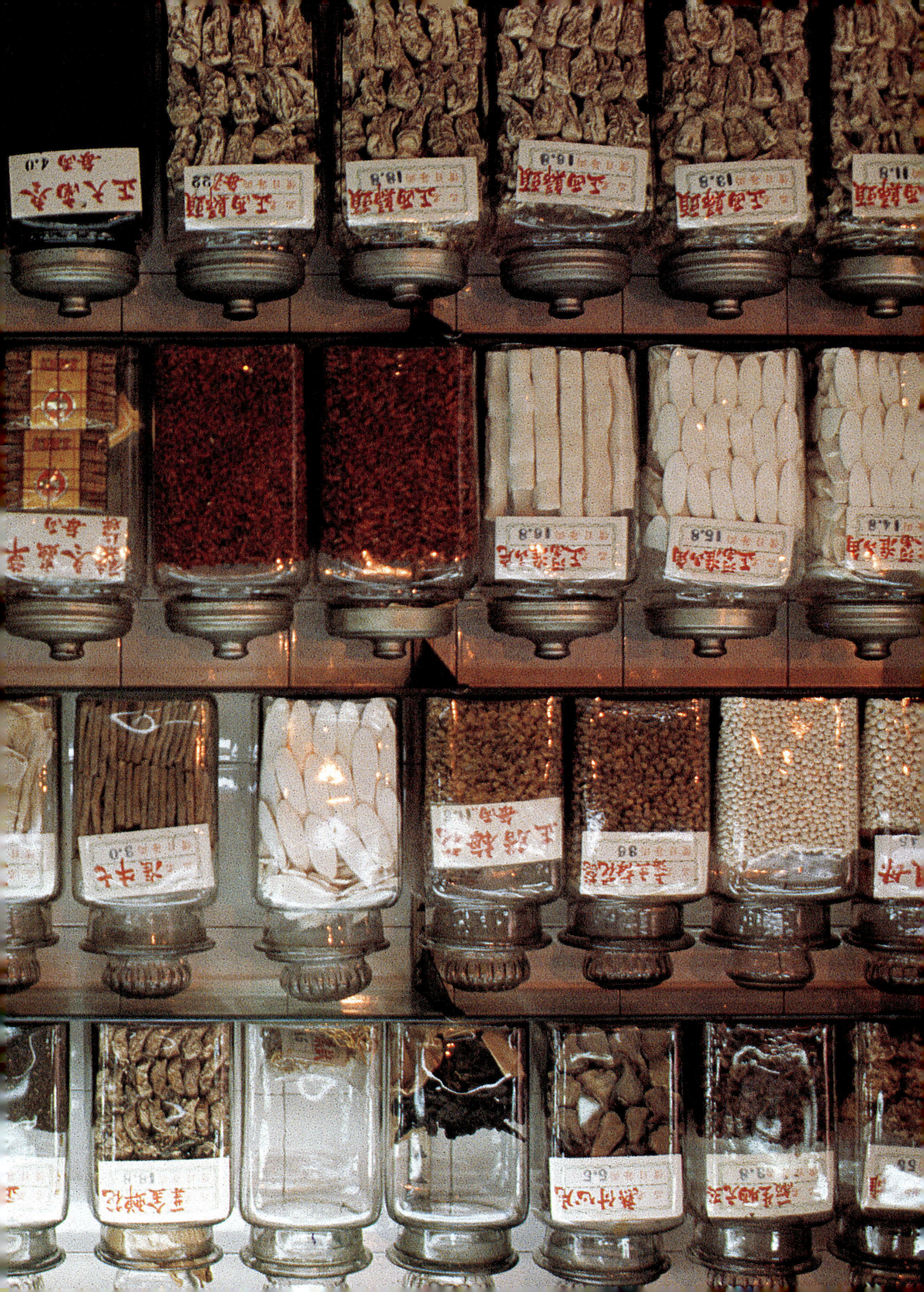

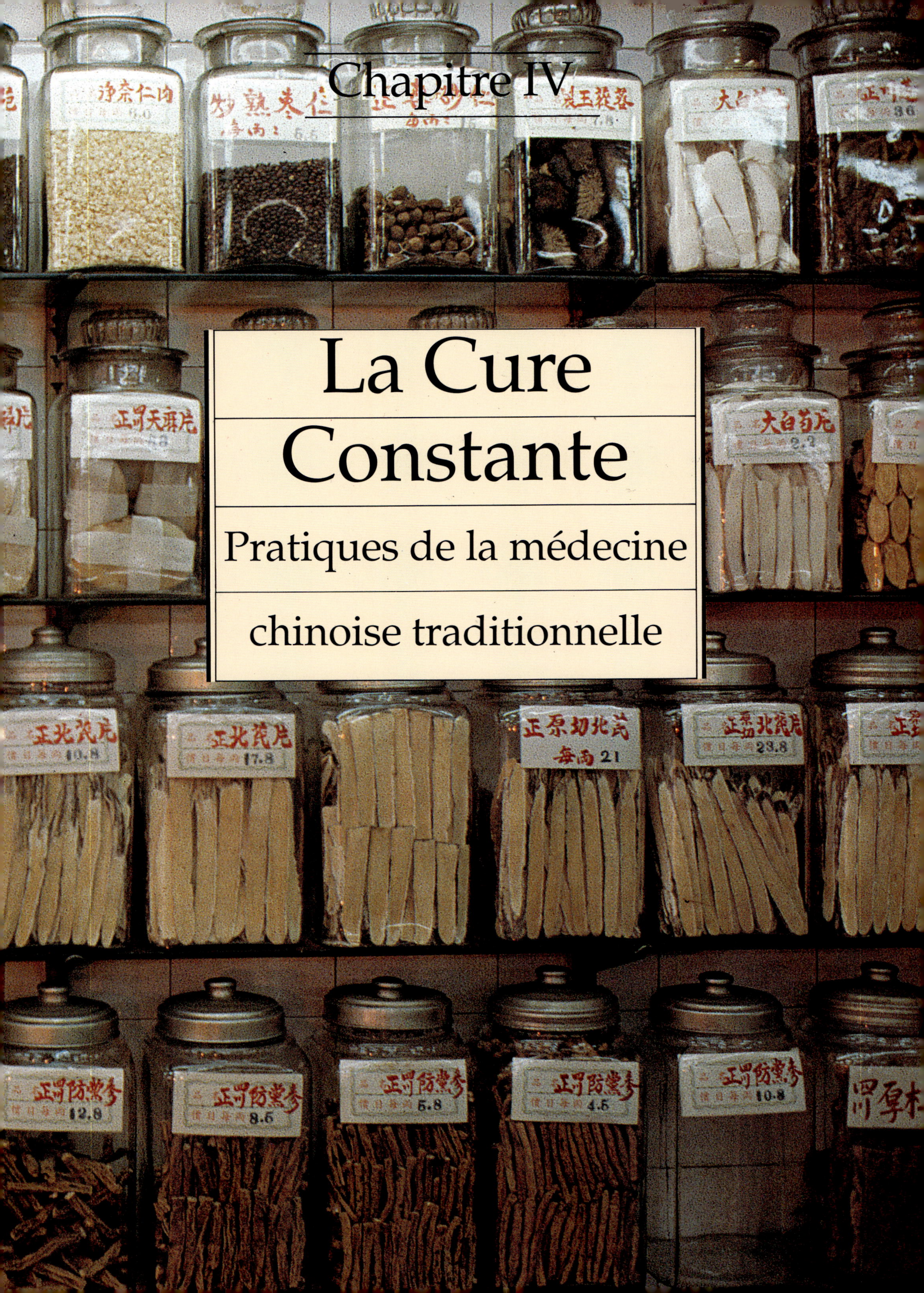

Chapitre IV

La Cure Constante

Pratiques de la médecine chinoise traditionnelle

Les théories du yin et du yang et celle des Cinq Eléments sous-tendent l'application pratique et les prémices de la médecine chinoise traditionnelle. Les plantes et les substances médecinales sont classées suivant leur nature cosmologique, tout comme les maladies, leurs causes et leurs symptômes. Les produits figurant dans les ordonnances sont sélectionnés dans les diverses catégories pour contrecarrer les facteurs responsables des maladies et faire reculer les symptômes.

Choisir L'Outil Approprié A La Tâche

La pathologie du mal et la pharmacologie des herbes destinées à la soigner doivent être adaptées l'une à l'autre tout au long du traitement. Les principes universaux du yin-yang et des Cinq Eléments sont particulièrement pertinents ici, car ces mêmes principes sont applicables également aux plantes et à l'homme, et par là même fournissent un cadre théorique commun à la pathologie humaine et à la pharmacologie des substances thérapeutiques.

Les diagnostics différentiels identifient les maladies d'après leurs symptômes pour les ranger dans les grandes catégories du yin et du yang. Les plantes médecinales sont également classées suivant les mêmes catégories de yin et de yang. Appliquant les principes des forces opposées et de l'équilibre relatif, les médicaments yin servent à traiter les affections yang, et les médicaments yang les

Symptôme	*Maladie*	*Médication*	*Effet visé*
chaud	yang	yin	refroidissement
froid	yin	yang	réchauffement
plein	yang	yin	sédation
vide	yin	yang	tonification
externe	yang	yin	suppression
interne	yin	yang	élévation

affections yin. Les rapports entre symptômes et type de maladie, médications et effets sont résumés dans le tableau ci-dessus.

Les plantes médecinales sont d'abord classifiées suivant leurs Quatre Energies, *si qi*, et les Cinq Saveurs, *wu wei*. Les Quatre Energies sont le chaud, le tiède, le froid et le frais, et elles indiquent les effets primordiaux de la substance sur l'organisme. Les médications chaudes et tièdes ressortent au yang, celles du froid et du frais se rangent dans la catégorie du yin. Autrement dit, les médications qui, au cours des âges, ont démontré leur efficacité à faire reculer les symptômes des maladies du chaud/plein/yang et à en éliminer les causes sont classées dans la catégorie des substances yin, froides ou fraîches. Les substances guérissant les maladies du froid/vide/yin entrent dans la catégorie du yang chaud. La distinction entre le chaud et le tiède, le froid et le frais n'est que graduelle. Les patients de constitution robuste tolèrent les médications chaudes et froides les plus puissantes, à effet rapide. Les patients de faible constitution ou d'un âge avancé reçoivent généralement un traitement composé de substances modérément chaudes ou froides, à effet plus lent.

Le principe d'opposition s'applique au choix de la médication en accord avec celui des Quatre Energies. Le *Livre intérieur de Huang Di* affirme que «si le mal est froid, réchauffez-le; si le mal est chaud, refroidissez-le»; et la *Pharmacopée de Shen Nong* renchérit: «Les maux froids se soignent avec des médications réchauffantes; les maux chauds se soignent avec des médications refroidissantes.» Il est vital de faire correspondre symptômes et traitements. Si un patient montrant les symptômes d'un excès de yang (corps chaud, nervosité, soif, face rubiconde, etc.) est traité avec des herbes yang, ces symptômes s'intensifieront jusqu'à ce que l'équilibre yin-yang soit bouleversé au point d'entraîner la mort dans les cas extrêmes.

Les Cinq Saveurs sont liées à la théorie des Cinq Eléments; ce sont le poivré, l'aigre, l'amer, le doux et le salé. L'expérience a montré que chacune de ces cinq saveurs élémentaires ressortait à un trait pharmacologique et à un effet thérapeutique précis de la drogue qui la possède. Les rapports que les Cinq Saveurs entretiennent avec les Cinq Eléments et les organes du corps sont résumés dans le tableau ci-après, assortis de leurs effets thérapeutiques.

En outre, les herboristes chinois identifient une saveur «neutre», ou «plate», c'est-à-dire la présence d'aucune saveur particulière, laquelle agit comme les substances poivrées et douces. En termes d'équilibre yin-yang, les simples aux saveurs poivrées, douces et neutres appartiennent au yang; quant aux substances aigres, amères et salées, elles ressortent au yin.

Les Cinq Saveurs sont aussi importantes que les Quatre Energies pour déterminer quelle médication convient à l'état du patient. Ainsi le patient souffrant d'une insuffisance de fluides dans le corps doit éviter d'utiliser des herbes amères car elles auront un effet déshydratant sur l'organisme et aggraveront sa carence en fluides. De même, les personnes souffrant d'un manque d'énergie s'abstiendront des substances aux saveurs relevées et poivrées, car celles-ci tendent à dissiper l'énergie. Les Cinq Saveurs et les Quatre Energies sont envisagées ensemble dans la sélection des substances entrant dans une ordonnance médicale.

Certains simples entrent dans la même catégorie d'énergie mais ont des saveurs différentes. D'autres peuvent appartenir à un même type de saveur tout en ayant des énergies différentes. Des exemples de substances ayant même énergie et une saveur différente sont fournis par le gingembre frais (chaud et poivré), le magnolia (chaud et aigre) et l'*Astragalus membracanaceus* (chaud et doux); certaines

*Saveur**	*Elément*	*Organe*	*Effets*	*Exemple*
poivré	métal	poumons; gros intestin	provoque la transpiration; équilibre le *qi*; dissipe les blocages	gingembre frais
doux	terre	estomac; rate	stimule la digestion; distribue les substances nutritives	réglisse chinois
aigre	bois	foie; vésicule biliaire;	astringent; antipyrétique agglutinant;	prunes vertes
amer	feu	cœur; intestin grêle	desséchant; antidysentérique	écorce de chêne-liège
salé	eau	reins; vessie	assouplit; laxatif; diurétique	algues vertes et laminariales

* poivré comme le gingembre; doux comme le sucre; aigre comme le vinaigre; amer comme le citron vert; salé comme le sel.

substances ont la même saveur mais des énergies différentes: la menthe (poivré et frais), la *Pinellia ternata* (poivré et tiède) et l'aconit (poivré et chaud); il y a aussi des substances possédant plusieurs saveurs et concentrant plusieurs effets sur l'organisme: la cannelle est à la fois poivrée et douce, et la *Rehmannia glutinosa* est à la fois amère et douce. Ces distinctions sont d'une importance vitale pour les applications pratiques de la médecine chinoise traditionnelle et peuvent devenir très complexes. De nombreuses plantes sont ajoutées aux ordonnances pour leur rôle de correcteurs des effets secondaires indésirables des substances principales. Une expérience clinique étendue à un nombre important de cas est nécessaire pour posséder la subtilité requise lors de la sélection des substances à utiliser dans le traitement de cas individuels.

Deux autres antinomies fonctionnelles importantes dans les préparations des potions sont celles du montant-descendant et du gonflant-réprimant. Les médications provoquant une augmentation de l'énergie de l'organisme sont utilisées pour combattre les symptômes de baisse d'énergie. Les médications provoquant une baisse d'énergie sont utilisées dans les cas de montée d'énergie incontrôlée et servent ainsi à mater le *qi* rebelle. Les substances gonflantes tendent à monter dans l'organisme et à dissiper l'énergie, tandis que celles réprimantes vont vers le bas pour rassembler et concentrer l'énergie. Par un jeu combinatoire de ces fonctions, l'on explique que les substances qui montent et gonflent dans l'organisme tendent à déplacer l'énergie vitale vers le haut et à lui faire quitter l'organisme, par exemple les émétiques et les sudorifiques; ces substances ressortent au yang. Les substances descendantes et réprimantes font descendre l'énergie vitale et, comme c'est le cas pour les anti-vomitifs et les drogues stoppant la transpiration, purgent les intestins ou refoulent le *qi* rebelle. De telles substances ressortent au yin.

DROITE Figure montrant les méridiens de la vésicule biliaire et leurs relation avec les muscles des épaules — d'où le traitement de la vésicule biliaire ou du foie pour soulager les tensions musculaires des épaules et du cou.

	yang		*yin*
ÉNERGIE ESSENTIELLE			
stimule le yang	chaud	froid	stimule le yin
purge le froid	tiède	frais	purge le froid
SAVEUR ESSENTIELLE			
disperse et équilibre le *qi*	âcre	aigre	astringent; agglutinant
stimule la digestion; répartit distribue,	doux	amer	desséchant; concentrant
déplace les liquides; diurétique	neutre	salé	assouplit; laxation
DIRECTION ESSENTIELLE			
mouvement vers le haut nourrit le *qi* contient et comprime le *qi*	montée	descente	mouvement vers le bas
mouvement vers l'extérieur; dispersion	gonfle	réprime	mouvement vers l'intérieur concentration

Alors que chaque ingrédient d'une prescription pharmaceutique a une tendance naturelle à monter et à gonfler, ou à descendre et à réprimer, c'est la teneur globale de la prescription qui décidera comment la mixture se comportera dans l'organisme. Par exemple, si des composants ayant une forte tendance à monter et à gonfler sont mélangés à une quantité égale de produits n'ayant qu'une faible tendance à faire descendre et à réprimer l'énergie, la préparation dans son entier aura tendance à faire monter et gonfler l'énergie. Pour prescrire et préparer des potions adaptées et efficaces, le médecin et l'herboriste doivent avoir l'un et l'autre une parfaite connaissance de la nature intrinsèque, de la tendance dominante, des affinités et des effets généraux de chaque élément du *ben cao*. Les diverses corrélations existant entre les énergies essentielles, les saveurs, les directions d'action et les effets des substances simples sont présentées dans le tableau ci-dessus.

Les grandes catégories qu'établissent les Quatre Energies, les Cinq Saveurs et les directions d'action ne constituent que la première étape dans la préparation de prescriptions répondant aux besoins du patient et aux impératifs thérapeutiques de sa maladie. Des plantes médecinales

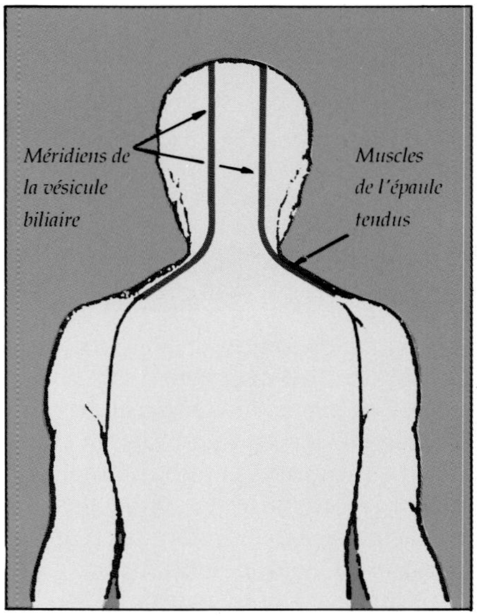

ayant même énergie essentielle, même saveur et direction d'action connaissent des applications fort différentes selon leurs affinités (*gui jing*) pour diverses parties du corps. Une fois sélectionnées les catégories de substances appropriées, le médecin doit opérer une deuxième sélection: celle des substances qui, à l'intérieur de ces catégories, ont des affinités naturelles avec les organes cibles. Ainsi, un excès de chaleur dans les poumons et un excès de chaleur dans le foie seront tous deux traités avec des substances yin qui rafraîchissent, abaissent

Substance			*Elément*	*Organe*	*Affinité*
Couleur	*Saveur*	*Arôme*	*Elément*	*Yin*	*Yang*
bleu/vert	aigre	âcre	Bois	foie	vésicule biliaire
rouge	amer	roussi	Feu	cœur	intestin grêle
jaune	doux	parfumé	Terre	rate	estomac
blanc	âcre	rance/fort	Métal	poumons	gros intestin
noir	salé	pourri/fétide	Eau	reins	vessie

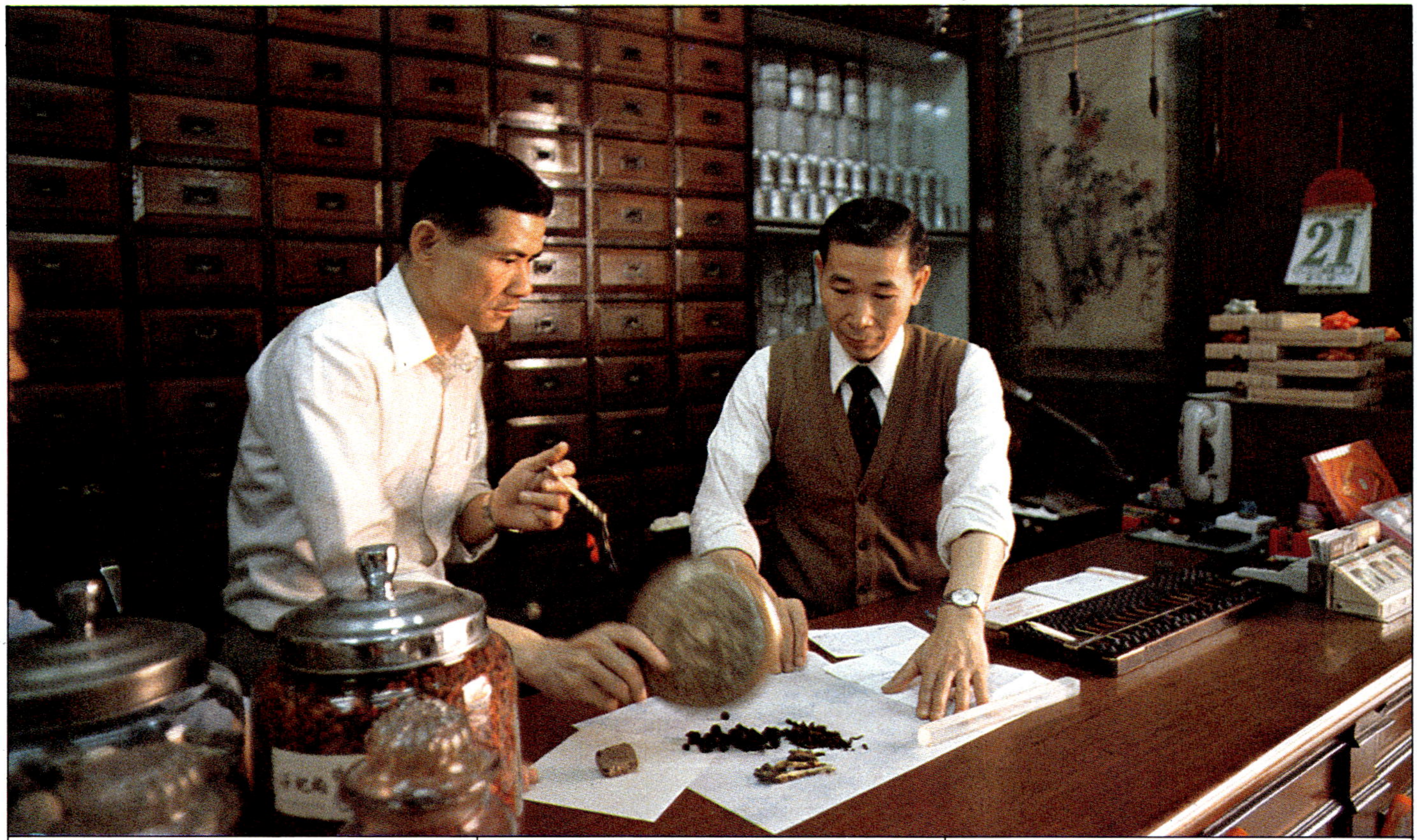

le niveau d'énergie et la répriment; ces substances se rangent dans la catégorie de l'aigre, de l'amer ou du salé. Toutefois, les substances retenues pour la prescription traitant une condition pulmonaire ne seront pas les mêmes que celles traitant un mal hépatique parce que leurs affinités organiques diffèrent. En outre, le *qi* malsain peut, au cours de l'évolution de la maladie, se déplacer de l'organe atteint vers un autre jusque là épargné; dans ce cas, la préparation doit être modifiée pour inclure des substances ayant des affinités avec l'organe nouvellement affecté. Comme tout dans la médecine chinoise traditionnelle, les affinités organiques des centaines de substances composant le *ben cao* ont été progressivement établies au cours de siècles d'expériences, en progressant par tâtonnement et par voie de raisonnement inductif.

Les affinités organiques des simples peuvent aussi être déterminées en ayant recours au système des Cinq Eléments. La couleur, l'arôme et la saveur de la substance sont utilisés comme indicateurs dans ce système de classification (voir tableau ci-dessus).

Un médicament contenant des substances ayant une affinité naturelle avec un organe particulier affecte directement non seulement cet organe mais aussi tout le méridien associé à l'organe. Outre l'organe récepteur, l'affinité organique d'une drogue indique aussi les autres parties du corps qu'elle influencera. Ainsi, il n'y a aucun organe vital situé dans la tête et pourtant les substances simples sont très efficaces dans les traitements des migraines. Comment ces remèdes agissent-ils? Dans le cas d'une migraine frontale, on a recours aux herbes ayant une affinité avec l'estomac. Le méridien de l'estomac passe par le visage et le front, lesquels bénéficient donc de l'énergie vitale courant le long de ce méridien. Si la migraine est localisée dans la région de l'occiput, elle peut être combattue en traitant la vésicule biliaire car le méridien de cet organe remonte la nuque vers le sommet du crâne. Un rapide regard sur le schéma des méridiens indique quels organes doivent être traités pour soulager la douleur dans toute partie du corps.

Les médecins chinois reconnaissent deux autres traits d'opposition fonctionnelle: tonifiant/relaxé et humide/sec. Ces traits sont en rapport avec la distinction nosologique plein/vide. Le *Livre Intérieur de Huang Di* mentionne que «quand il y a plein, relaxer; quand il y a vide, tonifier». Les substances toniques sont celles qui activent les énergies vitales primordiales (*bu yuan qi*), améliorent le tonus des tissus et éliminent les symptômes de faiblesse et de fatigue. Les substances sédatives sont celles qui produisent un effet calmant et apaisant en contenant l'excès de *qi* malsain. Les symptômes de plénitude — excès d'énergie, hyperactivité — sont ainsi traités par des sédatifs; et les symptômes de vacuité — manque d'énergie, léthargie — sont traités par une médication stimulante, tonifiante. Là encore, ces distinctions ne font qu'indiquer un type de substances et leurs effets généraux. Pour tout usage spécifique, les affinités organiques doivent être prises en compte dans l'élaboration pharmacologique du traitement.

Dans le traitement des maladies ressortant au plein ou au vide, outre l'organe affecté, il convient de traiter le principal organe effecteur de celui-là, ou le principal organe sain dont l'organe malade est l'effecteur. Une sorte de symbiose mère/enfant s'applique ici, dont la règle s'énonce ainsi: lorsque un organe souffre d'être vide, fortifier la «mère»; lorsque un organe

souffre d'un plein, apaiser «l'enfant». Si, par exemple, le cœur, en rapport avec l'élément Feu, est vide, il faudra fortifier le foie, élément Bois, autant que le cœur parce que le Bois est la mère du Feu, et qu'une mère fortifiée engendrera un fils plus fort. Si, au contraire, le cœur souffre d'un plein, on devra appliquer des sédatifs à l'estomac comme au cœur parce que la Terre est fille du Feu; ces sédatifs soulageront l'estomac, la Terre, de l'excès de génération dont est responsable un cœur plein, feu trop généreux.

Les simples sont doués d'une nature essentiellement desséchante ou hydratante. Les herbes oléagineuses ou à forte teneur en eau sont considérées comme hydratantes et sont employées pour combattre une carence en fluide. Les substances desséchantes sont généralement pauvres en corps gras et en eau, et servent à absorber l'eau en excès dans le corps.

Ces données de bases permettent de définir huit méthodes fondamentales de traitement utilisées en médecine chinoise traditionnelle :

MÉTHODE DE LA TRANSPIRATION: Le terme chinois se traduit littéralement par le «dégagement extérieur». Cette méthode est employée pour traiter les affections provoquées par une exposition aux éléments extérieurs. Les diaphorétiques sont distribués en deux catégories: les chauds et les froids. Les chauds sont employés pour traiter les maux du type «vent-froid»; les froids traitent les maux «vent-chaud».

MÉTHODE EMÉTIQUE: Les substances vomitives sont employées contre les maux pleins ou dans les formes aigües des affections touchant la moitié supérieure du corps. Elles débarrassent l'estomac et l'intestin grêle des substances pathogènes.

MÉTHODE PURGATIVE: Cette méthode lubrifie les parois du gros intestin

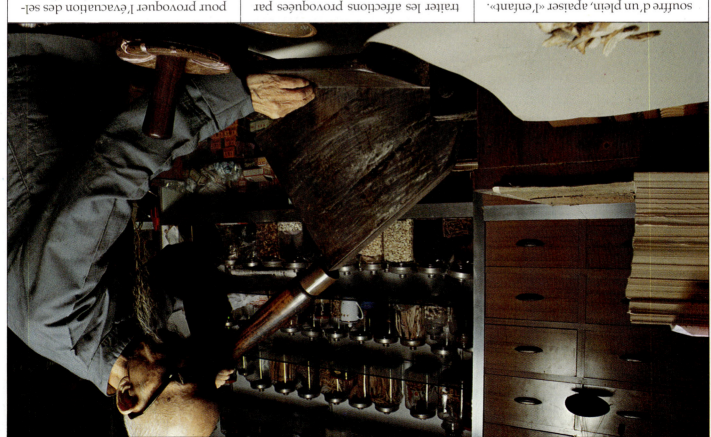

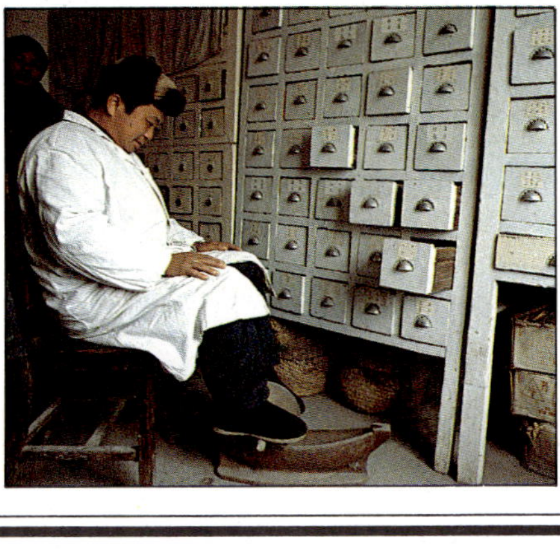

pour provoquer l'évacuation des selles chaudes, ce qui soulage l'organisme du chaud-plein qu'il a accumulé. Deux types de substances sont à distinguer ici : les purgatifs et les laxatifs. Les purgatifs sont à action puissante et sont indiqués dans le cas de formes aigües de maladies, pour des patients robustes et généralement en bonne santé. Les laxatifs sont moins puissants et à action plus lente; ils lubrifient à plus long terme et conviennent aux affections chroniques chez les patients de faible constitution ou d'un âge avancé.

MÉTHODE DE NEUTRALISATION: Cette méthode a recours aux effets neutralisants et équilibrants des simples. Elle est souvent employée dans les maladies se déplaçant entre les zones externes et les parties internes du corps. Elle est particulièrement efficace contre les affections hépatiques ayant des effets perturbants sur les autres organes.

MÉTHODE DE STIMULATION: Aussi appelée «réchauffement». Les

PAGE PRÉCÉDENTE Une herboristerie chinoise typique: les préparations sont souvent vendues au poids et (CI-DESSUS) découpés en lamelles ou (À GAUCHE) moulus.

herbes utilisées réchauffent l'intérieur pour disperser le froid, fortifier l'énergie yang et stimuler la circulation de l'énergie et du sang. Les simples yang employés ici stimulent en général les fonctions d'un organe et éliminent le *qi* froid. Elles conviennent aussi parfaitement à tout type d'affection causée par une déficience du *qi*.

MÉTHODE D'EVACUATION DE LA CHALEUR: Les médicaments refroidissants yin utilisés dans cette méthode apaisent les états frébriles, font baisser la température, stimulent les glandes salivaires et désintoxiquent l'organisme. Il existe une vaste gamme de simples évacuant la chaleur, utilisés dans les traitements d'un large spectre de maladies. Ils ont tous pour effet général de diminuer l'excès de chaleur du corps et d'éliminer les toxines.

MÉTHODE DE DÉFLECTION (OU RÉVULSION): Cette méthode a recours à des substances visant à débloquer des stases, accumulations, congestions, etc. Elles dissipent, font dévier les humeurs et les flux d'essence vitale, corrigent les déséquilibres d'énergie et font se détacher les aggrégats humides telles les glaires et les mucosités. Elles se répartissent en cinq catégories: les correctrices des flux d'énergie, les correctrices du flux sanguin, celles favorisant la digestion, les expectorantes (par liquéfaction des glaires) et les hydratantes.

MÉTHODE FORTIFIANTE: Les fortifiants sont utilisés pour traiter les cas de vacuité, indiquant une déficience, et afin de compenser les déséquilibres entre les énergies yin et yang dans le sang et le *qi*. Ils sont de quatre types: les fortifiants du yang, du yin, d'énergie et du sang. Les fortifiants du yang sont employés pour pallier aux déteriorations de l'énergie yang sous l'effet des maux froids et vides. Les fortifiants du yin sont prescrits dans les cas de carences ou de dommages à l'énergie yin causés par la fièvre, la chaleur, la sécheresse et autres excès yang. Les substances nourricières de l'énergie conviennent à la convalescence, à la fatigue et la faiblesse. Les fortifiants du sang sont prescrits dans les cas de déficience sérologique, d'anémie, d'anémie *post parturis*, de malnutrition, etc.

Le classement de tous les ingrédients naturels suivant leur nature essentielle et leurs effets primaires forme le point de départ de toute procédure de mélange des substances médecinales. Les distinctions entre les Quatre Energies et les Cinq Saveurs, entre l'ascendant et le descendant, ce qui éleve et ce qui réprime, ce qui tonifie et ce qui apaise, et entre l'humide et le sec correspondent aux distinctions équivalentes dans les diagnostics et la symptomatologie. En appliquant les principes universels du yin et du yang et des Cinq Eléments ainsi que les affinités naturelles spécifiques de chaque substance, les

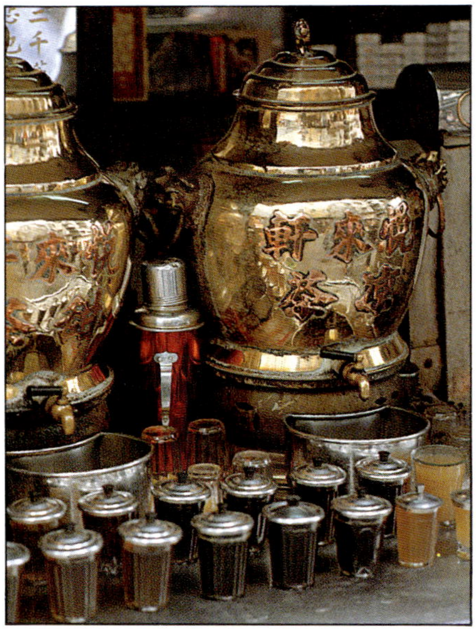

médecins chinois utilisent ces classifications élémentaires dans leur sélection des outils adéquats à l'action thérapeutique; ce faisant ils apparient la pharmacologie des substances naturelles à la pathologie des maladies.

La Préparation Des Ingrédients Naturels

Même aujourd'hui, la boutique de l'herboriste chinois donne l'impression que rien ou presque n'a changé depuis des millénaires: alignements de tiroirs au bois patiné, balances rudimentaires, le boulier omniprésent, hachoirs et moulins identiques à ceux figurant sur les gravures anciennes, et bien sûr l'arsenal ancestral des produits naturels eux-mêmes. Pourquoi, se demande le médecin occidental, ne modernisent-ils pas cet art ancien? Pourquoi ne raffinent-ils pas ces articles grossiers, pourquoi n'extraient-ils pas les éléments actifs pour les concentrer et en produire des capsules, des comprimés et des ampoules? La réponse est que la manière occidentale moderne n'est peut-être pas celle de la nature. Les Chinois ont préféré suivre depuis les premières heures de leur médecine la manière naturelle, et ce choix n'est pas dénué de raison.

Considérons le cas de l'herbe *ma huang* (*Ephedra sinica*). Les racines et les tiges contiennent jusqu'à 1% de l'alcaloïde éphédrine, qui est la substance chimique la plus efficace contre l'asthme bronchique. Ce simple est maintenant devenu rare en Asie parce que l'industrie pharmaceutique occidentale l'achète en quantité pour en extraire l'éphédrine. L'éphédrine raffinée et concentrée soulage immédiatement le patient souffrant d'asthme bronchique. Mais le coût élevé du médicament n'est pas le seul prix à payer, il y a aussi l'effet sur l'organisme: sous sa forme raffinée en Occident, l'éphédrine stimule le muscle cardiaque, provoque des palpitations et de l'hypertension; elle élève notablement la tension artérielle et induit un état général de sensibilité nerveuse. De toute évidence, de tels effets secondaires sont épuisants et, à long terme, intolérables pour le patient atteint d'hypertension ou de faiblesse cardiaque.

Les Chinois quant à eux font usage du *ma huang* sous sa forme naturelle originelle. L'action est plus lente mais sans effets secondaires. A l'état naturel, cette substance convient à une absorption progressive dans le métabolisme de l'organisme car l'ingrédient actif, l'éphédrine, est accompagné d'autres ingrédients naturels présents dans la plante. Ceux-ci agissent comme adjuvants exerçant un effet tampon dans le métabolisme et protègeant l'organisme des chocs provoqués par l'absorption de produits chimiques concentrés. En utilisant les substances sous leur forme naturelle, le médecin chinois peut aussi choisir, outre l'ingrédient approprié, la méthode de préparation la mieux adaptée à chaque patient. Les méthodes

À GAUCHE Les infusions d'herbes sont un des fortifiants de base de la médecine chinoise. CI-CONTRE Racines, bois de cerf, hippocampes séchés et cornes séchées sont les fortifiants et aphrodisiaques les plus exotiques.

traditionnelles de mélange des ingrédients permettent à l'herboriste d'équilibrer précisément et d'affiner les effets finaux de la prescription, suivant les instructions du médecin. Ces méthodes de préparation et d'administration des médications naturelles sont donc tout aussi importantes que les ingrédients eux-mêmes.

Il est certain que des progrès ont été accompli au cours des dernières années en Chine dans la production de médicaments raffinés et concentrés à partir d'ingrédients naturels; la majeure partie d'entre eux étant des médicaments contre le rhume, la fièvre, l'indigestion, etc. La technologie

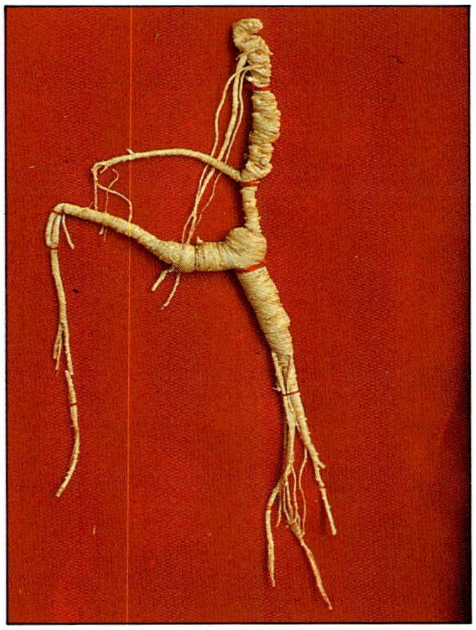

médicale occidentale est particulièrement apte à développer cet aspect nouveau de la pharmacologie des substances naturelles, mais ce domaine n'en est encore qu'à ses premiers pas. L'immense majorité des praticiens et des patients demeurent attachés aux méthodes de préparation éprouvées par des siècles de pratique et il est probable que ces méthodes ancestrales ne seront supplantées par les méthodes modernes que très progressivement. Ceci explique pourquoi les officines d'herboristerie ont si peu changé depuis des siècles.

Les ordonnances sont rédigées par le médecin à la clinique et apportées chez l'herboriste par le patient. Lorsque le médicament prend la forme d'un brouet, d'une infusion, d'une liqueur ou d'une poudre, les ingrédients mélangés sont emportés tout de suite par le patient. Pilules, pomades et autres formes particulières doivent être préparées dans l'officine par l'herboriste et généralement nécessitent plusieurs jours.

La forme des préparations est fonction de la nature des substances utilisées, de la nature de la maladie à traiter et de la constitution physique du patient. Certaines substances ne sont efficaces que moulues en une poudre impalpable et liées en comprimé, tandis que d'autres doivent être bouillies et cuites à la vapeur pour devenir actives. Par ailleurs, certains ingrédients naturels peuvent être utilisés sous plusieurs formes, tels

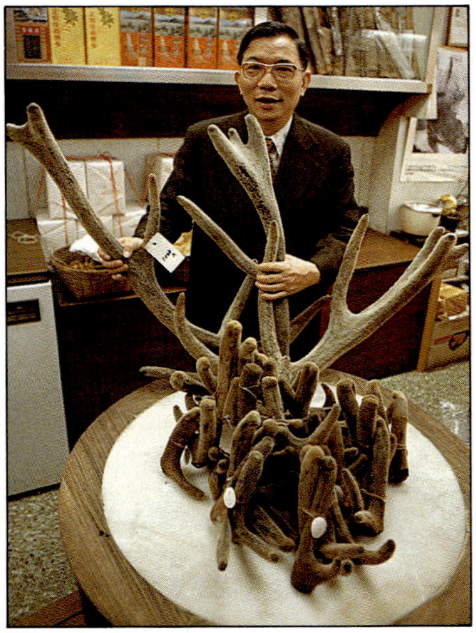

qu'en comprimés à usage interne ou en pomades à usage externe. Les diverses méthodes de préparation diffèrent suivant leur concentration d'ingrédients actifs et leur taux d'absorption et de diffusion dans l'organisme. Les patients faibles ou âgés reçoivent des préparations diluées, à diffusion lente, tandis que les patients les plus robustes peuvent tolérer les formes à action rapide. On trouvera ci-après une description sommaire des huit méthodes traditionnelles de préparation des ingrédients prescrits.

LE BROUET: La plus ancienne et la plus commune des méthodes de préparation et d'ingestion des médicaments naturels. Son principal avantage est que les ingrédients sont absorbés rapidement après l'ingestion et leur effet est immédiat. Les simples sont placés dans une terrine propre avec 3 à 4 tasses d'eau. On ferme le récipient et on porte à ébullition jusqu'à ce que la moitié du liquide se soit évaporée. La quantité d'eau, la durée d'ébullition et l'intensité de la chaleur dépendent du type d'ingrédients. Les ingrédients parfumés et arômatiques tels la menthe, les boutons de rose et la cardamome sont bouillis pour peu de temps à feu doux. Quand aux ingrédients minéraux, finement moulus, ils sont d'abord bouillis seuls sur un feu intense avant que les autres ingrédients y soient rajoutés. Les fortifiants, contenant généralement des sous-produits animaux, sont bouillis longuement dans de grandes quantités

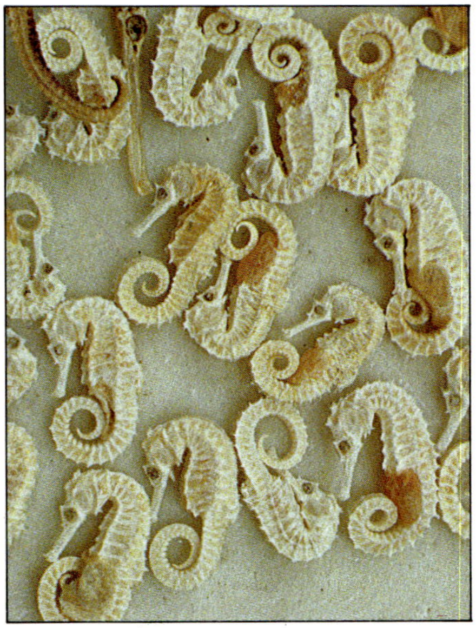

d'eau à feu doux. Certains ingrédients doivent être enveloppés dans une gaze pour éviter que des fibres irritantes n'entrent dans le brouet.

Après l'ébullition, le brouet est filtré par une gaze et réparti en deux ou trois portions, à prendre entre les repas, à jeun, quand l'estomac est le plus à même d'absorber rapidement les éléments actifs du brouet.

Une technique semblable consiste à placer les ingrédients dans un petit bol d'argile ou de céramique avec seulement un peu d'eau et de chauffer le bol au bain marie ou dans un bain de vapeur. Cette méthode permet d'extraire un liquide communément appelé «rosée médicale», puissant et à action rapide. Le ginseng donne souvent lieu à cette préparation. Lorsque la prescription indique des produits frais plutôt que secs, un «jus médicinal» peut en être extrait en

broyant les ingrédients dans un peu d'eau et en exprimant le jus. Les ingrédients frais sont plus puissants et plus actifs que les secs.

PILULES: Les pilules traditionnelles chinoises sont obtenues en moulant les ingrédients en une poudre impalpable; on y ajoute un liant tel que du miel, de l'eau ou de la cire d'abeille, puis on roule la mixture à la main pour former des boulettes. La taille des boulettes varie de celle de la grenaille de plomb à celle de billes à jouer en fonction de la puissance requise par la prescription. Pour garantir une absorption progressive et égale, et une présence constante de l'ingrédient dans l'organisme, la plupart des ordonnances réclament du patient qu'il prenne quinze à vingt pilules trois ou quatre fois par jour. Ces pilules sont à action lente et douce. Elles servent à traiter les maladies chroniques ou persistantes. Cette méthode est également préférée lorsque la prescription comporte une drogue hautement toxique, car l'absorption en sera lente et progressive, permettant au corps de supporter les toxines. Quatre variétés de pilules sont fabriquées à partir des produits en poudre.

Les pilules au miel: Les pilules ayant le miel pour excipient sont fabriquées en mélangeant toutes les poudres avec le miel jusqu'à obtenir une boule ressemblant à de la pâte à gâteau; la boule est roulée pour en faire un cylindre, dont on prélève la quantité requise pour chaque pillule entre le pouce et l'index. Le miel doit d'abord être bouilli et filtré pour en retirer les impuretés et pour que les pilules ne se gâtent pas en magasin. Le miel s'absorbe lentement dans l'estomac et dans l'intestin grêle; en outre, il est lui-même un médicament fortifiant le yin. Et c'est ainsi que les pilules au miel sont prescrites pour les affaiblissements à long terme et les maladies chroniques dans lesquelles un fortifiant progressif mais constant est désirable.

Les pilules à la pâte de farine: La farine de riz ou de blé est mélangée à l'eau pour former une pâte sèche, à laquelle sont incorporés les ingrédients en poudre. La pâte est formée en pilules de la même manière que ci-dessus.

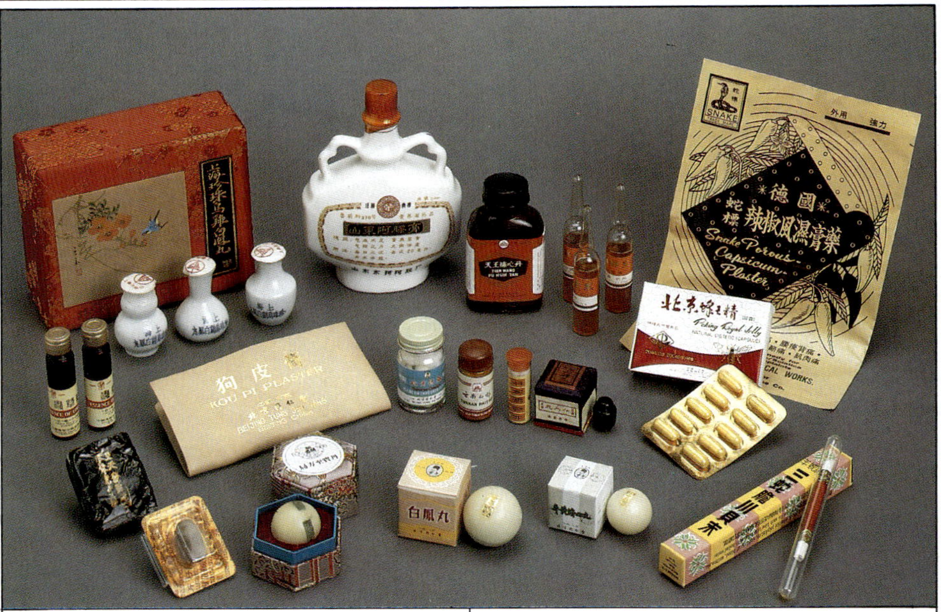

Ces pilules sont utilisées d'abord en cas d'ulcère de l'estomac et d'ulcère duodénal ne pouvant tolérer le contact direct avec des médicaments concentrés. La pâte de farine agit comme tampon digestif tandis que les médicaments sont progressivement dissous et absorbés. La contexture et les proportions de la pâte sont des facteurs déterminants pour l'efficacité de ce type de pilule.

Les pilules à l'eau: Cette pilule utilise les propriétés adhésives et glutineuses inhérentes à certains ingrédients. Etant donné que presque toute l'eau est retirée au cours du processus de fabrication, et qu'aucun autre liant ou tampon n'est ajouté, ces pilules s'absorbent facilement et rapidement.

Un grand panier de bambou finement tressé, rond et plat, est d'abord aspergé d'eau. Les substances en poudre sont saupoudrées sur la surface interne, et le panier est ensuite agité avec des mouvements circulaires. L'humidité activant les éléments liant de la poudre, de petites pilules commencent à se former dans le panier. On rajoute progressivement de l'eau et de la poudre jusqu'à ce que des pilules de dimension voulue soient constituées.

Les pilules à la cire d'abeille: Ces pilules utilisent la cire d'abeille comme liant; elles s'absorbent très lentement, généralement dans le gros intestin. La cire d'abeille est utilisée lorsque la pilule contient des ingrédients hautement toxiques tels que le mercure et l'aconit. La cire agit comme protection et garantit l'absorption la plus lente et progressive possible.

Après que les pilules ont été formées, elles sont parfois enrobées d'un autre ingrédient simple et pur. On appelle ce procédé «l'habillage». Cet enrobage a deux fonctions: parfois un ingrédient est isolé pour être intégré dans l'enrobage, cela afin d'assurer qu'il sera absorbé en premier; par ailleurs l'enrobage sert d'enveloppe protectrice contre l'humidité ou les parasites; il arrive aussi qu'il serve à couvrir des saveurs désagréables et ainsi faciliter l'ingestion.

LES PÂTES: Les pâtes sont préparées pour l'usage interne et pour l'usage externe. Dans le premier cas, les ingrédients sont lentement bouillis dans l'eau jusqu'à former une soupe épaisse. De l'eau est continuellement rajoutée et évaporée par cuisson, jusqu'à obtenir une contexture visqueuse. Ce résidu est filtré pour en retirer les sédiments et les impuretés, puis est à nouveau cuit à feu doux jusqu'à ce que toute l'eau en soit évaporée, pour ne laisser qu'une pâte épaisse et lisse. On y ajoute du miel ou du sucre en cristaux pour en adoucir le goût et faciliter l'absorption dans le système. Ces concoctions peuvent être conservées dans des jarres hermétiquement fermées et entreposées dans un lieu frais et sec. Elles sont généralement prescrites dans les traitements de maux chroniques et comme fortifiants.

Les pâtes sont plus souvent utilisées dans les traitements externes et

sont de deux types: les «pâtes médicinales» et les «médicaments en pâte». La pâte médicinale est produite en mélangeant les ingrédients réduits en poudre dans un liant à base de graisse animale, de vaseline jaune ou d'huile végétale. On fabrique ainsi un baume pour les affections cutanées, les abcès, etc. Les médicaments en pâte sont obtenus en faisant bouillir les produits jusqu'à obtenir une pâte épaisse et gluante. L'huile en surface est prélevée et les sédiments déposés au fond du pot retirés; du plomb, de l'oxyde de mercure et de la vaseline blanche sont rajoutés jusqu'à constituer la pâte. Celle-ci est ensuite étalée comme du beurre sur une pièce d'étoffe ou de papier ciré, puis appliquée en cataplasme sur la lésion ou la blessure pendant huit à douze heures. Ces cataplasmes d'herbes et de produits naturels soulagent le patient souffrant d'arthrite, de rhumatismes, d'entorses ou de luxations, de «vent humide» dans les articulations et les sinus, de douleurs et d'engourdissements musculaires, et tous les types d'affections de la colonne vertébrale. Ils sont en général très efficaces dans le soulagement des algies symptomatiques et traitent à long terme ces maladies. Les patients manifestant des sensibilités cutanées doivent faire attention dans l'usage de ces cataplasmes.

LES REMÈDES *DAN*: Le caractère chinois *dan* est depuis très longtemps apparenté à l'alchimie taoïste et à la médecine chinoise. Son sens littéral est pilule d'immortalité ou élixir de vie. Suivant les ingrédients, ces médicaments peuvent ressembler à des pilules, à des poudres ou à de la grenaille d'alliage métallique. Ils contiennent en général des dérivés minéraux toxiques dont on disait qu'ils renfermaient les vertus secrètes conférant l'immortalité. Donc, le terme *dan* était lié à des médicaments

employant des ingrédients de ce type. Ils sont utilisés dans les traitements d'un grand nombre d'affections et sont très puissants.

LES VINS MÉDICAMENTEUX: Les médicaments mis à macérer pendant une durée prolongée dans une liqueur forte donnent un «vin médicamenteux». Ce produit a l'avantage de bien se conserver, de se consommer facilement et d'être à action rapide. Toutefois, la liqueur utilisée doit être assez forte et les vins médicamenteux ne devraient pas être consommés par les patients ne tolérant pas l'alcool ou souffrant d'affections leur en interdisant la consommation. La forme la plus puissante de vin médicamenteux est appelé «vin de printemps» car il contient des ingrédients stimulant l'activité sexuelle.

Les substances naturelles sont grossièrement hâchées ou utilisées entières, mises à macérer dans des bouteilles ou des cruchons et entièrement couvertes d'une liqueur forte. Les récipients sont fermés hermétiquement et conservés pendant six mois au moins. De nos jours, le cognac français tend à prédominer dans le choix de la liqueur du vin de printemps. Quand le vin est prêt, il est filtré et des cristaux de sucre sont rajoutés pour en adoucir le goût et aider à son assimilation par l'organisme. On en boit entre 30 g et 60 g le soir avant le coucher, un peu plus par temps froid et moins durant les chaleurs.

Jadis, les herbes et autres substances naturelles étaient parfois directement ajoutées à du riz en fermentation, pour que leurs fermentations s'opèrent en même temps pour produire un vin médicamenteux. Cette méthode est rarement employée de nos jours à cause de la difficulté d'effectuer les dosages corrects et de contrôler le processus de fermentation.

LES GOMMES: Les gommes sont produites à partir de sous-produits animaux tels que peaux, os, chair, écailles et cornes. Elles entrent en général dans la catégorie des préparations fortifiantes et toniques pour patients souffrant de faiblesse, fatigue et lassitude, ou d'un manque général de vitalité. Les peaux séchées d'ânes sauvages, les os de tigres, les écailles de tortue et les bois de cerf sont les articles les plus communs servant à la fabrication des gommes. Les ingrédients sont nettoyés de tout résidu de chair et de tendons par râclage et lavage, puis on les dépose dans un pot d'eau. On les fait cuire à feu doux pendant un jour et une nuit; les sédiments sont filtrés, et l'on renouvelle une période de cuisson dans une plus grande quantité d'eau, suivie d'un nouveau filtrage et d'une nouvelle cuisson, jusqu'à obtenir un résidu visqueux dans le fond du pot. Ce dépôt est de nouveau filtré et retourne au pot jusqu'à ce que toute l'eau soit évaporée pour ne laisser qu'une pâte gluante translucide. En refroidissant, cette pâte devient une gomme qui peut être découpée en dés.

LA FERMENTATION: Avec cette méthode, les herbes sont réduites en poudre et mélangées à la farine et à l'eau. Une pâte obtenue est pétrie, puis roulée en boule et mise de côté pour la fermentation. Ces formes de médicaments conviennent aux traitements de l'estomac et de la rate parce que la fermentation avec la farine confère à la prescription une affinité avec ces organes. Les prescriptions fermentées facilitent la digestion.

Ces méthodes de préparation des médicaments naturels ont fait leurs preuves au fil des siècles. Les ingrédients sont utilisés dans leur forme naturelle, ils sont mélangés avec des substances tampon, des liants et des catalyseurs métaboliques, et préparés de telle manière que l'organisme les absorbe de façon optimale et selon un rythme métabolique convenant à chaque patient et sa maladie. Des conseils diététiques appropriés sont toujours

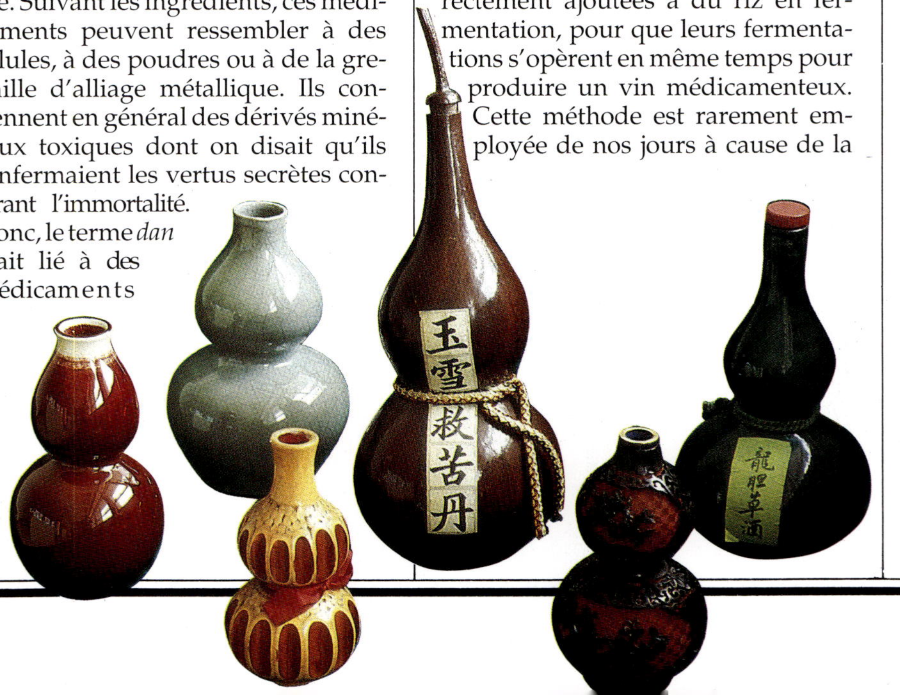

À GAUCHE Vins médicamenteux et vins toniques.
PAGE PRÉCÉDENTE Une petite sélection de la vaste pharmacopée moderne de la médecine chinoise.

prodigués conjointement aux traitements. Les médicaments occidentaux, préparés et conditionnés suivant des formules déposées, ne sont pas adaptés avec autant de précision aux besoins de chaque patient.

Médicine Préventive Et Médecine Curative

Dans la Chine ancienne, le rôle fondamental de la médecine était de prévenir les maladies. Les médecins étaient maintenus au service des familles pour assurer que leurs membres ne tomberaient pas malades. Un médecin qui devait attendre la manifestation des symptômes d'une maladie pour intervenir était considéré comme moyennement compétent.

La médecine préventive repose sur deux notions fondamentales: le patient doit lui-même cultiver des habitudes correctes en ce qui concerne l'hygiène et la santé, et le médecin doit détecter les maladies auxquelles le patient est sujet et traiter son état vulnérable avant que la maladie ne frappe. La première notion implique un régime approprié, beaucoup d'exercice, une discipline respiratoire, une vie sexuelle bien réglée et d'autres pratiques quotidiennes à action préventive. Les changements de saison et de temps doivent être contrés par un réajustement du régime et d'autres routines pour maintenir le meilleur équilibre des énergies à l'intérieur et à l'extérieur du corps. Cette approche quotidienne et personnelle des soins préventifs est particulièrement efficace dans la prévention des maux chroniques et dégénératifs. Elle a l'avantage d'élever le niveau général de santé, de vitalité et de résistance effective aux maladies.

L'autre prévention, celle qui est le fait du médecin, dépend de l'habileté de ce dernier à lire les signes subtils des symptômes précliniques. Les indicateurs tels que la façon de marcher et de parler, les habitudes nerveuses, le timbre de la voix et le rythme respiratoire, les changements émotifs, les préférences diététiques reflètent souvent la vulnérabilité du patient à l'égard de certaines formes de maladies longtemps avant qu'elles ne se déclarent. Si les conditions qui rendent l'organisme vulnérable sont détectées suffisamment tôt, la maladie est évitée.

Le diagnostic du pouls révèle généralement des faiblesses dans les organes vitaux du patient longtemps avant qu'ils n'atteignent un seuil critique et ne donnent lieu à un développement pathologique. De telles faiblesses se manifestent dans des anomalies du pouls de l'organe affecté. Lorsqu'elles sont découvertes, elles sont immédiatement traitées avec les prescriptions médicales appropriées et/ou l'acuponcture. Si les organes affectés sont trop faibles, ou si la détection de leur faiblesse est tardive, les traitements par les médicaments naturels seront parfois à continuer la vie entière pour éviter toute récurrence de la maladie. En revanche, quand les faiblesses sont corrigées et que les anomalies du pouls et autres symptômes précliniques disparaissent, le traitement peut être interrompu.

Les Chinois ont toujours été préoccupés par leur descendance et l'un des principaux rôles de la médecine préventive a été de fortifier le «plasma» génétique passé à leur progéniture. En règle générale, des parents en bonne santé engendrent des enfants robustes et également en bonne santé, et ces enfants deviennent des adultes sains. En se maintenant dans un état de santé optimal par des soins préventifs, et notamment en période de conception, les Chinois s'évertuent à améliorer leur stock génétique.

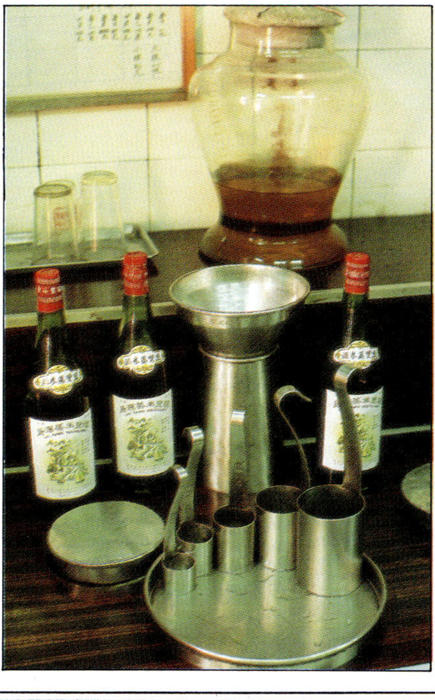

La médecine curative est employée là où la médecine préventive a échoué ou a été négligée. Elle est également employée dans les cas d'infections virales, de lésions graves, de blessures par traumatisme et d'autres complications mettant en échec la médecine préventive. Les simples à action curative soulagent les symptômes de la maladie en induisant dans l'organisme des changements symptomatiques opposés. Elles soignent les causes des maladies en corrigeant les déséquilibres énergétiques et en tonifiant les organes affaiblis. Les cures par ces produits s'étalent parfois sur de longues périodes de temps, mais c'est que leur résulat est conçu pour durer. Si ces cures sont suivies de traitements préventifs, leur effet est en général permanent.

L'exercice de cette médecine réclame non seulement de faire usage des outils appropriés, mais aussi d'avoir recours à eux au bon moment. Si le médecin commet une erreur d'interprétation des symptômes et prescrit les mauvais médicaments, l'état du patient ne fera que s'aggraver. Le patient doit consulter le médecin traitant assez souvent pour que les changements symptomatiques soient analysés et les ordonnances adaptées en conséquence. Le médecin doit suivre scrupuleusement le développement des symptômes de manière à ce que les ordonnances soient toujours en opposition avec les principaux symptômes. Tous effets secondaires et réactions imprévues doivent être rapidement déclarés par le patient, et son régime et sa routine quotidienne adaptés et réglés sur les besoins de la cure. Par exemple, dans l'usage interne du *Panax notoginseng*, le patient doit s'abstenir de consommer des haricots, des fruits de mer et des boissons fraîches, car ces produits neutralisent les propriétés curatives de cette drogue. Enfin, le traitement par les substances naturelles doit être conduit scrupuleusement suivant les instructions du médecin du premier au dernier jour. Certains maux chroniques exigent des mois et même des années de traitement avant d'être totalement éliminés; et nombreux sont les patients qui sacrifient leurs chances de guérir définitivement à leur impatience à terminer le traitement.

À GAUCHE Bouteilles et jarres contenant des vins toniques. CI-CONTRE Doseurs de vins médicamenteux.

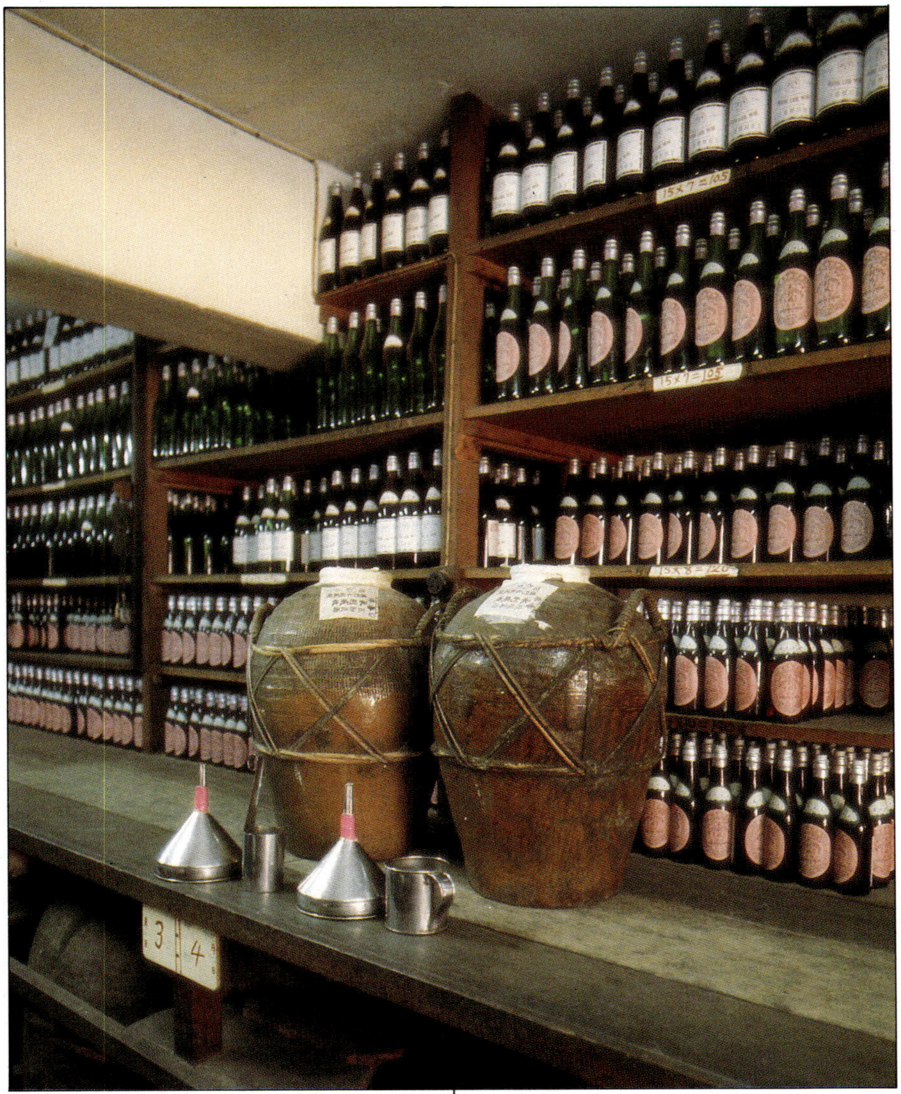

Les Toniques: La Légende Du Bouc

Il était une fois dans la Chine ancienne un chevrier qui remarqua que certains de ses boucs devenaient particulièrement émoustillés et lubriques, montant les chèvres plusieurs fois en un bref laps de temps. Intrigué par ce phénomène, le chevrier observa le comportement de ses bêtes et s'aperçut que lorsqu'elles pâturaient dans les zones où poussait une certaine herbe, leur ardeur amoureuse s'en trouvait redoublée pendant plusieurs heures. D'une déduction l'autre, les herboristes chinois eurent bientôt à leur disposition le plus puissant des aphrodisiaques de toute la panoplie du *ben cao*: l'*Epimedium sagittatum*. Ils l'appelèrent *yin yang huo*, l'herbe du bouc lubrique.

Ce simple remarquable semble avoir été conçu exprès par la nature pour réveiller les libidos masculines assoupies. Sa puissante affinité avec les glandes surrénales stimule presque immédiatement la sécrétion des hormones androgènes. Des recherches récentes ont montré que le nombre des spermatozoïdes et la densité séminale augmentent considérablement au cours des premières heures suivant l'ingestion de cette herbe. En outre, elle a pour effet de dilater les vaisseaux capillaires ainsi que les principaux vaisseaux sanguins, ce qui permet au flux sanguin riche en hormones de pénétrer les tissus les plus fins et les plus sensibles.

La circulation accrue d'un sang riche et fortifié élimine la fatigue et multiplie l'énergie disponible. La dilatation des vaisseaux sanguins a aussi pour conséquence une diminution de la pression artérielle, rendant cette substance sans danger pour ceux qui en ont le plus besoin. Et en inondant le cerveau d'un sang riche en hormones, les stimulations visuelle, olfactive et tactile s'en trouvent amplifiées.

Les toniques et les stimulants sont les plus intéressants et de loin les plus onéreux des articles de la pharmacopée chinoise. Ils sont directement associés à la longévité, parce que leur puissance prouvée stimule la production hormonale, l'«essence vitale» de l'argot médical chinois. L'usage des substances toniques qui augmentent la vigueur sexuelle, associé à des techniques sexuelles préservant l'essence vitale, constitue une méthode originale très ancienne de *yang sheng* (la nutrition de la vie). Ce n'est que récemment que la science occidentale a découvert les relations fondamentales existant entre production hormonale et vieillissement.

L'action des toniques dans la médecine chinoise s'illustre par l'exemple moderne de Yang Sen, le général nationaliste originaire de la province chinoise du Sichuan, mort à Taipeh à l'âge canonique de 98 ans. Encore jeune, il commença d'utiliser les toniques et autres substances à action préventive. Il avait la réputation d'être un guerrier redoutable et un amant insatiable.

Après avoir pris sa retraite, Yang Sen devint directeur de la Fédération Sportive et de l'Association d'Alpinisme de Taiwan et, à ce titre, conduisait annuellement des groupes d'alpinistes dans l'ascension du Pic de Jade culminant à près de 4000 mètres, le plus haut sommet de l'île. Il distançait invariablement la plupart de ses coéquipiers beaucoup plus jeunes que lui et incrédules de ses prouesses. Yang Sen continua cette tradition jusqu'à l'année de sa mort. Il avait même prévu de célébrer son centième anniversaire sur le sommet du Pic de Jade.

Comment expliquer que Yang Sen posséda une vigueur supérieure à de nombreux hommes deux fois moins âgés que lui? Il suivait la voie taoïste de la «Longue Vie» et la discipline sexuelle du yin et du yang, utilisait des toniques médicinaux pour nourrir son énergie et son essence vitales et suivait un régime strict d'exercices physiques, se couchant tôt et se levant tôt. Ses aliments étaient soigneusement

choisis pour leurs vertus fortifiantes et énergétiques, de même que ses herbes. Et il cultivait la voie du yin et du yang: il se livrait à des coïts vigoureux et fréquents sans émission spermatique, accumulant et emmagasinant ainsi l'essence vitale. Homme fortuné, Yang Sen pouvait aussi aisément se permettre les jeunes maîtresses qu'il entretenait et l'achat de substances toniques pourtant chères. Tous les trois ou cinq ans, il choisissait une nouvelle partenaire, lui offrant des termes généreux et ne posant que deux conditions: qu'elle soit jeune et en bonne santé, et qu'elle pratique la voie du yin et du yang avec lui pendant quelques années. Et c'est ainsi qu'il se maintint dans un état de santé physique, mentale et sexuelle remarquable tout au long de sa vie. Selon les dernières estimations, il aurait plus de quarante fils reconnus aux Etats-Unis, sans inclure les dizaines de progénitures conçues en Chine continentale et celles vivant encore à Taiwan.

Cet homme est passé dans la légende à Taiwan, mais son histoire n'est nullement exceptionnelle dans la tradition taoïste. Bien qu'ayant fait usage de substances toniques toute sa vie, lorsqu'on le questionnait sur les raisons de son exceptionnelle vigueur, il mentionnait les exercices physiques réguliers, une alimentation soigneusement équilibrée et des habitudes saines. Il est vrai que les toniques et les fortifiants ne peuvent à eux seuls assurer la santé et la longévité. Mais il est également vrai que sans les vins toniques dont il s'imbibait tous les soirs avant de se retirer, il n'aurait jamais pu pratiquer la Voie du yin et du yang.

Les sous-produits animaux figurent en bonne place dans la composition des toniques. Des articles exotiques tels que la corne de rhinocéros, les bois de cerf, les organes génitaux séchés de l'otarie ou du phoque, les queues du lézard moucheté, les hippocampes séchés, la gomme d'écaille de tortue et l'extrait de peau d'âne, sont classés comme toniques. Bon nombre d'entre eux, tels les organes génitaux et les cornes, contiennent de grandes concentrations d'hormones parce que ces produits sont les attributs sexuels mâles des espèces concernées et ne se developpent qu'en présence de l'hormone correspondante.

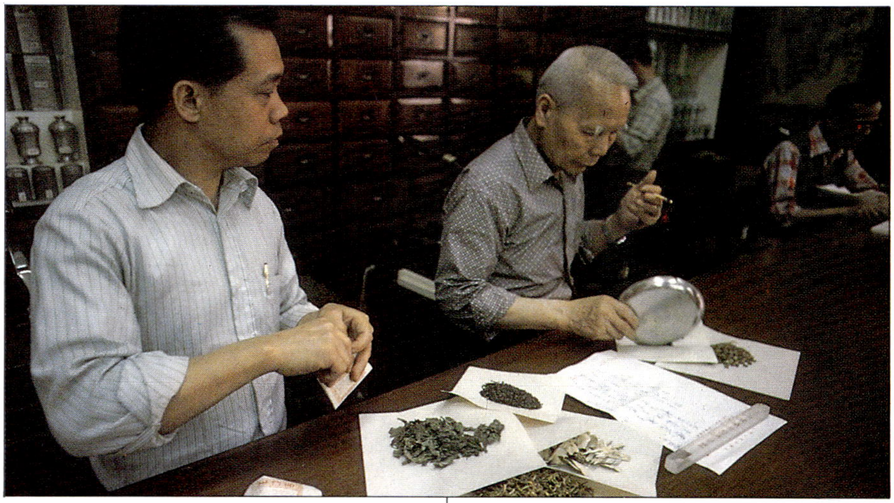

Les toniques dérivés de produits animaux sont également riches en substances protéiques tels que l'albumine, les gélatines et les acides aminés. En outre, ils contiennent des enzymes, des minéraux et des oligo-éléments. Ils ont des affinités naturelles avec les reins et les glandes surrénales et produisent un effet général stimulant les énergies primordiales de l'organisme.

Les produits végétaux constituent encore la majorité des toniques. Ils sont considérés plus anodins et d'action plus douce que les produits animaux, et ils forment la majeure partie des ordonnances toniques. Parmi les produits toniques les plus usités sont la lyciet chinoise, l'*Astragalus membranaceus*, la *Selincum monnieri*, le *Ligustrum japonicum*, sans oublier le puissant simple du bouc lubrique. La préparation d'un vin de printemps courant consiste à laisser macérer une poignée de simple du bouc lubrique dans de la liqueur pendant trois à six mois, puis à retirer les herbes et à ajouter à la liqueur le reste des ingrédients toniques; ceux-ci doivent macérer pendant six mois encore avant consommation. Quand ce type de vin médicamenteux est ingéré, la substance active infusée par l'herbe du bouc lubrique dilate les vaisseaux, ce qui facilite la diffusion des autres ingrédients du vin. Deux découvertes importantes ont révélé le lien agissant entre sexualité, longévité et toniques: que l'essence vitale (le liquide séminal et les hormones) stimule la vitalité et retarde le vieillissement, et que l'essence vitale peut être nourrie par certaines substances naturelles et préservée grâce à la pratique du yin et du yang. Des recettes de vins médicamenteux et de vins de printemps, y compris celle de Yang Sen, sont données au chapitre six de cet ouvrage.

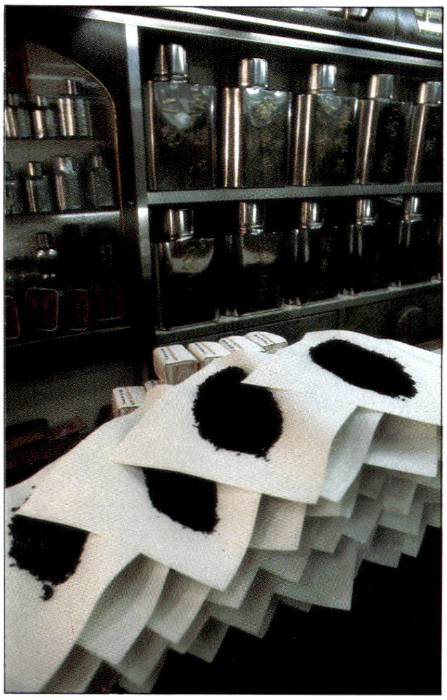

Les Applications Thérapeutiques Externes

Aucune médecine ne souligne davantage les méthodes thérapeutiques externes que la médecine chinoise. Les traitements internes et externes vont main dans la main, quel que soit le type d'affection, et peu de cas sont traités sans utiliser une forme ou une autre des deux méthodes.

Les techniques chinoises des applications thérapeutiques externes

comprennent l'acuponcture, l'acupression, les massages, la moxibustion, les ventouses, les saignées, le raclage de peau et toute une gamme de cataplasmes, de compresses et d'onguents. Pour les affections internes, les sites choisis pour la thérapie externe sont les points vitaux et les méridiens associés à l'organe malade. En cas de lésions de surface, la thérapie externe est appliquée directement sur les régions touchées. Il y a huit méthodes thérapeutiques externes de base.

L'ACUPONCTURE: Cette méthode thérapeutique a déjà été brièvement évoquée. Le traitement s'effectue par l'introduction de très fines aiguilles de métal dans les points d'énergie vitale situés sur les méridiens. On a identifié plus de 800 de ces points, bien que seuls une cinquantaine d'entre eux soient couramment utilisés. La stimulation du point est obtenue par une rotation des aiguilles jusqu'à ce que le patient perçoive une sensation de serrage et de torsion au point où est logée l'aiguille. Tous les points ont des effets thérapeutiques définis sur l'organe concerné, des effets spécifiques sur la zone du corps couverte par le méridien et un effet général sur l'énergie vitale du corps par le réseau des méridiens. L'acuponcture peut donc servir à soigner les maladies affectant les organes internes tout autant qu'à faire se résorber des symptômes douloureux dans les os, les muscles, les articulations et la peau. L'acuponcture est fréquemment employée conjointement avec un traitement interne par les herbes.

L'ACUPRESSION: L'acupression utilise les mêmes principes et les mêmes points que l'acuponcture, mais la stimulation des points est effectuée par une pression appuyée des doigts. L'acupression sert fréquemment pour la stimulation simultanée de deux points (en utilisant les deux mains) tandis que la portion du corps entre les deux points est étirée de manière à produire un flux énergétique maximal entre ces deux points. L'acupression et les massages forment en général une thérapie associée.

LE RACLAGE DE PEAU: Cette technique est utilisée dans les cas d'insolation, de fièvre, de froid, de migraines, de coliques, de douleurs aux articulations ou d'indigestion. Une cuillère à soupe chinoise est trempée dans un vin ou une solution saline et frottée sur la peau du patient en long traits réguliers et en appuyant avec une certaine force. Une variante de cette technique consiste à pincer vivement la peau entre le pouce et l'index, la tirer puis la lâcher. Dans ces deux méthodes le médecin continue jusqu'à ce qu'apparaissent de longues trainées rouges sur la peau. Les zones les plus couramment utilisées dans ce type de thérapie sont la nuque, le cou en descendant vers les épaules, le cou de part et d'autre de la pomme d'Adam, la racine du nez, l'espace entre les sourcils, le haut de la poitrine et le long de la colonne vertébrale. Cette technique enraye les symptômes de chaleur et de plénitude en drainant l'excès de chaleur hors de la zone de raclage et soulageant celle-ci. Cette thérapie est généralement associée aux prescriptions médicales yin rafraîchissantes.

LES SAIGNÉES: Une aiguille acérée à section triangulaire est utilisée pour percer et ouvrir la zone lésée (pour les affections externes) ou sur un point d'acuponcture vital (dans le cas d'une affection interne). Une petite quantité de sang est prélevée. Les saignées sont couramment utilisées dans les cas d'insolation, de fièvre, de colique, de vomissements et de diarrhée, d'abcès et d'enflures, d'apoplexie et de lésions par traumatisme. Le site de la saignée sélectionné, on le stérilise et l'on procède au percement. L'épanchement sanguin permet un dégagement du *qi* malsain et l'excès d'énergie chaude.

LES VENTOUSES: Les ventouses sont utilisées contre les froids venteux, les excès d'humidité et les désordres communs tels que l'arthrite, les rhumatismes, les douleurs abdominales, les ecchymoses et les abcès. Les ventouses sont faites de sections de bambou ou de verre à boisson de tailles variables, allant du verre à liqueur au verre à cocktail. Un morceau de coton maintenu par des pinces est plongé dans de l'alcool et allumé. La ventouse est maintenue avec l'ouverture près de la peau du patient et l'intérieur est rapidement passé à la flamme du coton, ce qui réduit la pression atmosphérique à l'intérieur du verre. La ventouse est aussitôt appliquée à la peau du patient à laquelle elle adhère. Au bout de quinze à vingt minutes, la ventouse est retirée par une légère pression sur la peau permettant une entrée d'air. Au retrait de la ventouse, la peau présente un disque rougeâtre dont la surface est humide de goutelettes, et, dans les cas extrêmes, de goutelettes de sang. Cette méthode opère une succion de l'humidité en excès, du froid et des épanchements sanguins dans la région traitée.

LES MASSAGES (*TUI NA*): Les techniques de massage chinois sont simples et efficaces. Le massage dégage

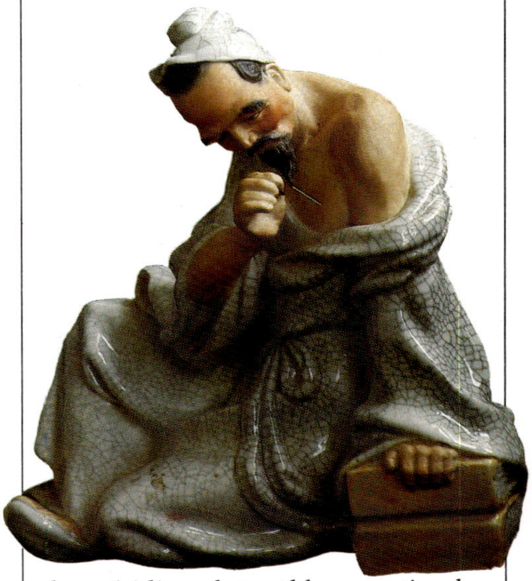

les méridiens de tout blocage, stimule la circulation du sang et de l'énergie, assouplit les articulations et les muscles, et accroît la vitalité et les résistances aux maladies. Les massages sont le plus couramment utilisés dans les cas de douleurs dorsales aigües, de luxations, de muscles et de tendons froissés, de rhumatismes et d'arthrites, de paralysie nerveuse, de prolapsus d'organes internes, de sciatiques et autres maux de ce type. Il existe de nombreuses techniques différentes de massage, mais la plus courante et la plus efficace demeure celle mettant l'accent sur les centres nerveux et les méridiens s'étirant de la base de la nuque aux talons, et notamment le long de la colonne vertébrale. Le pouce est utilisé pour

CI-CONTRE Préparation d'une ordonnance médicale (en haut) et (dessous) du thé trié et pesé, prêt à la vente. CI-DESSUS Figurine de céramique représentant Hua Tuo, le père de l'anesthésie en Chine.

alternativement pousser fortement et frotter doucement la zone de massage. Cette méthode a pour effet de stimuler les organes internes liés aux méridiens et aux nerfs tout en tonifiant les muscles, les tendons et les ligaments à travers lesquels courent les nerfs et les méridiens. Les massages thérapeutiques sont souvent complétés par des cataplasmes de produits naturels et des pilules.

LA MOXIBUSTION: Dans cette méthode, une mèche de moxa en combustion est directement placée sur la peau à la hauteur des points vitaux. Le terme «moxa» est issu du japonais

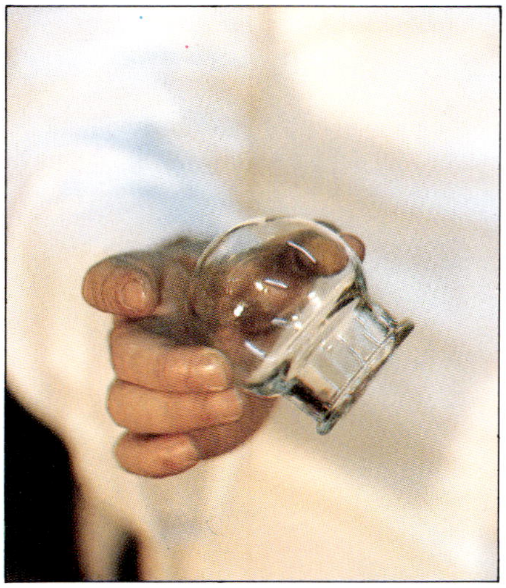

et signifie herbe combustible. C'est un matériau doux et duveteux formé d'un composé d'herbes, roulé dans du papier de riz pour former des tubes de la dimension d'un gros cigare. Un bout du bâtonnet est allumé et celui-ci est posé sur la peau de manière à ce que le bout allumé soit distant de trois à quatre centimètres environ de la peau. Les effets thérapeutiques du moxa pénètrent la peau pour irradier dans les méridiens. L'herbe la plus communément utilisée dans les moxas est l'armoise, l'*Artemisia vulgaris*. La moxibustion sert à une grande variété de traitements, notamment les oreillons, les saignements du nez, les saignements vaginaux, l'arthrite et les rhumatismes, les froissements de nerfs et les engourdissements musculaires.

LES CATAPLASMES: On retrouve dans les cataplasmes un grand nombre d'ingrédients utilisés dans les prescriptions médicales internes. Les herbes sont d'abord réduites en poudre pour être mélangées à sec et conservées. Lorsqu'elles sont sur le point d'être employées, un peu de la poudre est mélangée à de l'eau jusqu'à obtenir la consistance du beurre. La mixture est étalée en couche épaisse sur un tissu ou du papier ciré et fermement appliquée sur la zone à soigner. Les cataplasmes doivent rester en place pendant huit à douze heures. L'association de l'humidité avec la chaleur du corps active le mélange qui chasse le *qi* malsain et irradie des vapeurs curatives. Les cataplasmes sont utilisés dans les traitements de l'arthrite et des affections

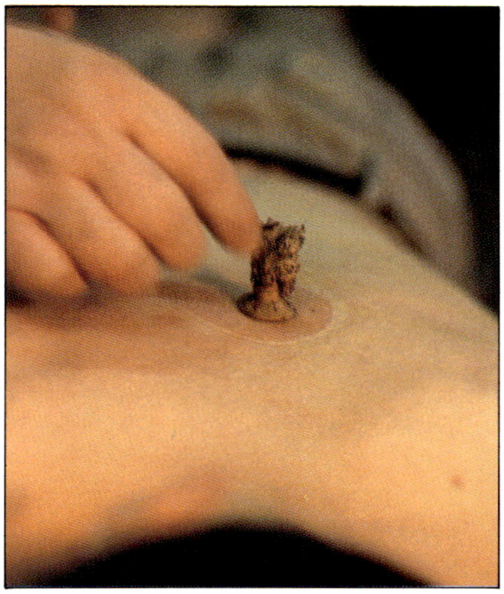

rhumatismales, des douleurs dorsales, des luxations, des méridiens engorgés, des désordres nerveux, des ecchymoses, des enflures et des abcès. Ils sont généralement appliqués à la suite des séances de massage ou d'acupression. Très souvent, les principaux ingrédients du cataplasme figurent également dans les ordonnances de médicaments à usage interne faisant partie du traitement.

Les techniques de thérapeutique externe décrites ci-dessus peuvent toutes être associées à des traitements internes, et elles sont toutes conformes au schéma théorique du yin-yang et des Cinq Eléments. Ici comme ailleurs, le synchrétisme plutôt que la spécialisation forme le concept clé.

Aliments, Sexualité Et Longévité

L'alimentation et la sexualité sont les deux conditions *sine qua non* à la survie et à la propagation de l'espèce. Tout le reste est superflu. Ce sont les instincts les plus primaires et les plus puissants que nous ayons et sont donc les indicateurs fondamentaux de notre état de santé et les plus sûrs moyens d'atteindre la longévité.

La nourriture, surtout, est une cure permanente et forme la base de la médecine chinoise préventive. Avec de bonnes habitudes diététiques

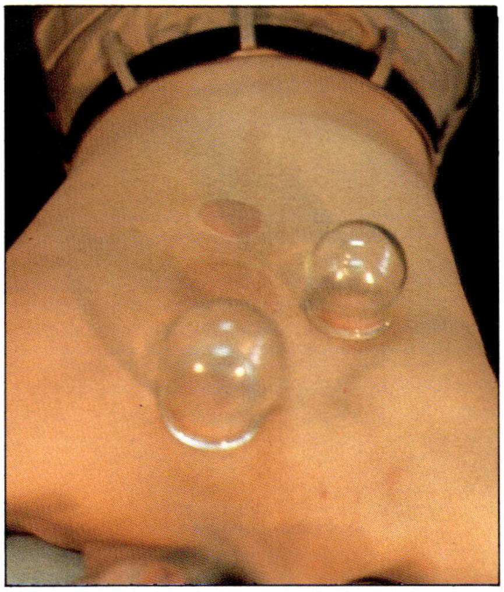

même lorsque la maladie frappe, ses effets seront moins handicapants et la guérison plus rapide. En Chine, la nourriture est un médicament.

La médecine chinoise traditionnelle est si étroitement liée à la nourriture qu'elles sont inséparables. Certains aliments opèrent comme catalyseurs dans des traitements naturels, tandis que d'autres agissent comme neutralisants. Certains aliments sont donc soit recommandés soit prohibés pendant les traitements. Les aliments sont classés suivant un système de catégories identique à celui servant à l'identification des substances médicinales: les Quatre Energies (chaude, tiède, froide, fraîche); les Cinq Saveurs (poivré, doux, aigre, amer et salé); le yin et le yang; les toniques et sédatifs; etc. Les substances et les préparations médicinales sont souvent

Les ventouses et la moxibustion sont employés dans le traitement des rhumatismes et des douleurs musculaires. Les ventouses sucent «l'humidité» et la moxibustion réchauffe les méridiens.

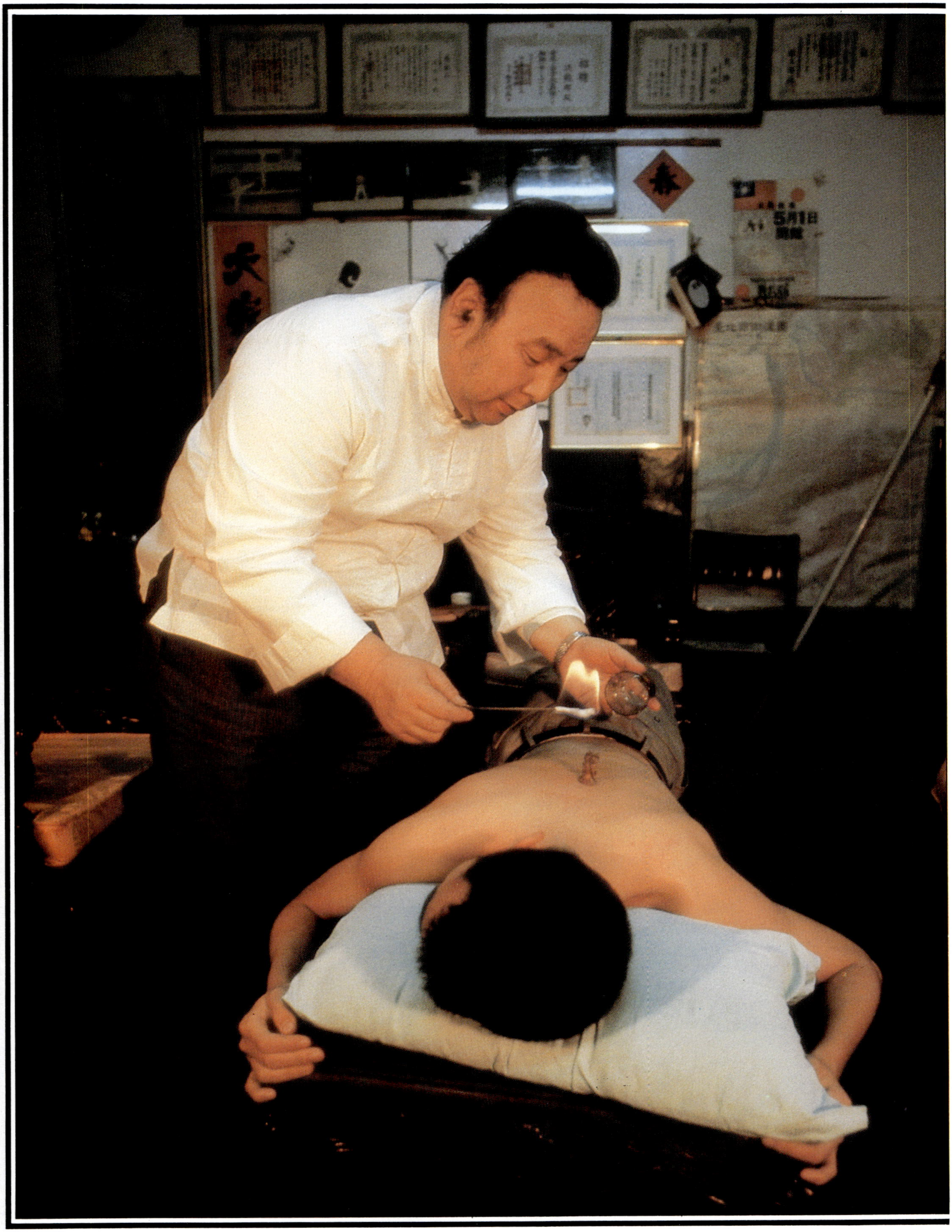

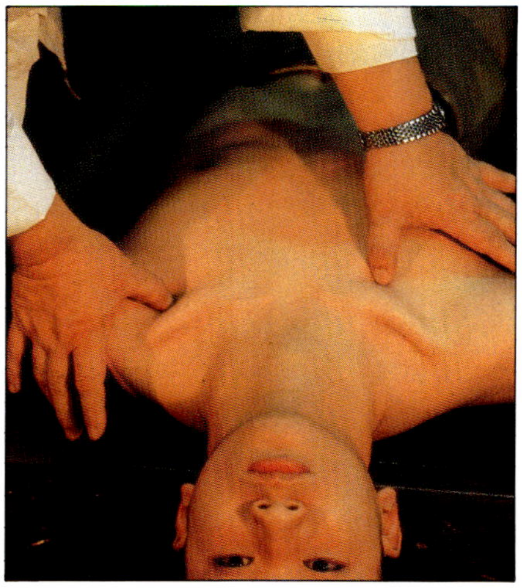

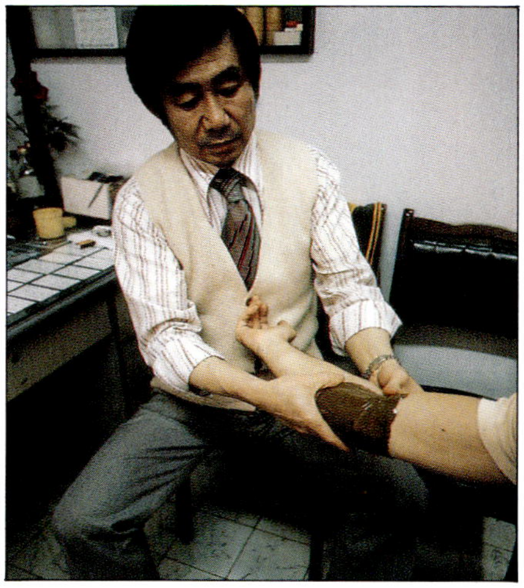

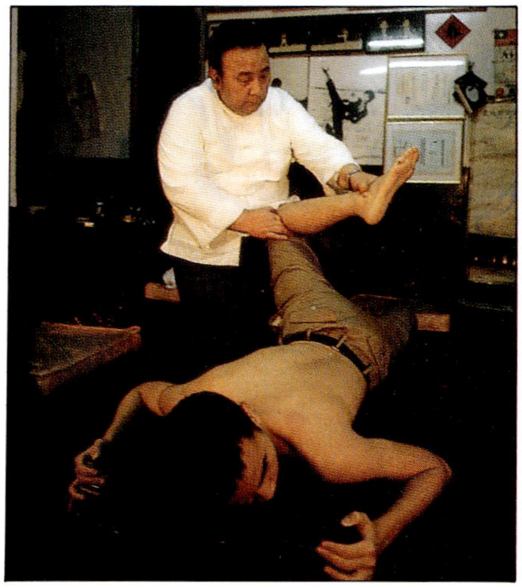

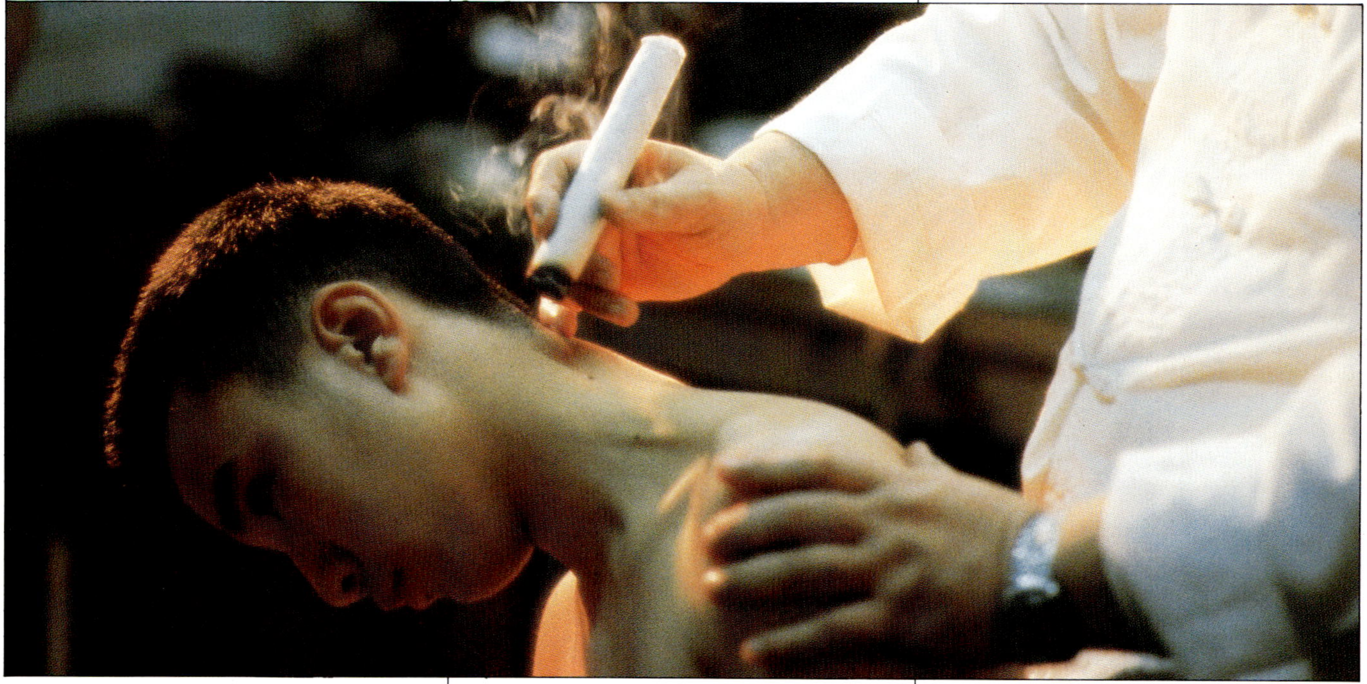

mélangées aux aliments, tandis que d'autres doivent être prises à jeun. Bon nombre d'épices présentes sur les étagères des cuisines occidentales sont communément utilisées comme substances médicinales en Chine. En Chine, le domaine de la cuisine et celui de la clinique coïncident et la plupart des ordonnances médicales sont préparées à la cuisine. Les médecins chinois suivent l'ancien dicton de Sun Simiao: essayez d'abord la nourriture, et les médicaments seulement une fois que la nourriture n'a pas eu d'effet.

Les principes à l'œuvre dans la thérapeutique alimentaire sont les mêmes que ceux de la thérapeutique herbale. Après avoir consommé un met riche en aliments chauds, tels qu'agneau, gingembre, cacahuètes, piments, etc., vous pouvez évitez l'apparition des symptômes d'«excès de chaleur» en prenant quelques desserts «frais» tels qu'oranges ou citrons verts, pastèques (les plus frais de tous), papayes, etc. Les cuisiniers chinois ont toujours été au fait de la nature pharmaceutique des produits qu'ils préparent. Il est donc normal qu'un festin chinois établisse un équilibre exact non seulement entre les parfums, les arômes, les consistances et les couleurs, mais aussi entre les énergies et les essences que les aliments apporteront à l'organisme. La nourriture chinoise de qualité se mélange bien dans l'estomac, se digère facilement et diffuse rapidement dans l'organisme.

Une vie sexuelle bien réglée constitue l'autre face de la médaille longévité. Dans ses *Recettes précieuses*, Sun Simiao affirme que: «Un homme peut jouir d'une bonne santé et mourir vieux s'il émet son liquide séminal deux fois par mois ou douze fois par an. Si, en outre, son régime alimentaire est sain et s'il pratique des exercices physiques, il pourra atteindre à la longévité.»

Le docteur Sun vécut jusqu'à 101 ans en respectant cette règle. Son rythme personnel d'émission spermatique était d'une fois tous les cent coïts, bien qu'il considéra ce chiffre comme trop sévère pour un homme ordinaire. Dans un autre traité du 7e siècle intitulé *Principes de la Longévité*, Maître Liu Ching nous a laissé sa

théorie d'une sexualité réglée pour l'homme: «Au printemps, un homme peut se permettre d'éjaculer une fois tous les trois jours. En été et en automne, deux fois par mois. Durant l'hiver, l'homme doit épargner sa semence et s'abstenir d'éjaculer. La Voie du Ciel indique d'épargner sa semence durant l'hiver pour accumuler l'essence yang. Tout homme peut atteindre la longévité s'il se conforme à cette règle. Une éjaculation dans le froid de l'hiver est cent fois plus nocive qu'au printemps.»

Un des effets thérapeutiques du vin de printemps est de tonifier et renforcer les tissus de l'urètre et du spermiducte, de manière à pouvoir appliquer efficacement les techniques de rétention. Ces pratiques taoïstes ont non seulement été utilisées avec succès par d'inommbrables adeptes à travers les âges, mais les principes médicaux qui les sous-tendent ont été confirmés par des recherches scientifiques récentes en Occident.

Dans une étude menée en 1974 à l'Institut de Psychiatrie Max Planck à Munich, les chercheurs ont découvert qu'une augmentation substantielle de testostérone dans le flot sanguin de 75% des hommes pouvait être produite par le spectacle d'un film modérément érotique. Qu'on imagine alors l'augmentation du taux d'hormone du sujet engagé dans une réelle activité sexuelle. Les chercheurs allemands ont ensuite découvert que les hommes bénéficiant d'un taux élevé d'hormones dans le sang et d'un sperme riche et dense ont une résistance exceptionnelle aux maladies et sont absolument immunisés à l'égard de certaines. Cette nouvelle fut annoncée comme une grande découverte dans la presse internationale!

Les médecins chinois ont toujours soutenu qu'une production insuffisante d'«hormone vitale» — des glandes surrénales vides — ont pour corollaire une faible résistance aux maladies et une vie brève. Les toniques naturels qu'ils prescrivent pour cette affection stimulent la production d'hormones, enrichissent et épaississent le sperme. La fonction de cette thérapeutique n'est pas aphrodisiaque — bien que cet effet se manifeste chez les personnes saines — mais médicale: elle est destinée à accroître la vitalité; renforcer la résistance et promouvoir la longévité. Les techniques taoïstes de rétention du liquide séminal afin de préserver l'essence vitale peuvent être considérées comme complémentaires des traitements internes et externes par les herbes.

La longévité a toujours été un accomplissement prisé et envié par les Chinois. Cependant, la longévité qu'ils convoitent est aussi éloignée que possible des longues années de vieillesse passées dans une chaise roulante ou dans des maisons de retraite, dans l'impuissance sexuelle et l'incapacité de s'alimenter seul, certains des maux associés au grand âge en Occident. Les Chinois espèrent vieillir en bonne santé, en restant

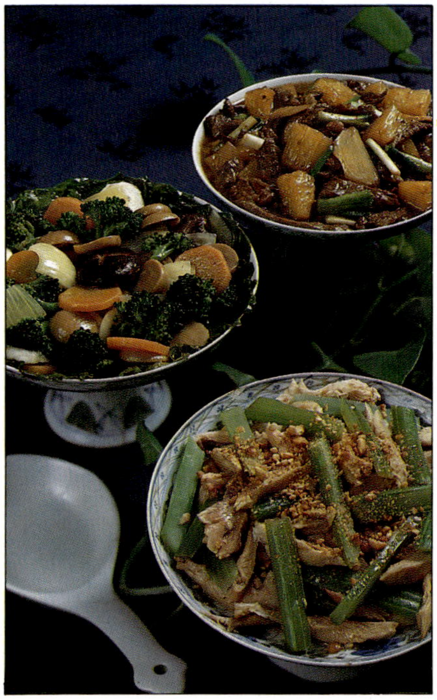

pleinement actifs et alertes jusqu'au dernier jour. La médecine traditionnelle, avec ses toniques et fortifiants en particulier, est ainsi souvent employée par les personnes passant de la maturité au troisième âge, quand la dégénerescence des fonctions de l'organisme s'accélère et que la nourriture et la sexualité ne suffisent plus à freiner le vieillissement.

Les médicaments naturels promeuvent la longévité en améliorant le tonus musculaire et organique, et celui d'autres tissus, et en stimulant leurs fonctions naturelles, si bien que le corps vieillissant peut continuer de bénéficier au maximum de la nourriture, de la sexualité, des exercices physiques et respiratoires. Rien ne sert de tonifier son organisme par l'ingestion d'onéreuses concoctions médicinales pour l'abîmer par une mauvaise alimentation, une sexualité débridée et une mauvaise hygiène de vie. Mais par ailleurs, les simples et les substances médicinales naturelles peuvent doubler, voire tripler, les bienfaits que le corps retire d'une alimentation correcte, d'une sexualité contrôlée et d'une bonne hygiène de vie. Les préparations médicinales chinoises sont des agents équilibrants, qui règlent la circulation complexe des courants d'énergie vitale et des forces cosmiques qui traversent le corps. Elles promeuvent la santé et la longévité mais ne les garantissent pas. Ces substances ne peuvent que maintenir l'organisme en équilibre et un bon état général, le reste est l'affaire de l'individu.

CI-CONTRE Dans le traitement des rhumatismes, de la sciatique et de la paralysie neurologique, la technique du massage est employée avec les cataplasmes et la moxibustion. CI-DESSUS Les régimes alimentaires font partie intégrante de la panoplie des traitements à la disposition du malade.

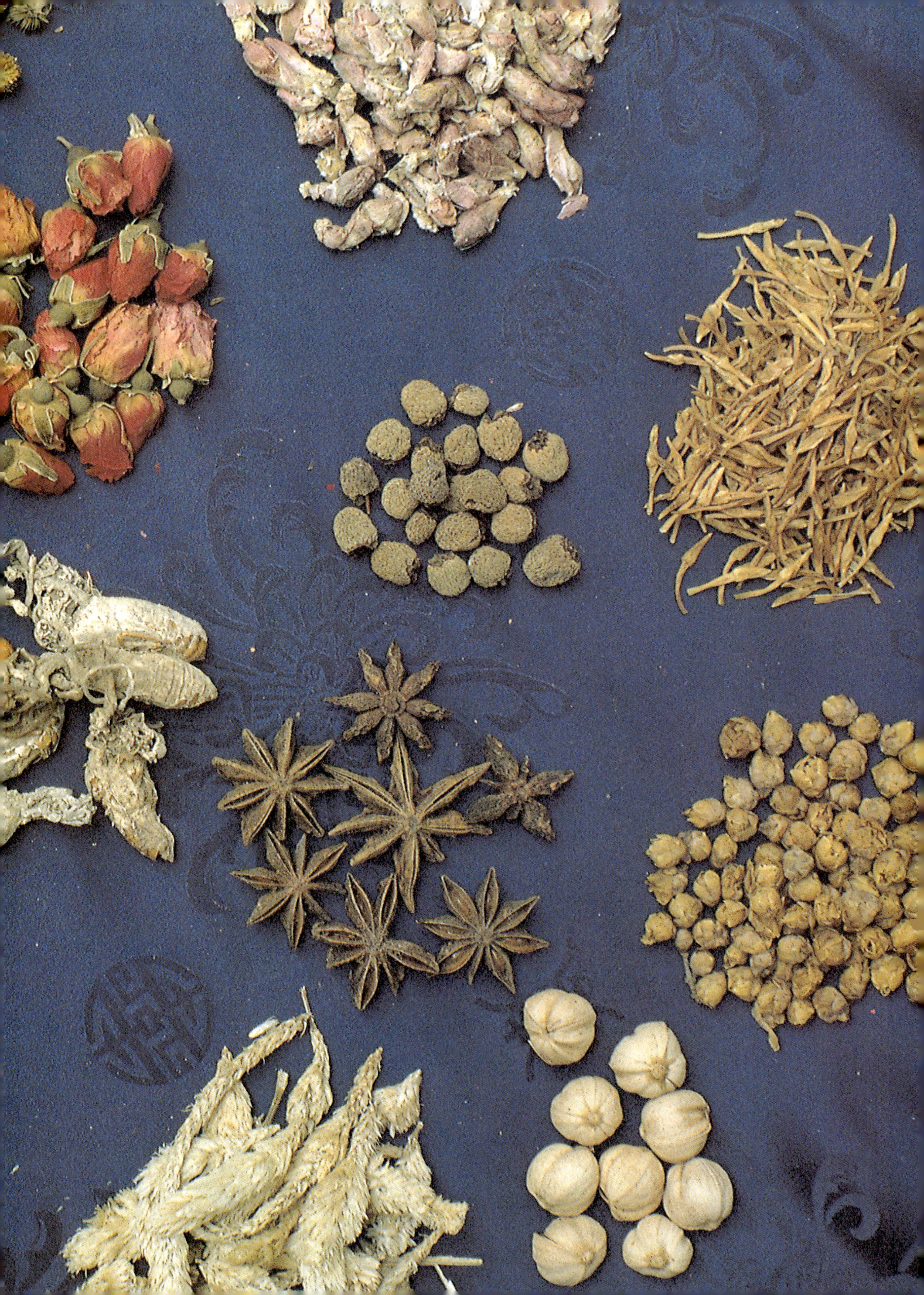

Chapitre V

Une Corne d'Abondance

La médecine chinoise traditionnelle aujourd'hui

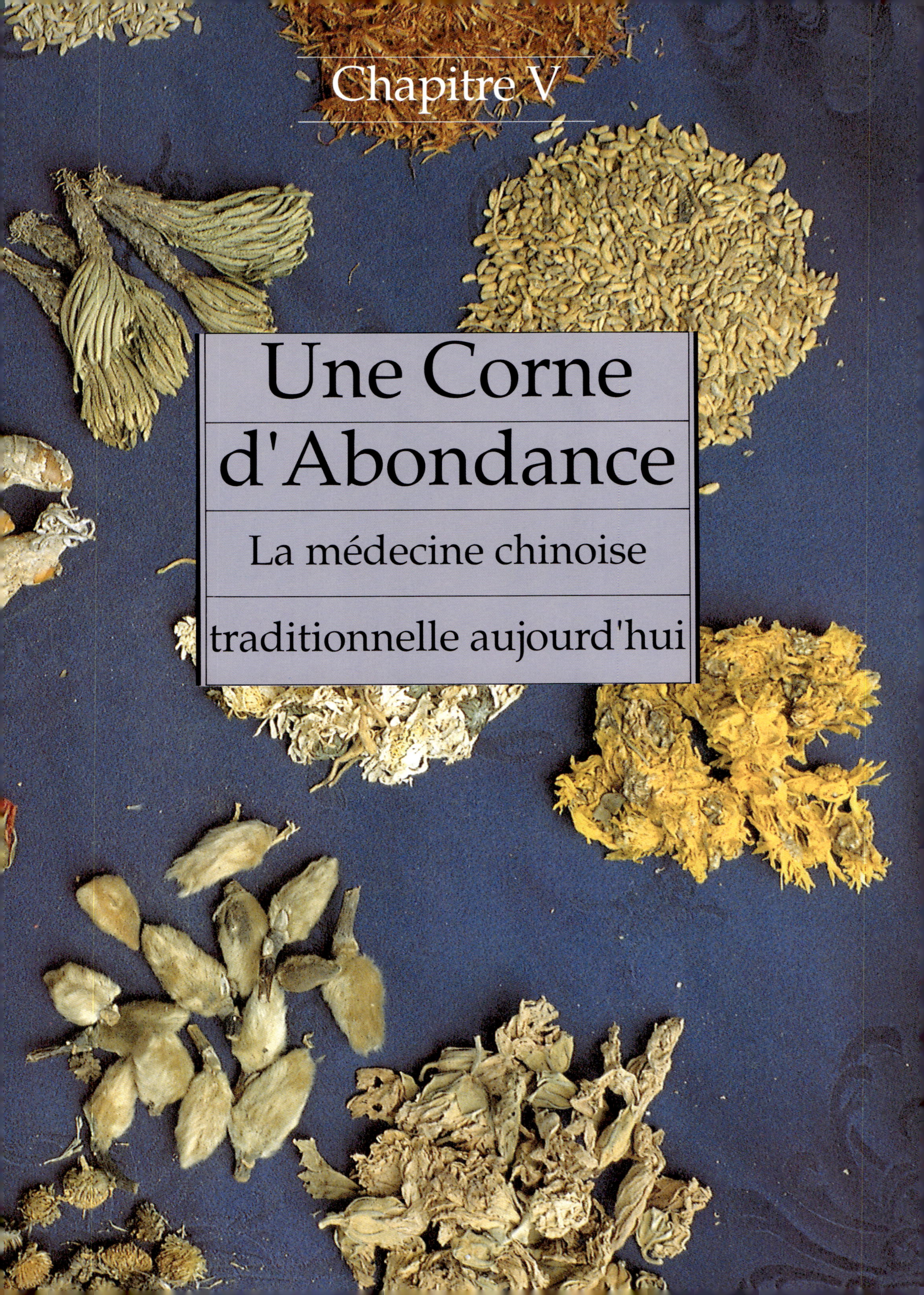

La médecine chinoise naturelle est dépendante des vastes domaines de la nature, qui se renouvellent constamment en dépit des déprédations des hommes. Tant qu'il y aura du soleil et de la pluie, des arbres et des fleurs, des animaux et des poissons, la terre et la mer, il y aura des matières premières pour la médecine. La nature a peu changé depuis la naissance de l'herboristerie chinoise, il y a plus de 5000 ans. Il en est de même des techniques de base de la médecine chinoise et des théories qui les sous-tendent, modelées précisément sur la nature. Cependant, de nouveaux simples, de nouvelles préparations, de nouvelles applications

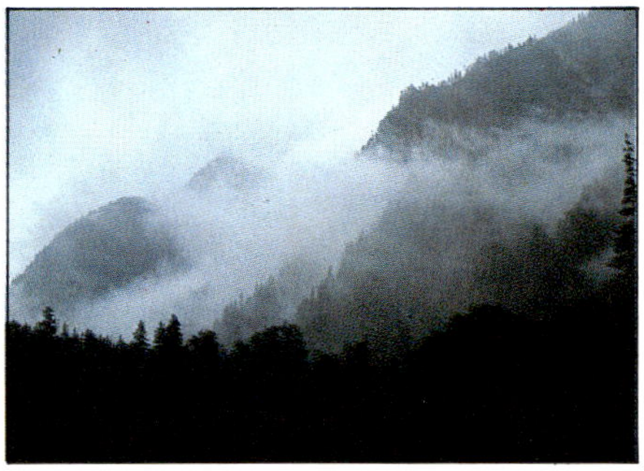

fondés sur le savoir ancestral sont développés tous les jours par des praticiens contemporains de l'ancien art chinois de la guérison. Dans ce chapitre, nous donnons d'abord un aperçu des sources actuelles des plantes médicinales chinoises, comment elles sont récoltées, séchées et conservées, et où elles sont vendues. Sont présentés ensuite quelques développements modernes dans ce domaine ainsi que deux médecins chinois contemporains, un taoïste et un confucianiste, qui exercent toujours cet art millénaire.

Culture, Récolte, Cueillette Séchage Et Conservation Des Plantes

Les meilleures simples chinois croissent naturellement en Chine. Les montagnes escarpées et les vallées profondes du Sichuan ont depuis toujours fourni les sources les plus riches

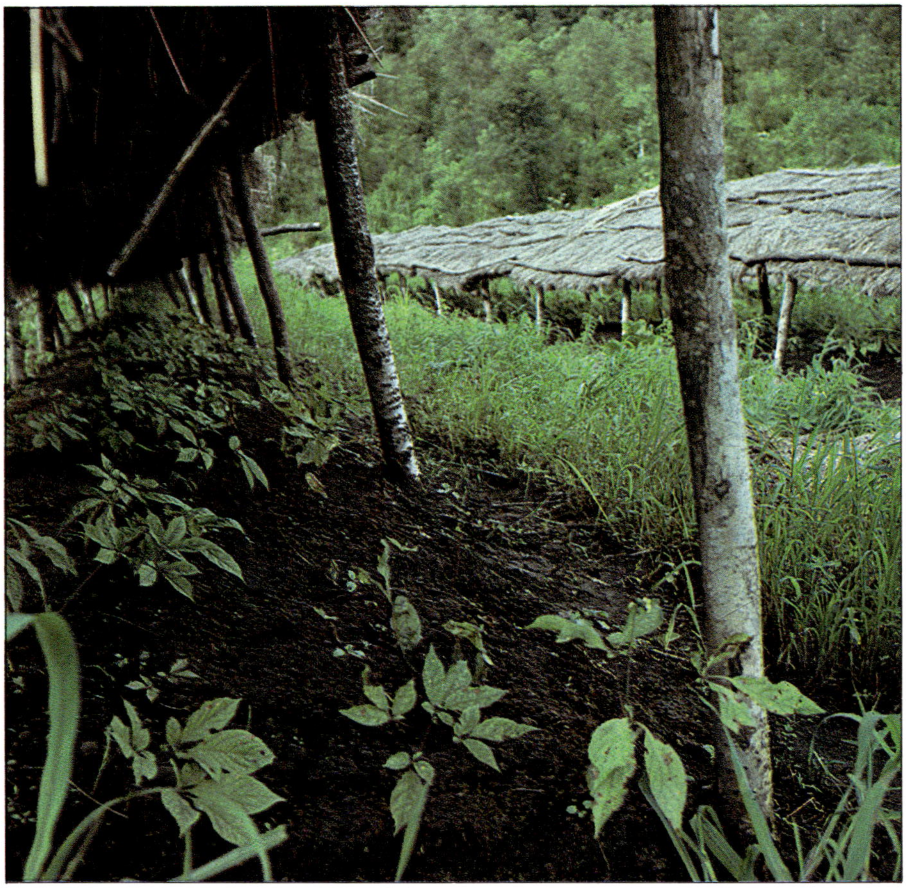

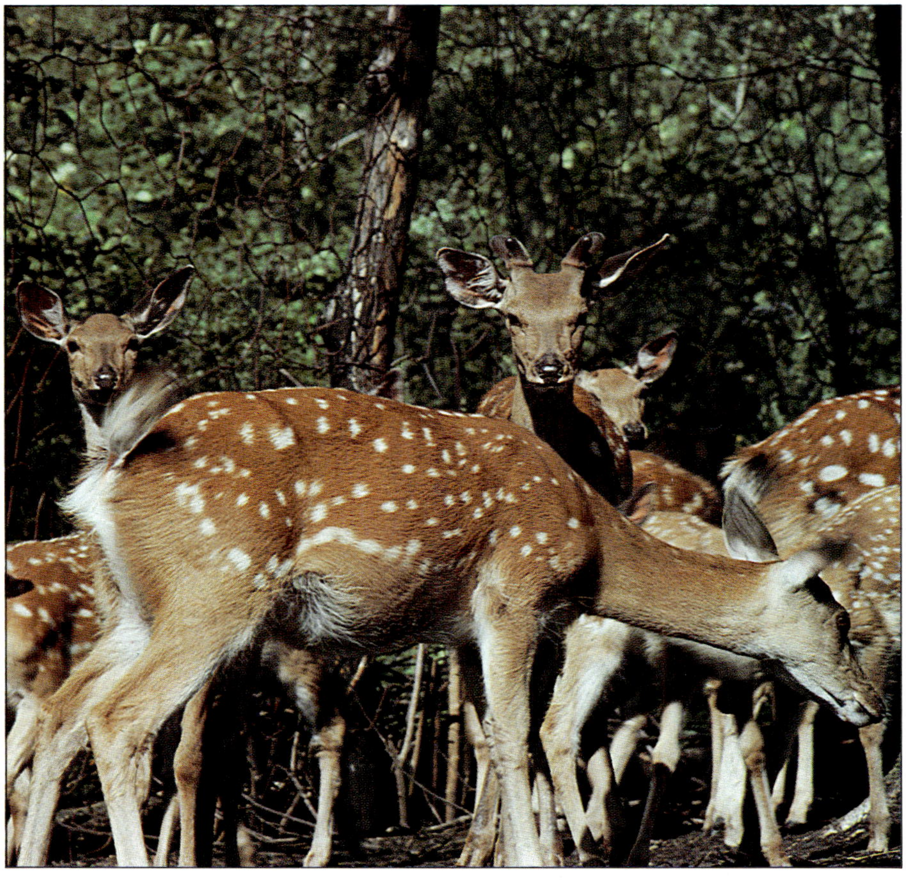

L'immense pharmacopée de la médecine traditionnelle chinoise provient directement de la nature, des mondes animal, végétal et minéral.

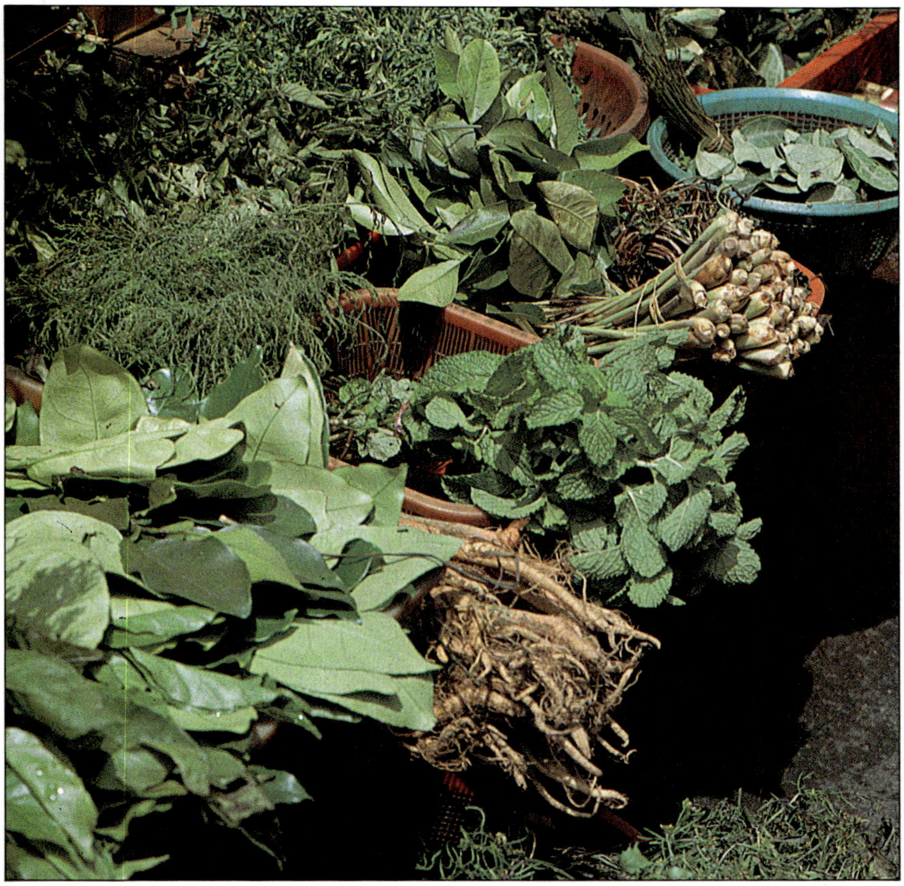

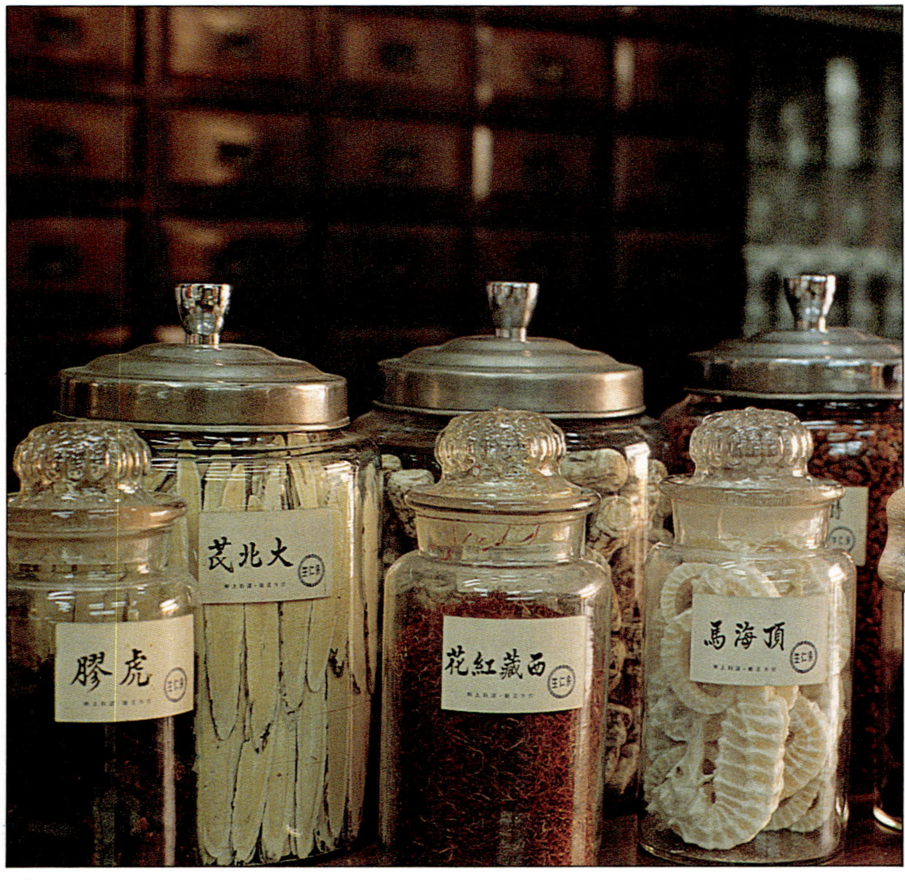

de plantes sauvages aux vertus puissantes: plantes dont le développement et la propagation dépendent de la nature et non de l'homme. Nombre d'entre elles ne peuvent être cultivées; on doit les chercher dans leur environnement naturel, sauvage. Les conditions géographiques et climatiques uniques qui prévalent au Sichuan semblent répondre aux exigences de beaucoup de plantes parmi les plus utiles. Certaines poussent mieux dans des conditions extrêmement rudes, et cet environnement adverse semble être la source de leur puissance. Certaines des plantes les plus puissantes, comme les racines de ginseng, épuisent le sol dans lequel elles poussent au point où rien d'autre n'y croît pendant de nombreuses années après la récolte de la plante.

Les autres provinces méridionales comme le Yunnan, le Guizhou, le Guangxi et le Guangdong possèdent également faune et flore naturelles fournissant les matières premières du *ben cao*. Les herbes cultivées – celles qui dépendent de la sélection artificielle des graines, des greffes, de la fertilisation, de l'irrigation ou d'une autre assistance humaine – poussent bien dans les régions luxuriantes du

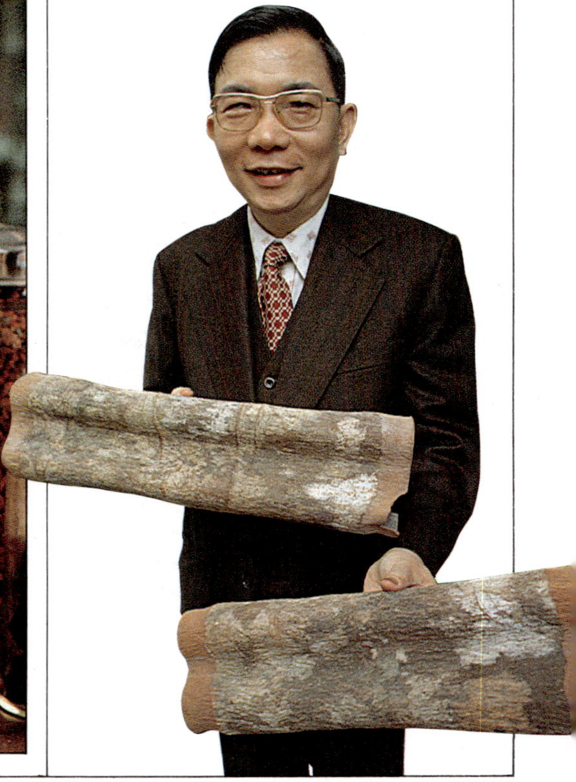

sud de la Chine. La culture des plantes médicinales constitue une branche importante du secteur agricole dans cette région du pays.

En Chine du Nord poussent plusieurs des plantes toniques puissantes telles le ginseng, l'*Astragalus membranaceus* et le *Lycium chinense*. C'est aussi ici que l'on trouve le célèbre daim tacheté: velours, bois, sang et bile du daim sont employés en médecine chinoise. Aujourd'hui, les daims tachetés sont élevés dans de vastes fermes en Mandchourie pour répondre à l'importante demande pour l'un des toniques les plus puissants et les plus recherchés: les bois de daim. Ces bois sont coupés sur l'animal encore vivant – une opération douloureuse pour l'animal – pour que la même harde reproduise la précieuse matière d'une année sur l'autre. Quand le daim est trop vieux pour régénérer de nouveaux bois, l'animal entier est utilisé.

De nouvelles sources d'ingrédients médicinaux font l'objet de recherches constantes. L'Asie du Sud-Est fournit un certain nombre de plantes et d'animaux et même l'Amérique du Nord exporte un article médicinal en Extrême-Orient, le ginseng américain. Il s'agit d'une autre espèce de ginseng qui pousse à l'état sauvage en Amérique du Nord; très puissant, il se vend à bon prix sur le marché asiatique. Les Etats du nord des Etats-Unis, tels le Minnesota et le Nord Dakota ont récemment commencé à exporter des bois de daim en Asie du Sud-Est.

Les médicaments tirés de minéraux ou d'animaux de sources non chinoises sont généralement plus satisfaisants que les simples qui sont beaucoup plus spécifiques et sensibles aux conditions uniques de sol et de climat prédominantes en Chine. Les énergies essentielles, le parfum et les effets des plantes utilisées dans la médecine chinoise ont été déterminées à partir des variétés originaires de Chine. Des variétés poussant ailleurs peuvent avoir des propriétés pharmaceutiques très différentes, et il faut des siècles pour déterminer leurs affinités naturelles et leurs effets pharmaco-dynamiques. Heureusement pour les communautés chinoises d'outre-mer, les transports modernes permettent l'acheminement aisé des produits originaires de Chine.

Les parties de la plante utilisées dans un but médicinal diffèrent selon la variété. Pour quelques plantes, seules les racines ont une utilité médicale; pour d'autres, seules les tiges, les fleurs, les graines ou les feuilles sont utilisées. Il existe aussi des plantes qui sont employées entières et d'autres dont chaque partie a une fonction très distincte. Par exemple, les racines et tiges de la *ma huang* (*Ephedra sinica*) contiennent de l'éphédrine, médicament préventif contre l'asthme bronchique, mais les nœuds ont une action totalement opposée et remplissent des fonctions tout à fait différentes. Comme différentes parties des plantes mûrissent et sont médicalement actives à différents moments de l'année, il est important de récolter les parties médicinales de chaque variété au moment adéquat.

Les racines et rhizomes, qui poussent dans le sol, sont le plus puissant à la fin de l'automne et au début du printemps, quand s'y concentre l'ensemble des éléments nutritifs des plantes. On collecte les écorces entre février et mai, quand leur humidité est la plus élevée. On cueille la plupart des feuilles juste avant que les

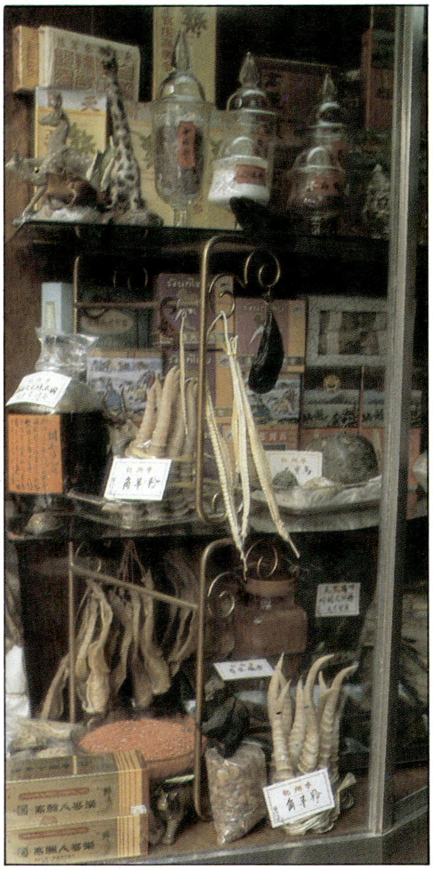

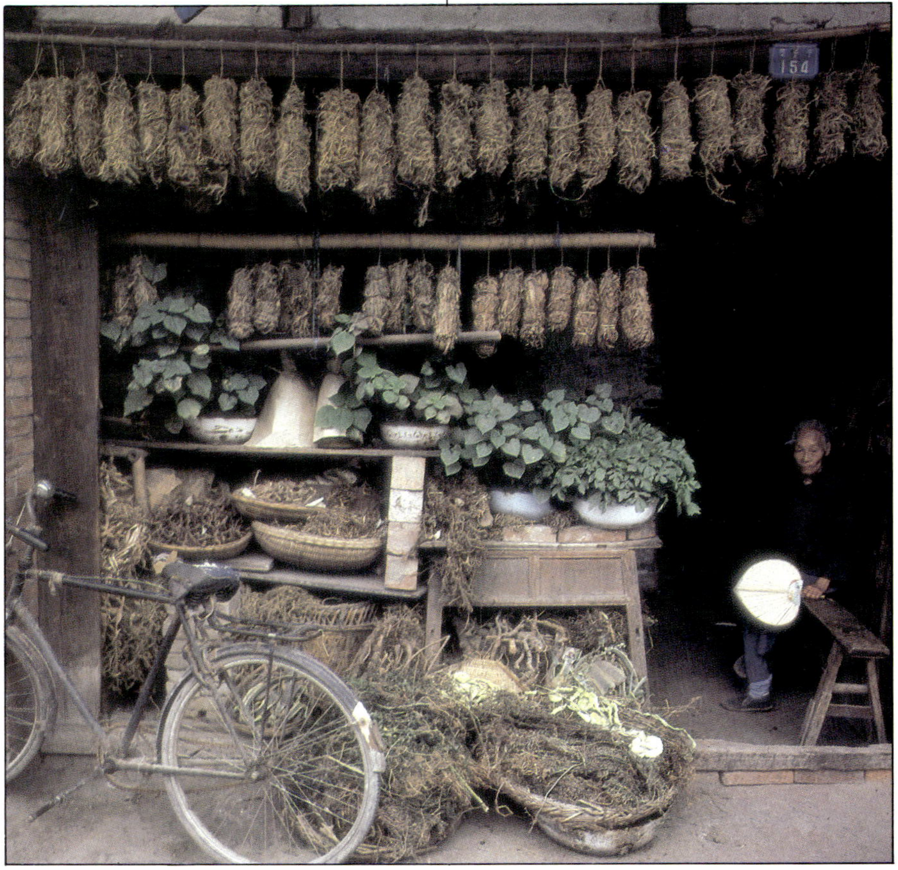

fleurs ne s'épanouissent, bien qu'on puisse récolter certaines variétés en automne quand elles commencent à tomber.

Le choix d'une date est encore plus important pour la cueillette de fleurs médicinales parce que la floraison de la plupart des plantes est généralement très brève. Les fleurs sont récoltées entre mars et mai, et entre juillet et août, selon l'époque à laquelle elles commencent à s'épanouir. Elles devraient être cueillies en bouton, ou au moment de la floraison, et doivent être séchées immédiatement au soleil.

Les fruits utilisés en médecine naturelle sont généralement cueillis mûrs. Cependant, quelques variétés, comme les *wu mei* («prunes noires», *Prunus mume*) sont employées vertes. Les graines sont aussi récoltées après maturité. Certaines sont ramassées directement sur le sol, tandis que d'autres sont récoltées sur les fruits mûrs, desséchés, avant qu'ils ne s'ouvrent.

Après la cueillette, il faut appliquer aux plantes un traitement approprié pour en tirer le maximum d'efficacité. La première étape consiste à les trier. Au terme d'une journée de cueillette, le panier du cueilleur contient une variété de plantes et de parties de plantes, ramassées suivant la saison et la maturité des plantes. On commence par ôter les débris, impuretés et parties non-médicinales des plantes. Puis on sépare les plantes et les parties selon leur utilisation.

Après le tri, on lave soigneusement les plantes pour enlever débris et poussière restantes. Avant lavage, on retire les fleurs qui seront séchées séparément. Certaines plantes ne devraient pas être lavées du tout.

La plupart des simples sont séchées au soleil direct, ce qui en assure la meilleure conservation. Pendant la saison des pluies, ou par temps nuageux, on peut sécher les plantes à l'intérieur autour d'un feu. Les aromates, comme la menthe, sont séchés à l'ombre, dans un endroit bien ventilé. Les parties animales doivent être passées à la vapeur pour tuer parasites et œufs avant leur séchage.

Une fois parfaitement sèches, les plantes sont coupées en tranches et en formes qui en facilitent l'entreposage. Les racines épaisses, rhizomes et plantes rampantes ligneuses sont découpées en tranches fines; les écorces et feuilles sont découpées en longues lanières fines. Les fleurs et graines sont rangées et expédiées entières. Après avoir découpé, débité et sectionné les différents produits, on doit les étiqueter sans délai afin d'éliminer les risques d'erreur d'identification et un usage erroné des médicaments. Quand les plantes sont livrées chez l'herboriste, elles sont rangées dans des tiroirs en bois, des récipients en céramique ou des bocaux de verre, toujours dans un endroit froid, sec et bien ventilé. Les produits entreposés doivent être examinés régulièrement pour détecter moisissure, insectes, perte d'huile et autres détériorations. Elles sont fréquemment exposées au soleil et à l'air, surtout pendant la saison des pluies, afin d'éviter de tels problèmes.

La cueillette des simples doit s'effectuer en prenant soin de ne pas trop récolter dans une zone donnée, de manière à préserver ces précieuses ressources. Un programme de récolte précis doit être suivi de façon à ne ramasser que la quantité suffisante pour les besoins du moment. Si possible, la récolte devrait être faite de façon à ce que la plante entière ne périsse pas et les racines devraient

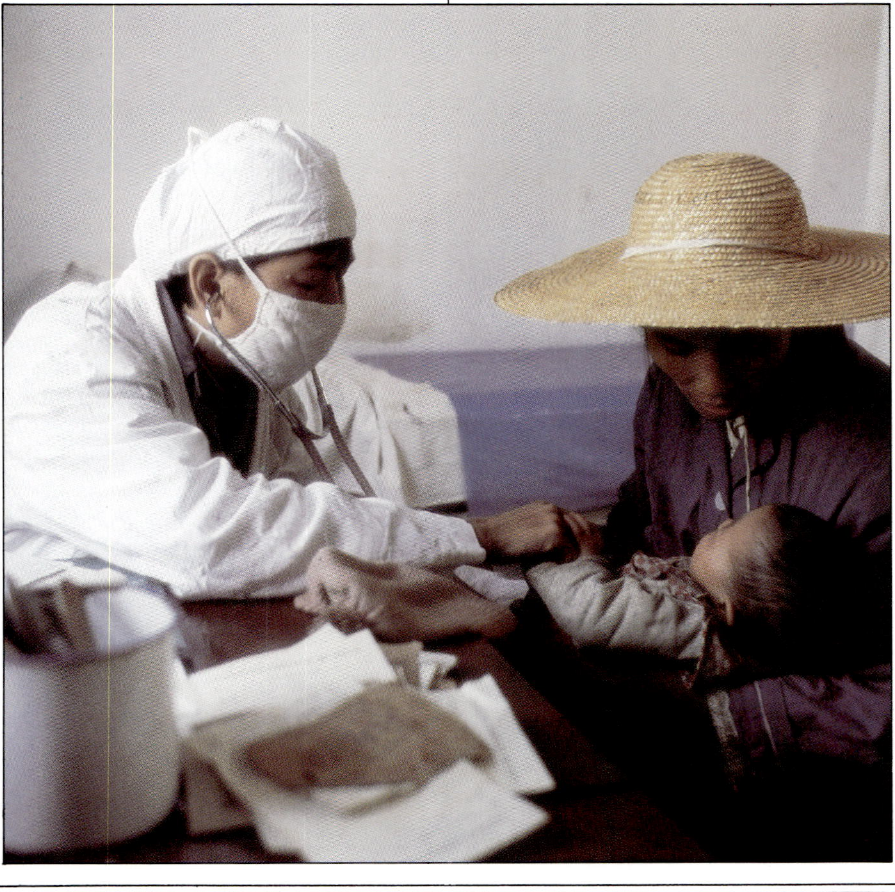

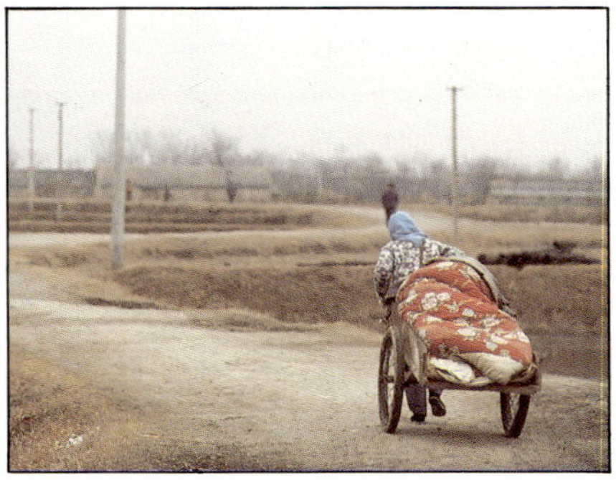

être laissées dans le sol. Si ce sont les racines qu'on récolte, il faudrait laisser la racine pivotante principale intacte. Quand on cueille des feuilles, il ne faut jamais dénuder entièrement une plante, ce qui la tuerait. Il en va de même pour les écorces.

Une utilisation intelligente et systématique des simples sauvages et cultivés est essentielle pour assurer un approvisionnement adéquat des ingrédients vitaux. Quand des terres ou des forêts sont défrichées pour la

EN FACE Les ingrédients de la médecine naturelle chinoise. À GAUCHE Un médecin pieds-nus et un malade dans la Chine post-révolutionnaire. EN HAUT Une ambulance en zone rurale.

culture, par exemple, on devrait entreprendre une inspection approfondie des terrains concernés et récolter toutes les plantes aux propriétés médicinales. On ne doit jamais jeter ou brûler une plante ou une de ses parties sans en avoir déterminé les usages médicinaux potentiels. Les plantes médicinales qui s'adaptent bien à la culture devraient être plantées, dans la mesure du possible, dans de la terre prise dans la nature, sur les rives des ruisseaux et des mares, au bord des rizières et sur des talus. Une planification et une plantation adéquates assurent un approvisionnement suffisant en simples pour les

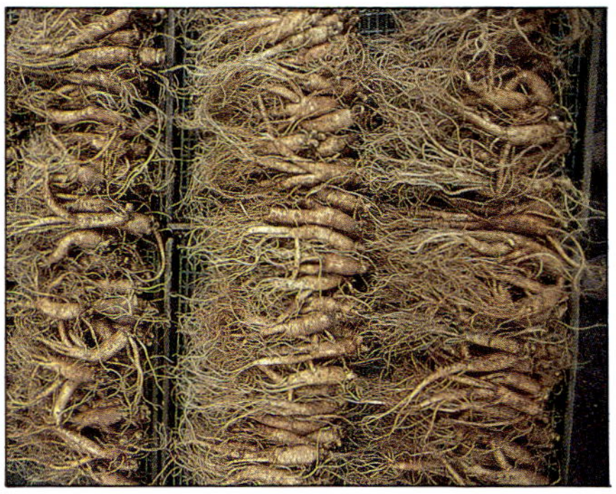

besoins normaux, ainsi que des réserves de soutien en cas d'urgence.

Le Commerce Des Plantes Médicinales

Aujourd'hui, on peut se procurer les plantes médicinales dans des herboristeries chinoises presque partout dans le monde, grâce à la demande des communautés chinoises d'outre-mer. Le commerce des plantes médicinales chinoises est concentré à Hong Kong, le principal débouché commercial de la Chine depuis 150 ans. Une fois que les plantes ont été récoltées et traitées en Chine, elles sont soumises à un contrôle de qualité rigoureux; seules les meilleures sont offertes à la vente sur les marchés internationaux. Les simples de meilleure qualité atteignent des prix très élevés et, dans le cas de quelques toniques vraiment rares mais puissants, les prix peuvent n'être abordables que pour les plus riches des magnats chinois d'outre-mer; mais le montant total contribue de façon non négligeable aux réserves de devises étrangères de la Chine.

Les plantes sont vendues au détail aux comptoirs pharmaceutiques des grands magasins de Hong Kong spécialisés dans la vente de produits de Chine, ainsi que dans les centaines de petites herboristeries privées qui y prospèrent. Les grossistes de Hong Kong approvisionnent les détaillants locaux et le marché international. Plus on s'éloigne de Hong Kong et plus les drogues sont chères. Dix mille dollars est-il un prix raisonnable pour payer une vingtaine de grammes d'une variété exotique de racine de ginseng? Paieriez-vous 250 dollars pour une minuscule boulette noire racornie censée être le testicule séché d'une espèce rare de daim? A Hong Kong, ces prix sont demandés et obtenus. De tels articles sont, bien sûr, les Cadillacs des plantes médicinales et seuls les très riches peuvent se les offrir. Mais il y a sur les rayons des herboristeries chinoises des produits qui répondent à toutes les bourses et à tous les besoins; en fait nombre des meilleures drogues sont très communes et d'un prix accessible. Les ordonnances médicales chinoises sont, bien souvent, moins chères que leurs contreparties occidentales à base de produits chimiques et sont donc plus facilement accessibles aux classes plus démunies. Hommes et femmes, jeunes et vieux, riches et pauvres, presque tous les Chinois du monde ont recours aux plantes, au moins à certaines occasions au cours de leur vie.

Il arrive que les plantes médicinales les plus puissantes et les plus demandées soient soumises aux fluctuations de l'offre et de la demande. Par exemple, le *bai yao* du Yunnan, la poudre cicatrisante blanche faite de «vernis des montagnes», se trouve aujourd'hui en abondante quantité dans toutes les pharmacies de Hong Kong pour moins de 2 dollars la fiole, alors qu'il y a quelques années, au plus fort de la guerre du Viêt-nam, il était généralement impossible d'en trouver, à n'importe quel prix. Tous les stocks étaient expédiés à l'armée du Viêt-nam du Nord où la précieuse poudre faisait partie du paquetage de tous les soldats.

Taiwan, aujourd'hui l'une des communautés chinoises les plus riches et les plus traditionnelles du monde, est le plus grand consommateur de plantes médicinales de première qualité. Cependant, en raison de la vieille hostilité régnant entre Taipeh et Pékin, le commerce entre les deux régions est officiellement interdit. Tandis que le gouvernement taiwanais autorise certaines firmes de Hong Kong à acquérir des quantités limitées de plantes du continent pour transbordement à Taiwan, cet approvisionnement légal est loin de répondre à la demande réelle, surtout pour les toniques les plus exotiques. De plus, les droits d'importation sont astronomiques, rendant les prix exhorbitants. Il s'ensuit une contrebande florissante par le détroit de Taiwan qui fait pénétrer dans l'île près de 10 millions de dollars de précieuses plantes chinoises chaque année. Il est significatif que les bateaux de pêche taiwanais arraisonnés pour contrebande entre Taiwan et les côtes chinoises transportent généralement soit des antiquités, des lingots d'or ou des plantes médicinales. Même la politique ne peut se dresser entre les Chinois et leurs remèdes naturels les plus chers.

Développements Modernes

Malgré ses théories et ses techniques bien établies, la médecine naturelle chinoise continue de se développer de façon dynamique dans le monde moderne. Il est regrettable que les pouvoirs médicaux orthodoxes de l'Occident continuent à se méfier des théories et des pratiques de la médecine chinoise, car le système chinois comporte des intuitions profondes et des remèdes efficaces dont le monde entier pourrait tirer profit.

L'un des développements modernes auquel il a déjà été fait allusion est la production de spécialités pharmaceutiques naturelles raffinées à partir d'extraits de plantes brutes. On ne peut se fier à ces médicaments pour des maux aigus ou sérieux. Dans de tels cas, on doit obtenir des préparations spécifiques basées sur des diagnostics différentiels établis par des médecins chinois qualifiés. Pour les maladies chroniques et les faiblesses persistantes, cependant, les potions pharmaceutiques sont très efficaces. Elles contiennent les ingrédients essentiels requis pour une tonification graduelle et constante des organes internes. Les médicaments chinois modernes, tels que les capsules de gelée

royale, les pilules d'extrait de testicules ou de bois de daim, ou d'essence de ginseng sont tous des toniques doux mais efficaces quand on les utilise régulièrement sur une certaine période.

Un autre développement apporté par la technologie moderne est l'extraction et le raffinage des ingrédients actifs des plantes brutes jusqu'à obtention d'une essence pure très concentrée. Cette essence végétale est injectée directement dans des points d'énergie vitale le long des principaux méridiens. En raison de l'affinité naturelle des plantes médicinales pour un organe spécifique, l'essence a un effet immédiat sur le méridien de cet organe quand elle est injectée directement sur l'un de ses points vitaux. L'effet est alors transmis à l'organe par le réseau du méridien. C'est un développement plus récent dans la médecine naturelle chinoise qui promet beaucoup. Il est intéressant de noter que cette application moderne d'un art ancien a été rendue possible grâce à la technologie occidentale.

Le développement contemporain le plus prometteur est peut-être la découverte d'un simple utilisable en toute sécurité pour le contrôle des naissances. Le Dr. Y.C. Kong, biochimiste et maître-herboriste à l'Université chinoise de Hong Kong, est actuellement à la tête d'un projet de recherche de plusieurs millions de dollars sponsorisé par l'Organisation Mondiale de la Santé pour le développement d'un contraceptif naturel sans danger et efficace. Il a déjà découvert la plante qui devrait aider à contrôler la croissance démographique du monde. «Nous sommes convaincus que cette plante peut être utilisée comme moyen efficace d'empêcher la gestation», déclare-t-il. En outre, la plante pousse naturellement et en abondance dans la plupart des zones tropicales et subtropicales. «Les femmes de la plupart des pays en voie

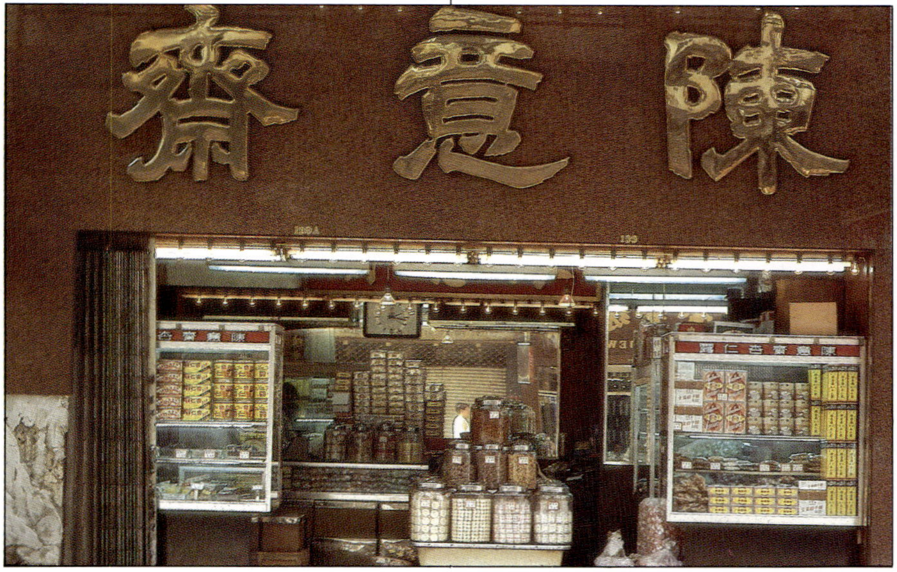

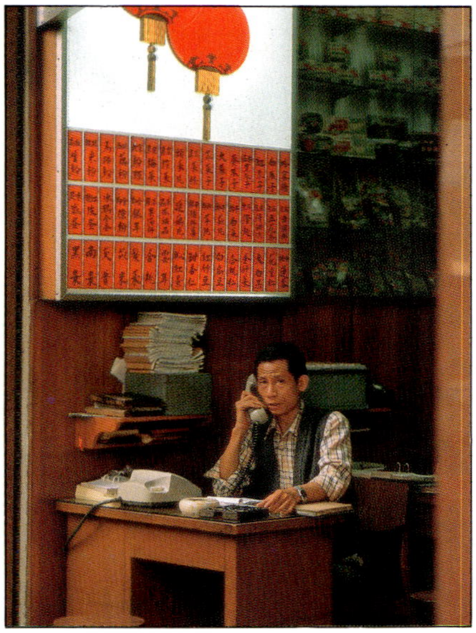

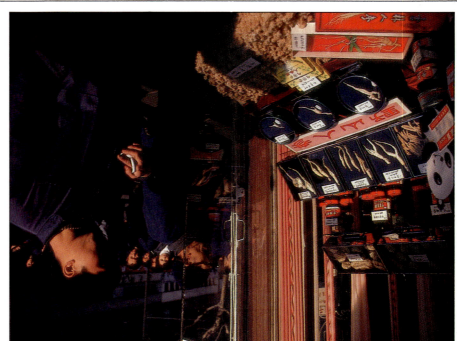

de développement pourront la récolter ou la cultiver et en faire des tisanes.» Le contraceptif par les plantes fonctionne le lendemain et ne provoque apparemment pas d'effets secondaires. Le Dr. Kong a été assiégé d'offres de laboratoires pharmaceutiques désireux de commercialiser cette panacée capable de résoudre le problème mondial de la population, mais il insiste que l'intérêt public doit primer. Quand ses recherches sur les effets secondaires à long terme et la toxicité de la plante seront achevées, il en soumettra les résultats à l'OMS.

En Extrême-Orient, une synthèse des attitudes traditionnelles chinoises et occidentales modernes à l'égard des traitements médicaux est déjà en

EN FACE Le ginseng sauvage, l'un des tonifiants les plus courants en Extrême-Orient. À GAUCHE Deux magasins de médecine traditionnelle chinoise. EN HAUT Les affiches rouges écrites à la main listent les herbes et les potions en vente au magasin.

cours. Le système hybride résultant est généralement appelé la «nouvelle médecine». Celle-ci est en grande partie dépendante de certains aspects de la technologie occidentale moderne, tels que laboratoires scientifiques intégrés, rayons X, analyses chimiques, biochimie microscopique, techniques de raffinage et d'épuration, électronique, optique, etc. Mais en ce qui concerne les théories fondamentales de la maladie et des applications pratiques de la thérapie, c'est le système chinois qui est généralement suivi.

Dans la Chine d'aujourd'hui, médecines chinoises et occidentales sont pratiquées côte à côte. Le manuel paramédical officiel chinois, appelé *Manuel des docteurs aux pieds nus* (*A Barefoot Doctor's Manual*, indique les traitements alternatifs et combinés chinois et occidentaux pour chaque type de maladie dont il est question. Dans la clinique d'une commune agricole de la province de l'Anhui, un journaliste occidental demanda au médecin-chef s'il employait plus les méthodes chinoises ou occidentales dans le traitement des maladies. «Les deux», répondit sans hésitation le médecin. Mais comment un docteur sait-il quand appliquer l'une ou l'autre des méthodes, voulut savoir le journaliste. «Par expérience», fut la réponse confiante et typiquement chinoise du médecin.

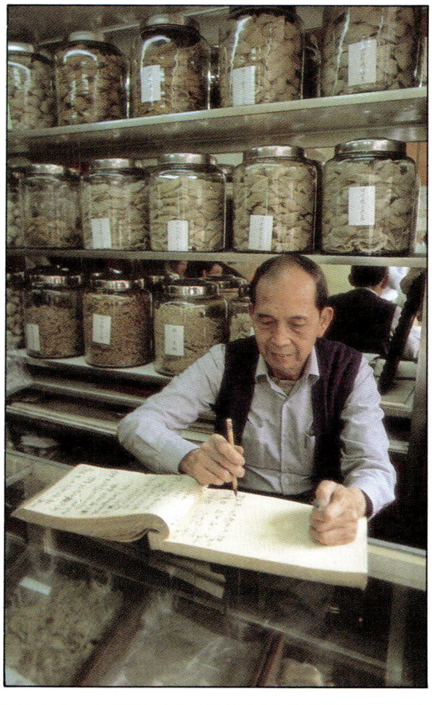

Les Chinois ont toujours été ouverts aux nouvelles expériences et expérimentations dans le domaine de la médecine, ce qui explique pourquoi leur système médical a toujours été le plus complet, le plus efficace et le plus souple du monde. Il le reste aujourd'hui. Il est peut-être approprié qu'on fasse davantage de recherches sur la nouvelle médecine en Orient. Greffer des disciplines scientifiques de recherche sur un système empirique est peut-être plus facile que d'embrasser la «sagesse de l'Orient», moins quantifiable, à partir de disciplines scientifiques.

Des Praticiens Modernes D'Un Art Ancien

De même que les herboristeries et les remèdes naturels qui ont peu changé depuis les dynasties Song et Ming, les médecins chinois continuent à pratiquer un art ancestral suivant les normes et les traditions établies par leurs aïeux. Les grands médecins chinois de l'antiquité, tels Hua Tao, Sun Simiao et Li Sizhen, ne seraient pas dépaysés dans certains cabinets médicaux d'aujourd'hui. Les médecins chinois contemporains se servent peu des produits chimiques thérapeutiques et des équipements existant dans les cabinets occidentaux. Cependant, ils mettent certaines techniques occidentales de diagnostic, tels que radios, pression sanguine, analyses de sang et d'urine, au service de leurs propres méthodes traditionnelles.

Notre exemple de médecin chinois contemporain, dans la tradition confucianiste, est le Dr. Huang P'o-wen, qui dirige depuis 25 ans une petite clinique à Taipeh. Il est maître dans la méthode traditionnelle de massage appelée *tui na* qu'il associe à l'acuponcture, aux cataplasmes médicinaux et aux médicaments à action interne. Ses patients viennent de tous les horizons: fonctionnaires, ménagères, hommes d'affaires américains, secrétaires, rois arabes du pétrole et chauffeurs de taxi. Les murs de son cabinet sont recouverts de lettres encadrées de ses patients, exprimant louanges pleines d'effusions et de reconnaissance sincère.

Comme le grand médecin Sun Simiao, le Dr. Huang a refusé de nombreuses offres lucratives pour devenir le médecin personnel de malades très riches et puissants. Il préfère rester dans son humble clinique et remplir ses obligations sacrées envers ses nombreux patients. L'un d'eux, un magnat libanais souffrant d'une douloureuse sciatique chronique, offrit de lui payer l'aller-retour Taipeh-Beyrout en première classe, plus un salaire royal pour le traiter chez lui à Beyrout pendant un mois! Faisant état des nombreux patients qui dépendent quotidiennement de son «cœur bienveillant, art bienveillant», le docteur déclina poliment son offre. Le magnat se rendit donc à Taipeh et le Dr. Huang le soigna dans sa suite de l'hôtel Hilton hors des heures ouvrables de sa clinique.

Huang P'o-wen est un Taiwanais d'origine dont la famille pratique les massages *hui na*, l'acuponcture et la médecine naturelle depuis plusieurs générations. A la question des principales sources de son profond savoir et de ses talents exceptionnels, il répond, «Ma famille et mon expérience personnelle». Il est titulaire de toutes les licences gouvernementales requises pour pratiquer la médecine chinoise, mais il les tient pour simples formalités. Les examens en médecine chinoise sont très difficiles mais leur réussite prouve seulement qu'on a maîtrisé les théories et mémorisé la masse des termes médicaux nécessaires à la pratique de cet art. Intuition, expérience clinique, techniques

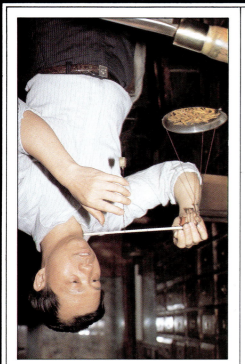

spéciales passées de maître à apprenti et un certain talent personnel s'associent pour élever un docteur ordinaire au rang de médecin exceptionnel.

Le Dr. Huang prescrit des préparations par voie interne et un régime équilibré comme suppléments nécessaires à ses traitements externes de massages *hui na* et de cataplasmes. Il n'est pas rare que des médecins chinois développent des remèdes basés sur leur propre expérience et intérêt cliniques. Le Dr. Huang ne fait certainement pas exception à cette règle: le cataplasme qu'il applique après massage a été mis au point de cette façon et contient 16 ingrédients naturels. Il est très efficace dans les cas de rhumatismes et d'arthrite, de dos froissés et d'articulations foulées, de sciatiques et d'autres troubles des nerfs, de tendons tordus, de stagnation de l'énergie et du sang, de contusions et d'abcès, de rhumes et d'autres états associés.

Une vieille dame américaine en voyage à Taipeh lui fut un jour présentée pour le traitement d'une douleur aiguë et insupportable résultant de l'inflammation brutale d'un nerf froissé qui la tourmentait depuis plus de 20 ans. Le traitement occidental qui lui était prescrit depuis les deux dernières décennies était un flacon de puissants analgésiques: «Prenez-en deux ou trois en cas de douleur». Cependant, cette fois-là, ses comprimés ne suffisaient pas à la soulager. Elle était prête à annuler son voyage et à rentrer à New York sur une civière quand une de ses connaissances chinoises insista pour qu'elle essaie le Dr. Huang. Au terme d'une première séance de traitement, elle se sentit tellement mieux qu'elle décida de rester et de terminer son séjour à Taiwan. Après son second massage *hui na* avec cataplasme, elle éclata en larmes de reconnaissance envers le docteur et lui dit: «C'est un miracle». Elle s'est jurée de retourner à Taipeh pour s'y faire soigner encore.

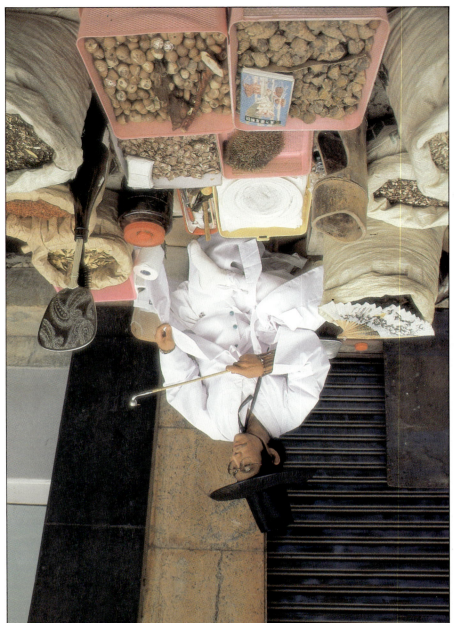

Plus récemment, le Dr. Huang a mis au point sa propre préparation secrète à base d'herbes à prendre par voie interne pour soulager les mêmes maux qu'il traite avec massages et cataplasmes. Les traitements externes et internes vont de pair pour éliminer les symptômes douloureux et corriger les causes des états cités plus haut. Cette potion est si efficace que d'autres docteurs chinois souffrant de ces maux se font soigner avec l'élixir secret du Dr. Huang.

Il est courant pour les médecins chinois de visiter d'autres médecins célèbres pour se faire soigner des maux dans lesquels ces médecins sont spécialisés, mais aussi pour obtenir des échantillons des prescriptions secrètes dans l'espoir de les reproduire. Par exemple, le Dr. Huang, qui souffrait récemment d'une inflammation tenace du foie, rendit plusieurs visites à un docteur dont le remède secret pour les désordres hépatiques graves était réputé extrêmement efficace. Les maladies de foie sont particulièrement difficiles à guérir complètement. «Les toxines furent rapidement éliminées de mon foie et amenées à la surface grâce à cette préparation. J'ai eu la peau marbrée, irritée, collante et malodorante pendant plusieurs semaines au cours du traitement, à la suite de quoi j'ai été totalement guéri», raconte-t-il. Le Dr. Huang fut si impressionné par l'efficacité et la rapidité de ce traitement qu'il s'est lancé dans la tâche longue et ingrate du déchiffrage de la formule de cette potion.

À GAUCHE Médecin coréen itinérant. En Corée comme en Chine, ces médecins proposent leur remèdes d'un bout à l'autre du pays. *Photo: Alain Evrard.* EN FACE La pesée des ingrédients avec une balance traditionnelle et (À GAUCHE) la tenue du registre.

Les médecins professionnels tels que le Dr. Huang perpétuent les meilleures traditions confucianistes de bienveillance et s'engagent à mettre les bienfaits des anciens arts chinois de la guérison à la portée de tous. Le coût moyen d'une demi-heure de massage ou d'acuponcture, comprenant l'application d'un cataplasme, est inférieur à la moitié de ce qu'il en coûte pour entrer dans le cabinet d'un médecin en Occident. En outre, le Dr. Huang demande encore moins à ceux qui n'ont pas les moyens et acceptent plus de la part des patients plus fortunés qui le lui proposent. On ne le rencontre pas sur les terrains de golf le week-end, et le docteur n'est jamais absent pour la semaine. Il habite dans un modeste appartement juste audessus de sa clinique et répond aux appels de ses patients de nuit comme de jour. Pour lui, comme pour ses ancêtres confucianistes, la pratique de la médecine chinoise est une véritable vocation.

De l'autre côté de la ville vit et exerce un médecin de tradition taoïste, le Dr. Hung I-hsiang. Ses convictions philosophiques et son style de vie sont aussi différents de ceux du Dr. Huang que ceux de Confucius l'étaient de Lao Zi, le fondateur du taoïsme. Il pratique l'approche syncrétiste, totale, de la santé et de la maladie transmise par les grands médecins taoïstes dans la tradition de Hua Tao et Sun Simiao. Il est plus engagé dans l'art même de la guérison qu'envers la société dans son ensemble.

Comme le Dr. Huang, le Dr. Hung préfère les formes externes de la thérapie chinoise combinées avec des suppléments internes à base de plantes. Les théories et les méthodes que l'un et l'autre emploient sont tirées des mêmes canons anciens et des mêmes pharmacopées. Les techniques préférées du Dr. Hung sont l'acupression, les massages, la moxibustion et les ventouses et il les utilise aussi bien dans le traitement des maux internes qu'externes. Sa clinique ressemble à celle du Dr. Huang et il habite aussi dans un appartement qui lui est rattaché. Mais les ressemblances ne vont pas au-delà.

Hung I-hsiang, médecin chinois qualifié et diplômé, est aussi l'un des grands maîtres des arts martiaux chinois. Il pratique les arts martiaux et médicaux conjointement depuis près

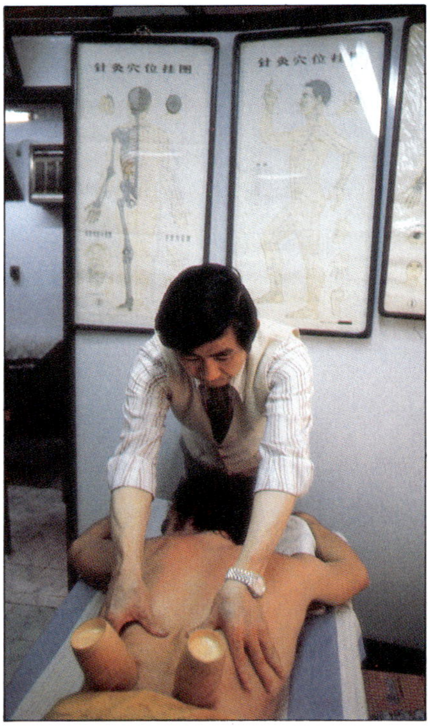

Des sections de bambou sont parfois utilisés au lieu de verres en guise de ventouses, un traitement employé en même temps que les massages et la moxibustion. CI-DESSOUS Le docteur Huang P'o-wen. EN FACE Le docteur Hung I-hsiang.

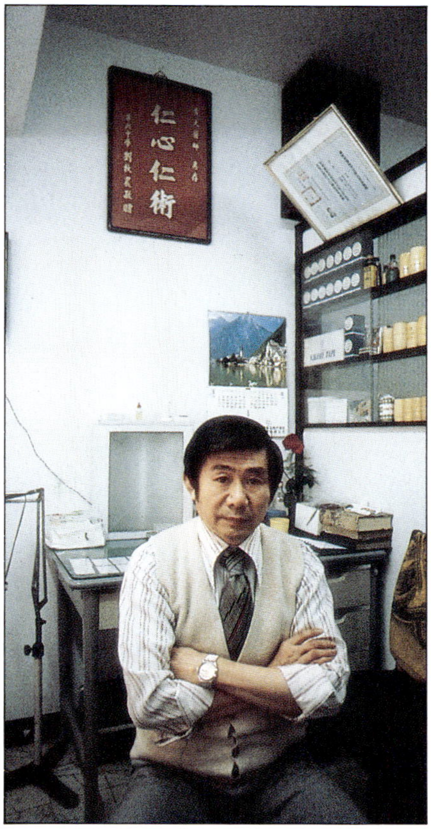

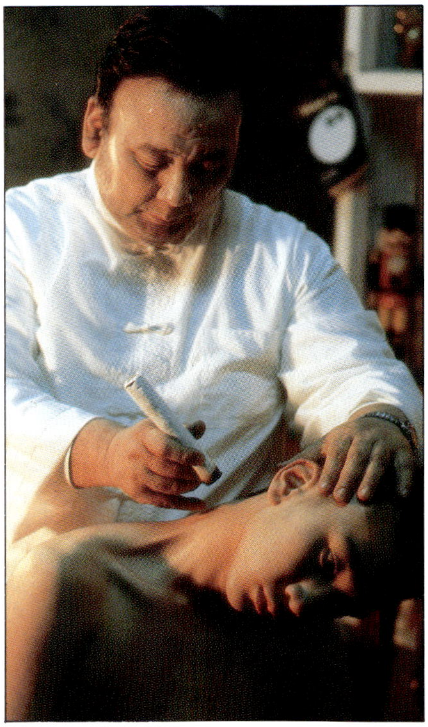

de 30 ans à son domicile situé dans un passage étroit donnant sur une ruelle dans l'ouest de Taipeh. Il s'inspire des arts martiaux pour la thérapie médicale et utilise la médecine naturelle pour améliorer les performances des étudiants de son cours de kung fu et soigner leurs blessures.

Hung I-hsiang suit la ligne douce du kung-fu chinois traditionnel qui repose sur la puissance interne du *qi* plutôt que sur la force musculaire externe. Il a combiné les trois styles classiques doux du *xing yi*, la «forme de volonté», du *ba gua*, «les huit trigrammes» et du *tai ji quan*, «le poing suprême ultime», pour fonder sa propre école de kung-fu appelée *Tang shou dao*, «la voie des mains des Tang». Dans la grande tradition chinoise, ses deux premiers mentors furent son père et son grand-père. Par la suite il étudia sous l'égide de dix-sept maîtres chinois célèbres; chacun d'eux étant spécialisé dans des formes spécifiques, ils lui transmirent de précieux secrets. Ses trois fils et la poignée d'étudiants qui ont la chance d'être acceptés étudient le *Tang shou dao* sous sa tutelle dans un petit atelier de kung-fu rattaché à sa clinique.

Hung I-hsiang dément l'image qu'on se fait généralement des maîtres de kung-fu en Occident. Ni jeune aventurier comme le regretté Bruce Lee, ni vieux sage ratatiné à la barbe

blanche, Hung I-hsiang mesure 1,68 m et pèse plus de 90 kg. Ses vêtements sont quelconque, il est généralement mal rasé et marche d'un pas presque traînant. Il a les lobes d'oreille allongés que les bouddhistes associent à un développement spirituel élevé. Pourtant, l'observer faire la démonstration de ses subtiles formes de combat est une pure leçon en contrastes et contradictions: il contrôle sa masse avec l'agileté d'un chat, chacun de ses mouvements est doux et souple comme l'eau, vif et soudain comme l'éclair, et aisé comme le vent. Il a maîtrisé le contrôle de son *qi* à un degré tel qu'il peut concentrer et diriger la masse entière de son poids et la pleine force de sa puissance interne sur un seul point. Si ce point se trouvait être votre cœur, vos poumons ou votre foie, vous péririez instantanément. Pour compléter le contraste, quand le poing qui commande une puissance si intense se relâche et prend un pinceau, il devient la main délicate d'un peintre et calligraphe chinois accompli: Hung I-hsiang est homme aux multiples talents, un archétype, adepte des anciens arts taoïstes.

Le *qi* est le grand secret de la médecine et du kung-fu chinois. C'est le dénominateur commun aux arts martiaux et médicaux. Le Dr. Hung enseigne à ses étudiants des exercices respiratoires qui améliorent la qualité du *qi* stocké dans le corps et en augmentent la quantité. Lui-même pratique les techniques taoïstes de respiration plus que toute autre forme d'exercice et il recommande à ses étudiants et ses patients de faire de même. Le *qi* est le grand stimulateur du corps: il contrôle la production des autres substances vitales (sang, essence vitale et fluide) et il est impliqué dans toutes les fonctions essentielles. Comme le *qi* lui-même est réglé par le contrôle de la respiration, une respiration correcte est donc le meilleur moyen de cultiver le *qi* et constitue la meilleure forme de médecine préventive. Homme peu bavard, Hung I-hsiang déclare simplement que la respiration est ce qui importe.

Un autre aspect du kung-fu mis en valeur par le Dr. Hung dans la pratique de la médecine est l'exercice physique. Comme Hua Tuo près de 2000 ans avant lui, Hung I-hsiang a développé une série d'exercices basés

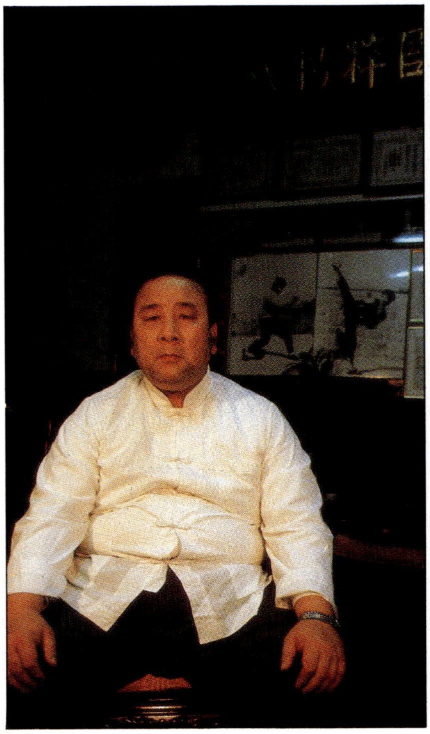

sur les formes de combat de différents animaux. Ces formes participent de la voie douce du kung-fu chinois, chaque mouvement flottant doucement pour se fondre dans le suivant. Ses étudiants doivent pratiquer ces formes maintes et maintes fois sous son oeil attentif jusqu'à ce que leurs mouvements soient doux et naturels. A partir des formes animales qu'il enseigne, il extrait aussi et simplifie quelques mouvements de base que ses patients sans formation peuvent pratiquer. Il prescrit ces exercices pour une vaste gamme de maux: rhumatismes et arthrite, désordres nerveux, problèmes digestifs, stagnation de l'énergie et du sang, fatigue chronique, douleurs musculaires, hypertension, etc.

Outre les formes animales, le Dr. Hung est aussi un grand partisan et maître du *tai ji quan*, le système d'exercice chinois classique pour conserver la santé et prolonger la vie. C'est une forme de thérapie chinoise qui commence à faire son apparition en Occident depuis quelques années. Le *tai ji quan* consiste en une série de trente à soixante-quatre mouvements souples, rythmiques, exécutés le corps complètement détendu, l'esprit dégagé et avec une respiration rythmique correcte. En tant que méthode d'auto-défense, c'est en définitive la plus dévastatrice de toutes, mais c'est

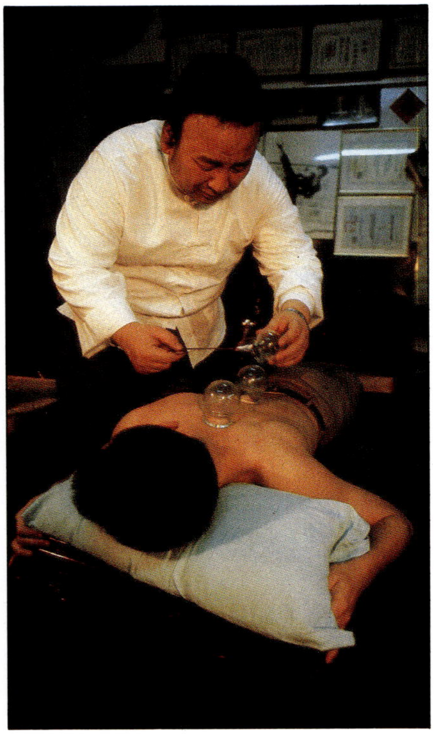

aussi la plus difficile à maîtriser, requérant des décennies de dévouement. Comme forme efficace d'exercice et de médecine préventive, le *tai ji quan* est à la portée de tous, jeunes et vieux, hommes et femmes, faibles et forts.

Tout comme le Dr. Huang crée ses propres préparations secrètes à partir de son immense réservoir de connaissances en médecine naturelle, le Dr. Hung s'inspire des nombreux styles et formes établis par les vieux maîtres des arts martiaux pour créer son propre style. Les exercices de respiration et autres traitements qu'il a développés sont tout aussi efficaces que les herbes, massages, acuponcture et autres formes thérapeutiques conventionnelles.

Au contraire du Dr. Huang, le Dr. Hung ne consacre pas sa vie entière au service de la société car c'est un taoïste et les taoïstes ne sont dévoués qu'au Tao lui-même. Comme son intérêt l'a conduit à choisir le Tao des arts médicaux et martiaux, c'est dans ces arts qu'il s'absorbe entièrement. Alors que le Dr. Huang exerce la médecine pour le bien de la société, le Dr. Hung exerce les arts médicaux et martiaux pour le progrès de ces arts eux-mêmes. Il ne recherche pas les étudiants pour ses cours de kung-fu ou les clients pour son cabinet, il les laisse venir à lui de manière contingente.

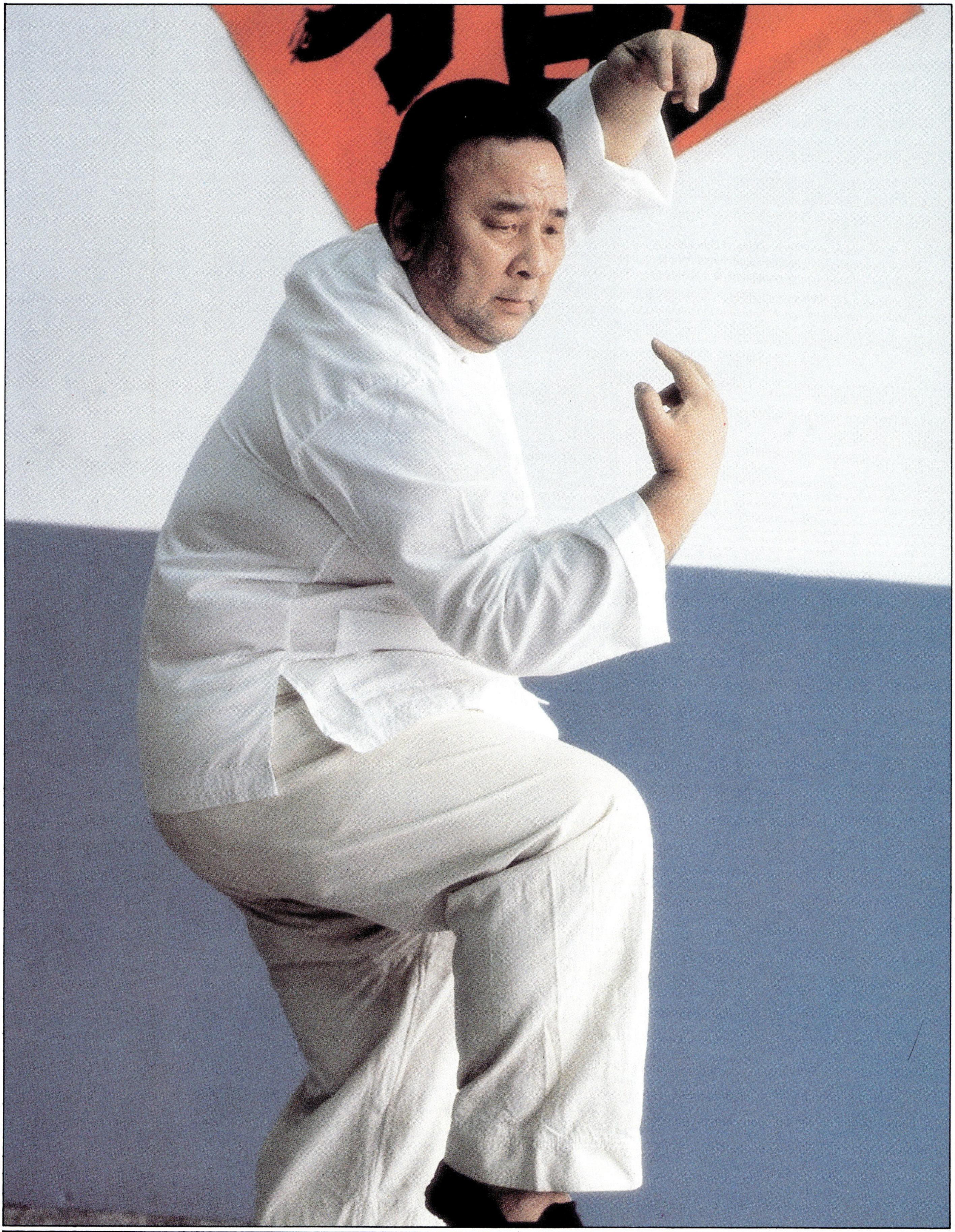

On a l'impression que l'enseignement qu'il professe et les soins qu'il dispense à ses patients ne sont que des à-côtés et qu'il préfère passer son temps à pratiquer la respiration et le kung-fu, s'absorber dans des techniques médicales ésotériques, ou simplement méditer sur les profondeurs du Tao. Jusqu'à ces dernières années, il refusait même d'adhérer à l'Association chinoise de Kung-fu de Taiwan, considérant de telles organisations sociales comme de vaines corvées. Il n'hésite pas à refuser un étudiant ou un patient potentiel s'il le trouve antipathique ou estime qu'il ne mérite pas son attention. C'est un descendant direct des reclus montagnards bourrus qui donnèrent une telle impulsion créatrice au développement de la médecine chinoise, un excentrique taoïste dans la plus pure tradition qui vit dans le tourbillon d'activités du Taipeh d'aujourd'hui en l'ignorant totalement.

De nombreux docteurs chinois dans son genre pratiquent la médecine aujourd'hui, surtout en Asie du Sud-Est où les communautés de Chinois d'outre-mer se développent et où la médecine chinoise traditionnelle est généralement respectée. C'est ordinairement de bouche à oreille qu'on trouve des médecins chinois compétents, car les meilleurs d'entre eux sont des gens modestes et discrets qui se consacrent entièrement à leur art de la guérison. Ils font rarement de la publicité pour leur art, ils n'en ont pas besoin. Comme le magnat libanais cité plus haut, vous aurez peut-être à voyager en Orient pour trouver les meilleurs guérisseurs chinois. Alors que beaucoup d'herboristes chinois qualifiés exercent en Occident, les lois actuelles interdisent aux docteurs chinois même les plus qualifiés d'exercer la médecine en Occident, à moins qu'ils ne réussissent les examens de médecine occidentaux et ne se qualifient pour des diplômes occidentaux. Malheureusement, ceci prive les patients de ces régions des bienfaits des traitements médicaux les plus anciens, les plus longuement éprouvés et souvent les plus efficaces du monde.

EN FACE et À DROITE Le *tai ji*, une forme thérapeutique du kung-fu, est pratiqué quotidiennement par des milliers de personnes dans toute la Chine comme moyen d'accéder à la santé physique et mentale.

La Rencontre De L'Orient Et De L'Occident: La Nouvelle Médecine

Il existe plusieurs cas importants d'emprunts de la médecine occidentale à la médecine naturelle chinoise, cas qui ne sont souvent pas reconnus comme il se doit. Nous avons déjà fait référence à la «nouvelle médecine»; elle représente un espoir de voir bientôt comblé le retard technologique de la médecine chinoise sans sacrifier ses solides principes et ses applications pratiques efficaces. C'est aussi le

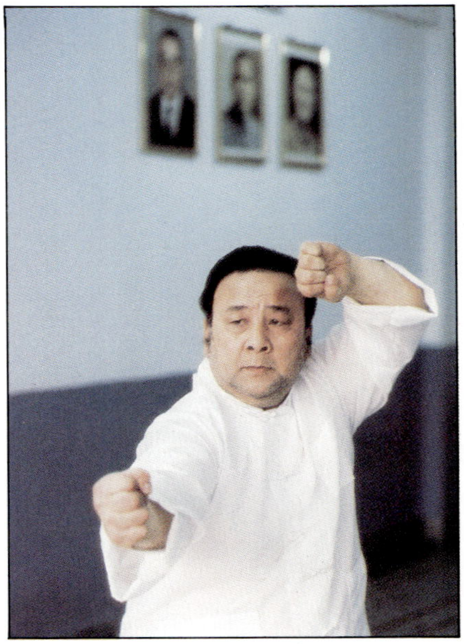

seul espoir de sauver les traitements médicaux occidentaux des excès aveugles de la «science pure» tout en utilisant sa supériorité technologique. On peut établir un cas théorique pour la rencontre de l'Orient avec l'Occident autour de la découverte à la fin des années 1970 de l'incroyable agent de prévention contre les maladies, l'interféron.

L'interféron est d'abord et avant tout une substance naturelle, produite en quantités microscopiques par certains types de cellules du corps. En tant que substance naturelle, un genre d'«essence vitale», elle répond à la première condition de la médecine chinoise: elle provient directement de la nature. En tant que molécule produite par le nucléus de cellules vivantes, cependant, la sophistication de la technologie occidentale la plus avancée est nécessaire pour l'identifier et l'isoler. L'interféron donne de la crédibilité à l'ancienne prémisse chinoise selon laquelle la clef de la prévention et du traitement des maladies se trouve à l'intérieur du corps et selon laquelle les agents externes ne devraient être utilisés que pour stimuler les mécanismes naturels de lutte contre la maladie du corps. Cependant, sans la technologie occidentale moderne, on n'aurait jamais découvert les mécanismes spécifiques de cette prémisse.

Dans le cas de l'interféron, les parallèles entre les anciennes théories chinoises et les découvertes occidentales modernes sont remarquables.

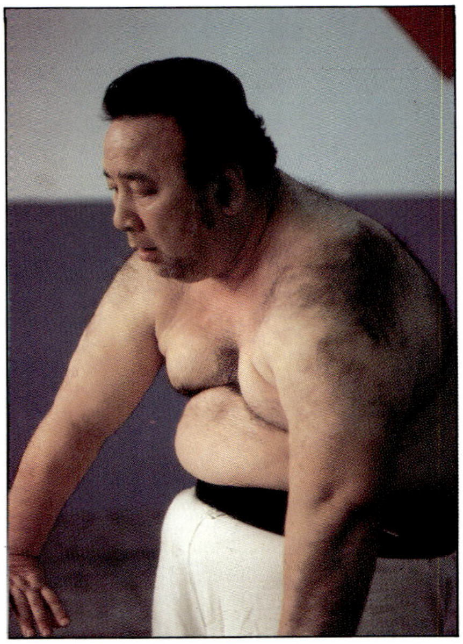

Les chercheurs occidentaux ont établi que l'interféron est produit dans le corps par trois types de cellules: les leucocytes, ou globules blancs; les fibroblastes, des cellules spéciales qui forment un tissu conjonctif fibreux; et les lymphocytes T, des cellules qui font partie du système d'immunisation du corps et produisent un type d'interféron qui fonctionne directement avec les molécules de l'ADN dans la transcription des messages génétiques. Une observation minutieuse de ces découvertes révèlera de profondes similitudes avec les théories des anciens médecins chinois.

Dans notre discussion sur le *qi* et les quatre humeurs vitales du corps au chapitre 3, nous avons vu que le *qi*, le sang, le fluide et l'essence vitale sont les quatre substances vitales citées par la théorie médicale chinoise comme essentielles pour obtenir

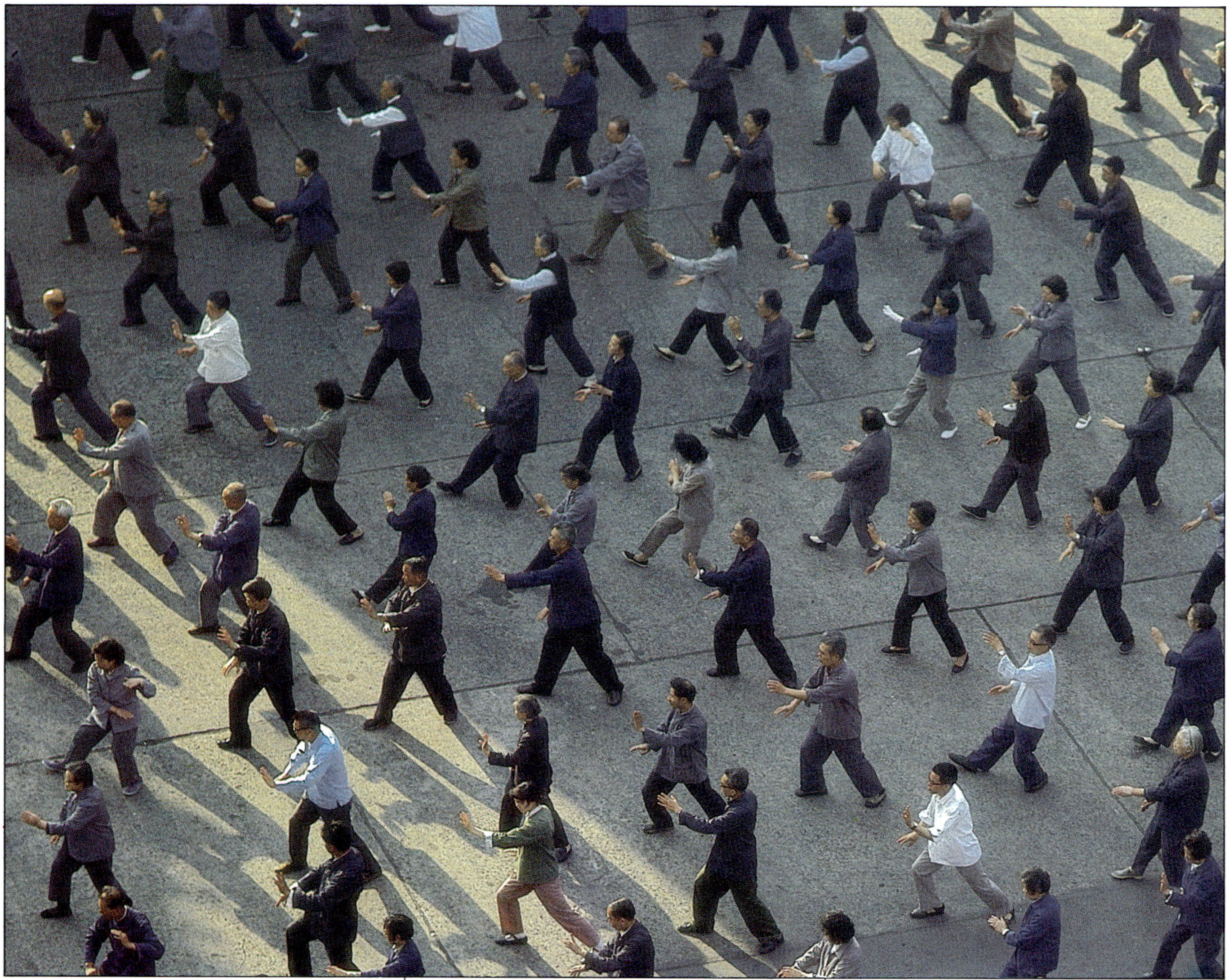

santé et longue vie. Il faut noter, cependant, que le premier type de cellules produisant l'interféron, les globules blancs, se trouve dans le sang, l'une des humeurs vitales du corps. Le second type correspond directement à ce que les Chinois décrivent comme le fluide qui «lubrifie les tendons et les articulations» et «tempère la peau et la chair», c'est-à-dire le tissu conjonctif dans la peau, les os, les muscles, les articulations et les tendons.

Le troisième type d'interféron, qui transcrit les messages génétiques et est apparenté au système d'immunité du corps, se trouve dans les humeurs vitales du corps, l'«essence vitale». L'essence vitale comprend toutes les hormones, sexuelles et autres, qui protègent le corps contre les maladies et retardent le vieillissement. Rappelons que des chercheurs allemands ont prouvé que les hommes possédant un sperme dense et riche, témoignant d'une forte essence vitale, sont complètement immunisés contre de nombreuses maladies et très résistants à d'autres. Cette corrélation entre une forte résistance et un niveau d'hormones élevé est connue en Chine depuis des millénaires.

Alors que les anciens Chinois n'avaient évidemment aucune connaissance de l'interféron ou de toute autre molécule microscopique, ils avaient néanmoins identifié correctement ces substances corporelles vitales capables de produire de l'interféron. Comme l'ancienne thérapeutique préventive chinoise prescrit l'alimentation et la tonification constantes des humeurs corporelles vitales, on peut en conclure que la

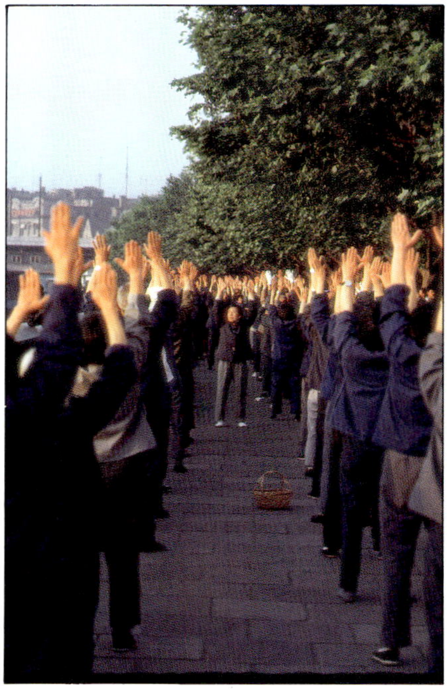

EN HAUT ET À DROITE Exercices de groupe de *tai ji* sur le Bund, à Shanghaï.

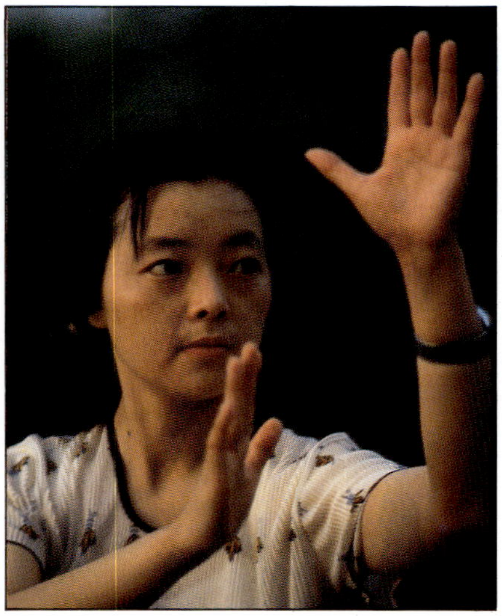

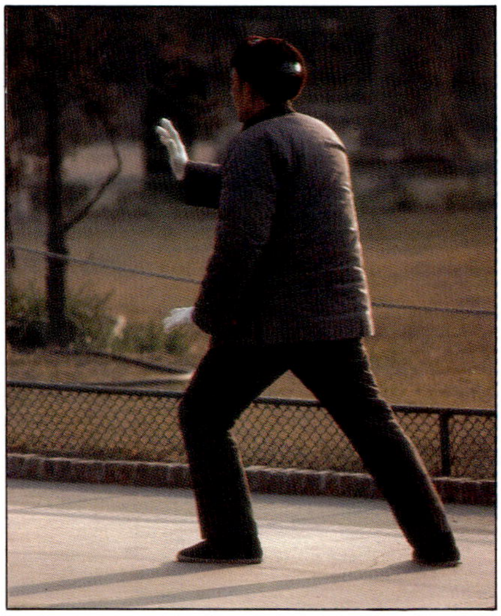

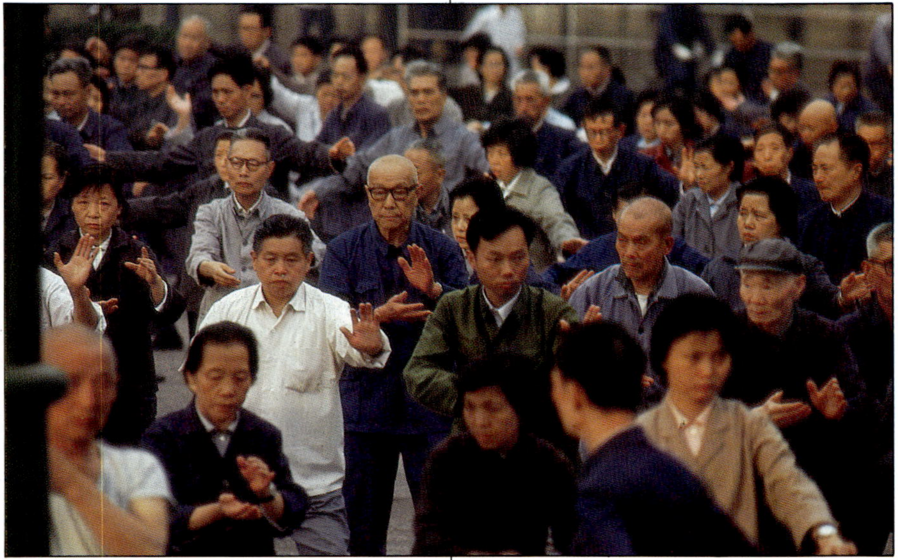

thérapie chinoise augmente la capacité du corps à produire de l'interféron. Sans en comprendre spécifiquement le fonctionnement, les Chinois ont toujours su exactement comment améliorer les mécanismes de résistance à la maladie et ceux assurant la longévité du corps.

Qu'est-ce donc que le *qi*? Selon le système chinois, le *qi* règle la production des trois autres substances et est lui-même le plus grand de tous les protecteurs de la santé et de la vie. Cependant, le *qi* n'est pas reconnu du tout par la science médicale occidentale, et on ne peut donc tirer aucune corrélation précise entre Orient et Occident sur ce point. Mais au moins l'Occident commence à réaliser que la respiration implique plus que le simple échange d'oxygène et de dioxyde de carbone dans le sang. Un article intitulé *Le rôle de l'expansion des poumons: de la poche d'air aux glandes endocriniennes** qui mentionne certaines découvertes initiales sur la relation entre le contrôle de la respiration, le *qi*, et la production d'hormones, l'essence vitale, semble confirmer l'idée chinoise que le *qi* règle la production de l'essence vitale.

Est-il possible que les Chinois qui ont élaboré tant de théories et modèles pertinents dans le domaine médical se soient trompés sur le plus fondamental de tous leurs concepts? C'est peu probable. L'évidence semble indiquer qu'ils avaient raison sur le rôle du *qi* et sur celui d'une respiration correcte pour cultiver ce *qi*. Aux quatre coins de l'Orient, d'Istanbul à Tokyo, docteurs, yogis, maîtres en arts martiaux, moines, philosophes et autres esprits éclairés se sont toujours entendus sur l'action bénéfique sur la santé d'une respiration correcte.

La logique du système médical chinois indique qu'on peut accroître la production d'interféron dans le corps en cultivant le *qi*, le régulateur des trois substances vitales capables de produire l'interféron. La meilleure façon de cultiver le *qi* passe par une respiration correcte. S'il était démontré qu'une respiration correcte encourage effectivement cette production, cela entraînerait une révolution des concepts médicaux occidentaux. A la lumière des dernières réalisations chinoises dans le domaine médical, il semblerait que cet aspect de la thérapie traditionnelle mérite une plus grande attention de la part des milieux médicaux occidentaux. Il est grand temps que la science occidentale se penche sérieusement sur le concept du *qi* et applique à cette recherche ses formidables ressources technologiques.

La rencontre entre l'Orient et l'Occident dans le domaine médical pourrait aboutir à des découvertes fabuleuses. Mais la balle est aujourd'hui dans le camp de l'Occident. L'Orient s'est déjà engagé sur la voie syncrétiste avec sa «nouvelle médecine» qui s'implante rapidement en Chine, au Japon et ailleurs en Asie. Il y a un éventail si vaste de matières médicales chinoises à examiner à la lumière de la technologie médicale moderne que les chercheurs des deux bords pourraient s'y consacrer pendant des décennies.

Dans ce monde de plus en plus parcouru, les milieux médicaux occidentaux n'ont plus aucune excuse pour continuer de négliger les profondes découvertes médicales de la civilisation la plus vieille et la plus sophistiquée du monde. Un manque d'attention aussi persistant envers les alternatives de la médecine chinoise, que ce soit pour des raisons d'ignorance ou de jalousie professionnelle, équivaut à de la négligence professionnelle; les médecins occidentaux doivent fournir à leurs patients l'occasion de bénéficier des traitements chinois dans les nombreux cas où ceux-ci ont démontré leur supériorité aux alternatives occidentales.

* *Science News*, 6 septembre, 1975

EN HAUT Exercices de *tai ji* en solitaire et en groupe dans un parc de Shanghaï le matin.

Chapitre VI

Manuel des Simples

Les outils du métier

Dans sa pharmacopée intitulée *Les grandes lignes du Ben Cao* (*Ben cao gang mu*), Li Shizen, médecin de l'époque Ming, a établi une liste de 1892 ingrédients différents. La plupart de ces articles ne sont que rarement employés ou alors uniquement lorsque d'autres ingrédients plus habituels ne sont pas disponibles. Beaucoup sont des toniques rares et exotiques qui ne font pas partie des ordonnances

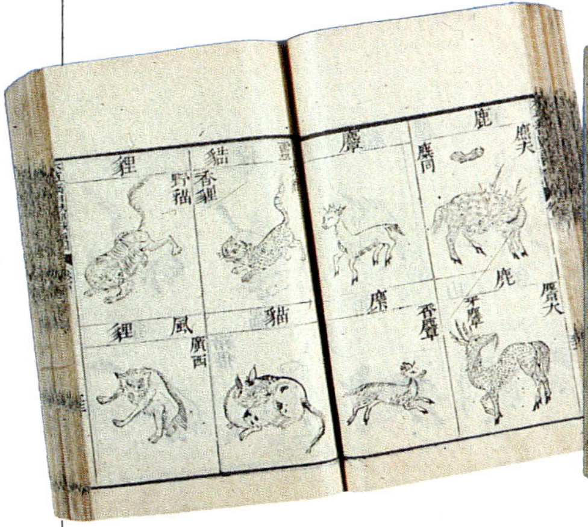

ordinaires à action préventive ou curative et que seules les personnes fortunées peuvent se permettre d'acheter. Environ 300 ingrédients à base de plantes sont employés couramment dans la préparation des médicaments dont 150 environ sont considérés indispensables. Pour pouvoir donner des descriptions détaillées de chaque ingrédient, nous nous sommes restreints ci-dessous à ces articles indispensables auxquels nous avons rajouté quelques autres ingrédients plus ésotériques. La plupart d'entre eux sont disponibles dans les herboristeries chinoises en Occident comme en Orient.

Les ingrédients décrits ci-dessous sont groupés selon leurs actions fonctionnelles essentielles plutôt que selon une classification botanique ou zoologique. Cette approche très pratique est celle employée dans les manuels de médecine chinoise ainsi que par la plupart des herboristes chinois: toutes les drogues qui ont des actions et des directions essentiellement semblables apparaissent sous une même rubrique (purgatifs, toniques, émollients, etc.). Chaque groupe est accompagné d'un bref texte d'introduction où sont mentionnés les effets généraux du groupe.

Chaque plante est décrite de la manière suivante:
— nom latin et famille botanique
— nom français courant lorsque celui-ci existe
— nom chinois, en caractères et en transcription *pinyin*
— distribution géographique de la plante
— parties employées
— nature: saveur essentielle, énergie essentielle
— affinités: organes et méridiens sur lesquels la plante a un effet

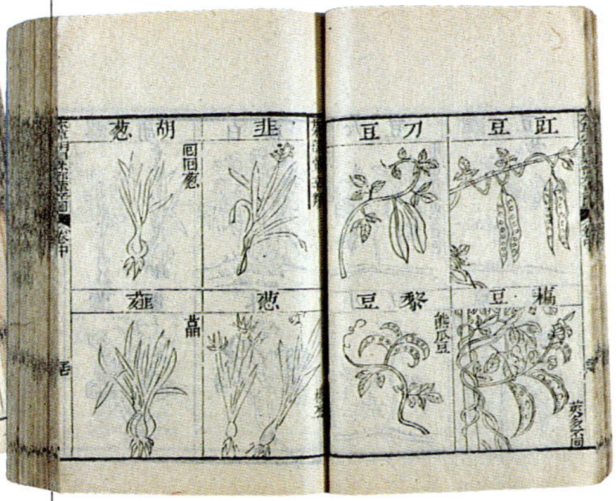

— effets pharmacodynamiques essentiels
— utilisations thérapeutiques en médecine chinoise
— posologie moyenne journalière (lorsque employé seul en décoction ou en infusion)
— remarques particulières

A la suite de ces descriptions se trouve une liste de quelques ordonnances courantes qui font usage de ces plantes. Ces ordonnances proviennent des anciens manuels chinois ainsi que de la pratique chinoise contemporaine. Elles ne sont pas des panacées magiques qui guérissent tous les maux mais plutôt des exemples pratiques de la manière dont la médecine chinoise fonctionne. Lorsqu'elles sont préparées avec de bons ingrédients et employées correctement, ces ordonnances sont des remèdes efficaces et parfaitement sûrs. Mais il vaut toujours mieux consulter un médecin ou un herboriste chinois avant de s'embarquer dans un traitement à base de plantes.

Les termes médicaux occidentaux suivants apparaissent dans les descriptions des effets pharmacodynamiques des plantes:

analgésique: qui supprime ou atténue la douleur sans perte de conscience ou d'effet sur les autres sensations
anesthésique: suppression de la sensibilité; avec une anesthésie générale, état de narcose
anthelmintique: verfimuge
antidote: contrepoison
antiphlogistique: qui combat les inflammations
antipyrétique: qui réduit les fièvres
antiseptique: qui prévient ou combat les infections en détruisant les microbes
antispasmodique: qui combat les spasmes et les convulsions
antitussif: qui calme la toux
aphrodisiaque: qui excite et accroît le désir sexuel
astringent, styptique: qui provoque une constriction des tissus et des vaisseaux sanguins
carminatif: qui provoque l'expulsion des gaz intestinaux
cathartique: qui agit comme purgatif intestinal relativement puissant
diaphorétique: qui stimule la transpiration
digestif: qui facilite la digestion et la distribution des éléments nutritifs
diurétique: qui accroît la sécrétion urinaire
émétique: qui provoque le vomissement
emménagogue: qui aide le flux menstruel
émollient: qui amollit les tissus enflammés
expectorant: qui facilite l'expulsion par la bouche des sécrétions des voies respiratoires
fébrifuge: qui réduit les fièvres
hémostatique: qui arrête les hémorragies
laxatif: qui agit comme léger purgatif intestinal
purgatif: qui stimule les évacuations intestinales
sédatif: qui calme l'activité fonctionnelle exagérée d'un organe ou du corps
stimulant: qui accroît l'activité des processus vitaux ou des organes
stomachique: qui tonifie l'estomac et facilite la digestion gastrique
tonique: qui rétablit ou accroît le tonus musculaire des tissus endommagés ou faibles; qui stimule la force vitale; qui accroît les fonctions vitales

Descriptif Des Médicaments Naturels

Les Diaphorétiques Qui «Libèrent Vers L'Extérieur»

Les diaphorétiques composent la famille des médicaments qui provoquent et augmentent la transpiration afin de libérer le *qi* néfaste en cas de maux externes, notamment l'exposition à un excès de vent, de pluie ou de chaleur. Le *Livre intérieur de Huang Di* déclare: «si cela est présent dans la peau, il faut l'évacuer par la sueur». Ces médicaments sont particulièrement efficaces dans le traitement de ces maux à leur stade précoce, avant qu'ils n'aient pénétré plus avant dans l'organisme.

Les diaphorétiques sont généralement de nature âcre et chaude, et tendent à disperser le *qi*. Employés avec excès, leur effet s'inverse, et ils tendent alors à causer un déséquilibre des fluides et de l'énergie yang. Ils sont de deux types: ceux employés comme dispersants des «froids venteux», et ceux employés à supprimer les symptômes de «chaleur venteuse».

1

EPHEDRA SINICA
(Gneteceae)

麻黃
ma huang

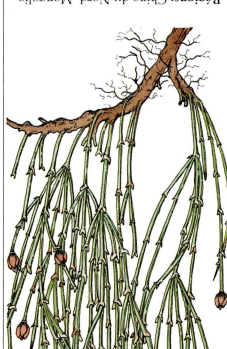

Régions: Chine du Nord, Mongolie, Europe
Parties utilisées: tiges
Nature: âcre et modérément amer; tiède
Affinité: poumons, vessie
Effets: diaphorétique; stimule la respiration; dilate les bronches; diurétique
Indications: «froid venteux» avec fièvre; asthme bronchique; rhume des foins
Posologie: 3-10 g
Remarques: pour l'asthme, employer en association avec des amandes; pour les maux dus à des agressions du «froid venteux», employer avec de la cannelle; pour les réactions cutanées d'origine allergique, employer avec de la menthe et des crysalides de cigale. Les racines sont antidiaphorétiques.

2

CINNAMOMUM CASSIA
(Lauraceae)

ARBRE À CANNELLE

桂枝
gui zhi

Régions: Chine du Sud, Laos, Viêtnam
Parties utilisées: jeunes tiges tendres
Nature: âcre et doux; tiède
Affinité: cœur, poumons, vessie
Effets: diaphorétique; carminatif; antiseptique; emménagogue
Indications: «froid venteux» avec fièvre; diarrhée; nausée; désordres menstruels
Posologie: 1-5 g
Remarques: contre les fièvres sans sudation, administrer avec *Ephedrina sinica*; avec sudation, administrer avec *Paeonia albiflora*; pour les désordres menstruels, administrer avec *Paeonia lactiflora*, *Prunus persica* et *Angelica sinensis*.

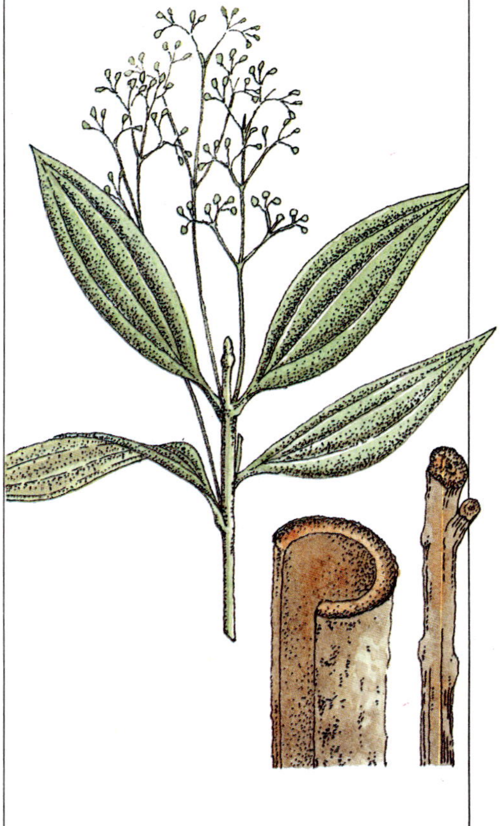

3
PERILLA FRUTESCENS
(Labiatae)

紫蘇
zi su

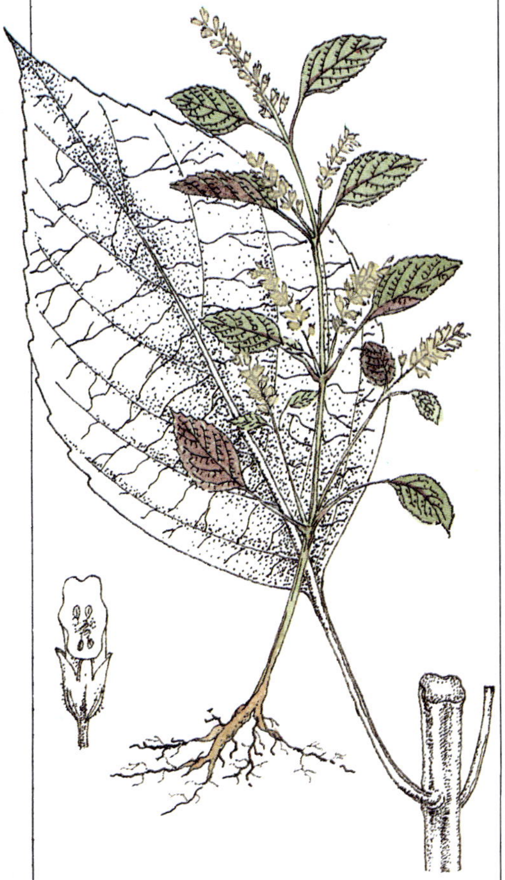

Régions: Chine du Sud, Taiwan, Japon, Inde
Parties utilisées: tiges et feuilles
Nature: âcre; tiède
Affinité: poumons, rate
Effets: diaphorétique; antitussif; stomachique; diurétique
Indications: froid, maux de tête, fièvre; froids dus à un «froid venteux»; réactions allergiques aux poissons et fruits de mer
Posologie: 7-10 g
Remarques: particulièrement efficace contre les congestions de la poitrine et de l'abdomen.

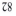

4
SCHIZONEPETA TENUIFOLIA
(Labiatae)

荊芥
jing jie

Régions: Sichuan, Jiangxi
Parties utilisées: tiges et feuilles, boutons floraux
Nature: âcre et légèrement amer; tiède
Affinité: poumons, foie
Effets: diaphorétique; antipyrétique; hémostatique
Indications: froids, maux de tête, fièvre; angines provoquées par les agressions du «froid venteux»
Posologie: 4-11 g
Remarques: ce médicament est également employer pour stopper le flot menstruel en excès ou les saignements chez la post parturiente.

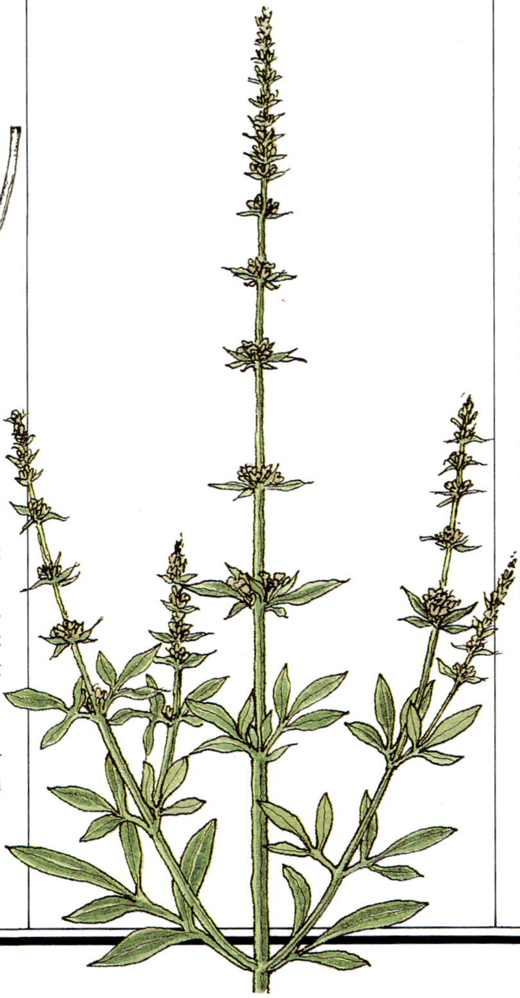

5
LEDEBOURIELLA SESELOIDES
(Umbelliferae)

防風
fang feng

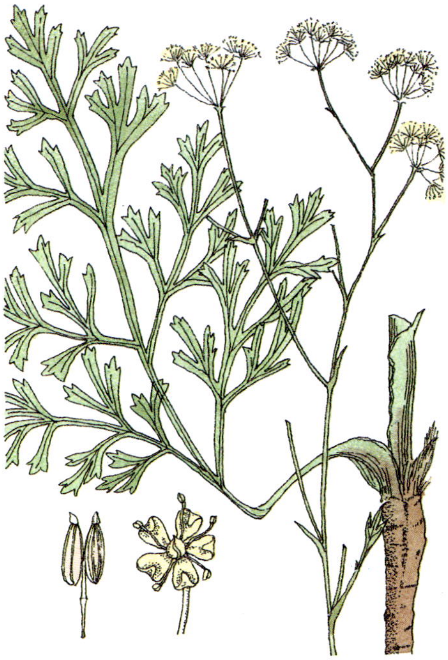

Régions: Chine du Nord, Japon
Parties utilisées: racines
Nature: âcre et sucré; modérément tiède
Affinité: vessie, rate, foie
Effets: analgésique pour les symptômes d'«humidité venteuse»; antipyrétique; hémostatique; expectorant; astringent
Indications: douleurs dans les muscles et les articulations en raison de désordres dus au vent
Posologie: 4-7 g
Remarques: particulièrement efficace contre les maux causés par les agressions de l'«humidité venteuse».

6
ASARUM SIEBOLDII
(Aristolochiaceae)

細辛
xi xin

Régions: Chine du Nord, Japon
Parties utilisées: plante entière, les racines étant préférables
Nature: âcre; tiède
Affinité: cœur, poumons, foie, reins
Effets: diaphorétique; expectorant; sédatif; analgésique
Indications: tous types de froid, fièvres, refroidissements et maux de tête
Posologie: 2-5 g
Remarques: soulage efficacement tous les types de migraine, y compris les névralgies dentaires; l'herbe réduite en poudre est mise dans le nombril pour réduire les abcès à la bouche.

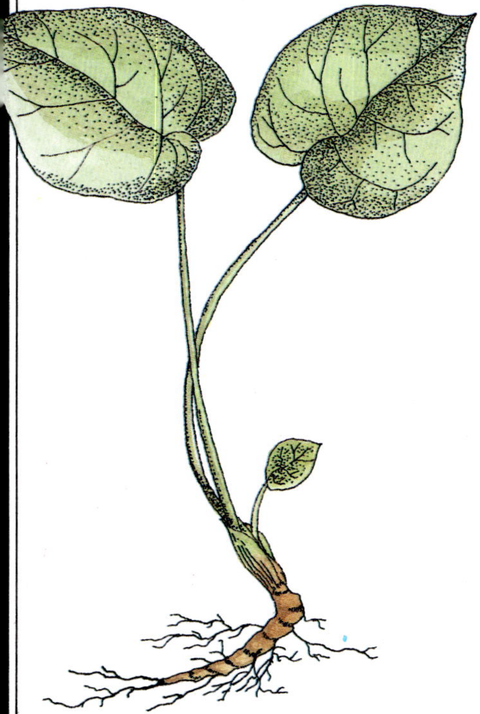

7
ANGELICA ANOMALA
(Umbelliferae)

白芷
bai zhi

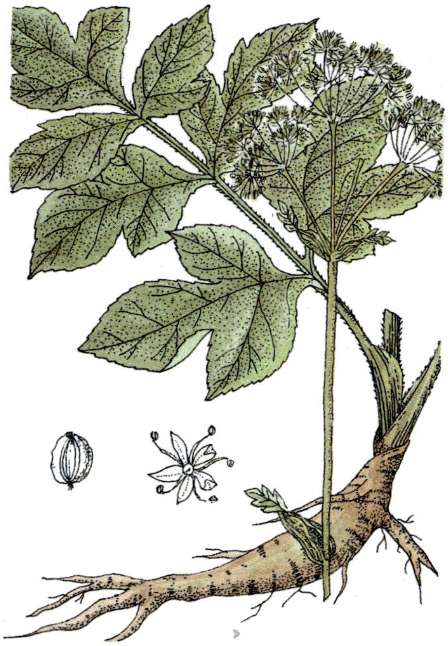

Régions: Chine, Japon
Parties utilisées: racines
Nature: âcre et amer; tiède
Affinité: poumons, estomac
Effets: analgésique contre les agressions du vent; réduit les enflements; antidote
Indications: froids, maux de tête, douleurs dues à une agression du vent; abscès et enflement; leucorrhée; congestion; morsures de serpent
Posologie: 4-7 g
Remarques: important ingrédient dans les potions antidotes des venins de serpent.

8
ELSHOLTZIA SPLENDENS
(Labiatae)

香薷
xiang ru

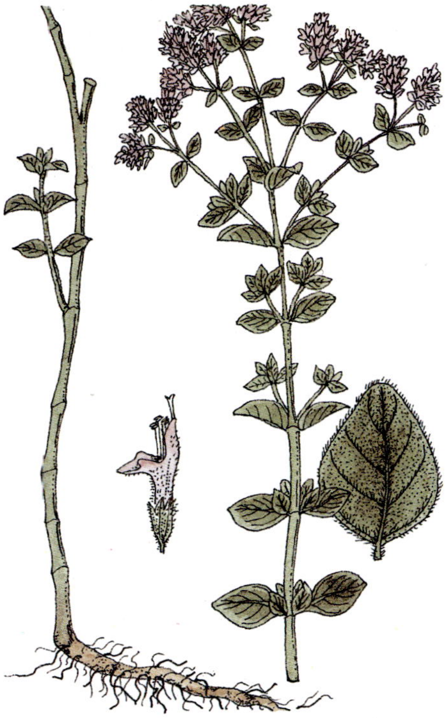

Régions: Chine, Japon, Corée, Viêt-nam, Laos
Parties utilisées: plante entière, avec les fleurs
Nature: âcre; modérément tiède
Affinité: poumons, estomac
Effets: diaphorétique; carminative; stomachique; diurétique
Indications: maux et enflements dus à un excès d'humidité; agressions d'un froid venteux; refroidissements estivals; nausées et diarrhées
Posologie: 4-8 g
Remarques: cette simple est aussi employée contre l'haleine fétide.

9

ALLIUM FISTULOSUM
(Liliaceae)

CIBOULE

葱白

cong bai

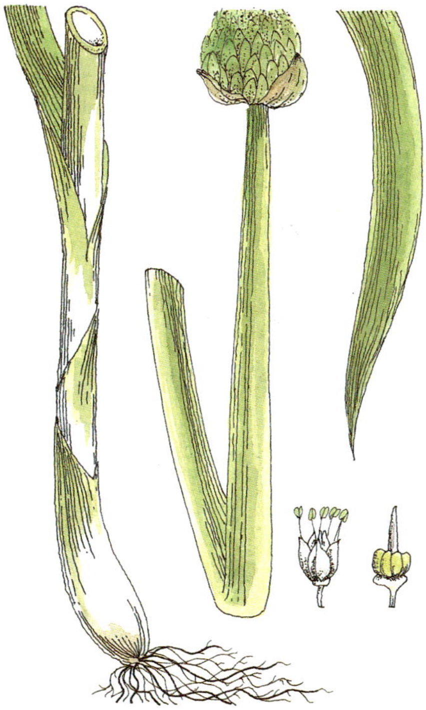

Régions: Chine du Nord, Mongolie, Sibérie
Parties utilisées: tiges blanches et radicules; la plante doit être fraîchement coupée
Nature: âcre; tiède
Affinité: poumons, estomac
Effets: diaphorétique; stomachique; antiseptique
Indications: froids et refroidissements dus à des agressions du vent; ardeurs d'estomac
Posologie: 5-10 g
Remarques: une pâte obtenue avec cette plante mélangée au miel dans un mortier est un onguent efficace contre les abscès et les infections purulentes; en décoction avec du gingembre frais et du sucre brut, elle est très efficace contre les refroidissements dus au vent.

10

MENTHA ARVENSIS
(Labiatae)

MENTHE DES CHAMPS

薄荷

bo he

Régions: Chine, Asie du Sud-Est, Europe
Parties utilisées: tiges tendres et feuilles
Nature: âcre; frais
Affinité: poumons, foie
Effets: diaphorétique; carminatif; stomachique; stimulant
Indications: froids; maux de tête et irritation de gorge dus à la «chaleur venteuse»
Posologie: 2-4 g
Remarques: contre les agressions de «chaleur venteuse», préparer une décoction avec du chrysanthème et de la *Schizonepeta tenuifolia*; moudre en une poudre fine et insuffler dans la gorge en se servant d'un cathéter; cette préparation a un effet calmant sur les gorges enflammées par une «chaleur venteuse».

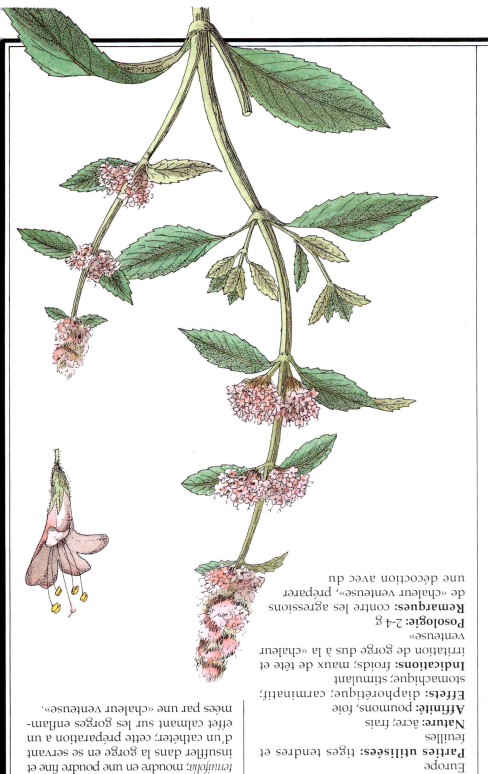

11
MAGNOLIA LILIFLORA
(Magnoliaceae)

MAGNOLIA À FLEURS DE LIS

辛夷
xin yi

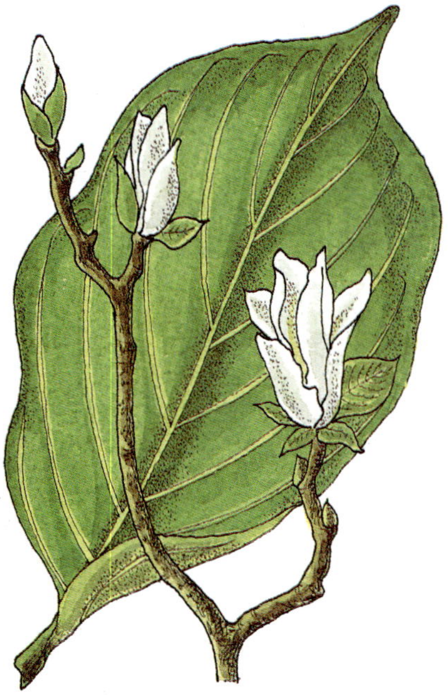

Régions: Chine, Japon
Parties utilisées: boutons floraux non éclos
Nature: âcre; tiède
Affinité: poumons, estomac
Effets: analgésique, décongestionnant
Indications: toutes affections du nez; sinusite
Posologie: 5-8 g
Remarques: incompatible avec *Astragalus membranaceus.*

12
ARCTIUM LAPPA
(Compositae)

GRANDE BARDANE

牛蒡子
niu bang zi

Régions: Chine du Nord, Europe
Parties utilisées: graines, parfois les racines
Nature: âcre et amer; froid
Affinité: poumons, estomac
Effets: antipyrétique; antiphlogistique; diurétique; expectorant; antitoxique
Indications: tous maux de «chaleur venteuse»; infections de la gorge; pneumonie; urétrites; abscès
Posologie: 3-10 g
Remarques: une teinture des graines appliquée localement est très efficace contre le *psoriasis inveterata*, les hémorrhoïdes et les ulcères cutanés chroniques.

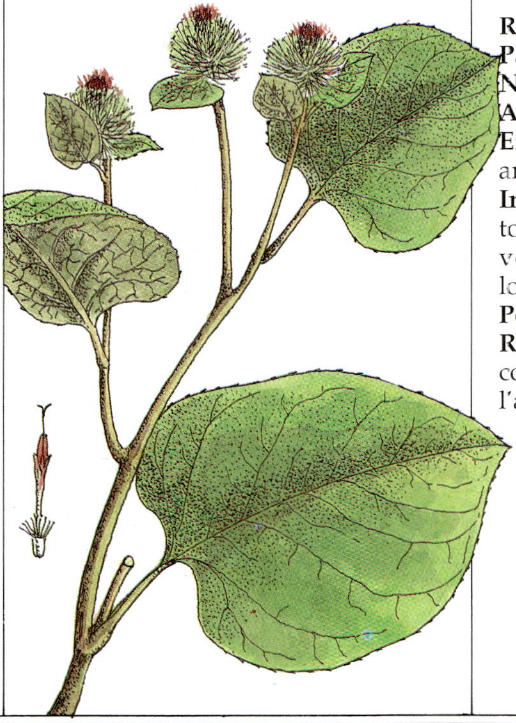

13
MORUS ALBA
(Moraceae)

MÛRIER BLANC

桑葉
sang ye

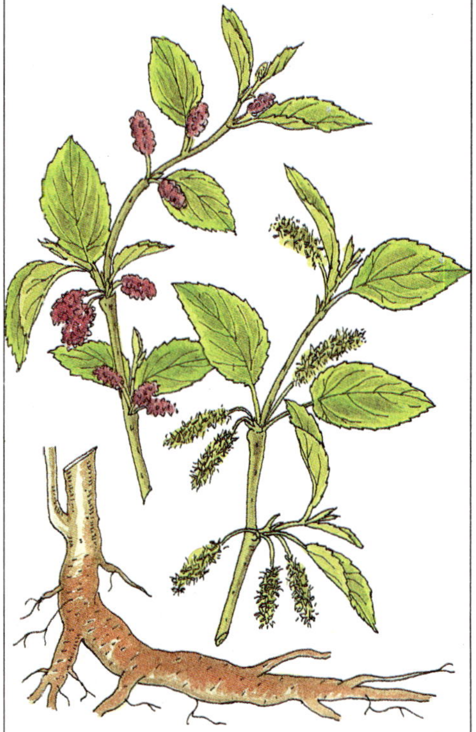

Régions: Chine, Japon, Asie du Sud-Est
Parties utilisées: feuilles
Nature: amer et sucré; froid
Affinité: poumons, foie
Effets: antipyrétique; sédatif du foie; améliore la vision
Indications: froids, maux de tête et toux dus aux agressions de «chaleur venteuse»; yeux gonflés et douloureux
Posologie: 5-10 g
Remarques: la racine est employée comme antitussif et expectorant dans l'asthme, la bronchite et la toux.

14

CHRYSANTHEMUM MORIFOLIUM
(Compositae)

CRYSANTHÈME

菊花

ju hua

Régions: Chine, Japon
Parties utilisées: fleurs
Nature: sucré et amer; modérément froid
Affinité: poumons, foie
Effets: antipyrétique; améliore la vision; antitoxique; sédatif; abaisse la tension artérielle
Indications: froids, maux de tête et toux dus aux agressions de «chaleur venteuse»; yeux gonflés et douloureux; vertiges et maux de tête dus à une inflammation hépatique
Posologie: 4-10 g
Remarques: baigner les yeux avec une infusion de crysanthème en cas de conjonctivite; usages externe et interne combinés en cas d'abscès.

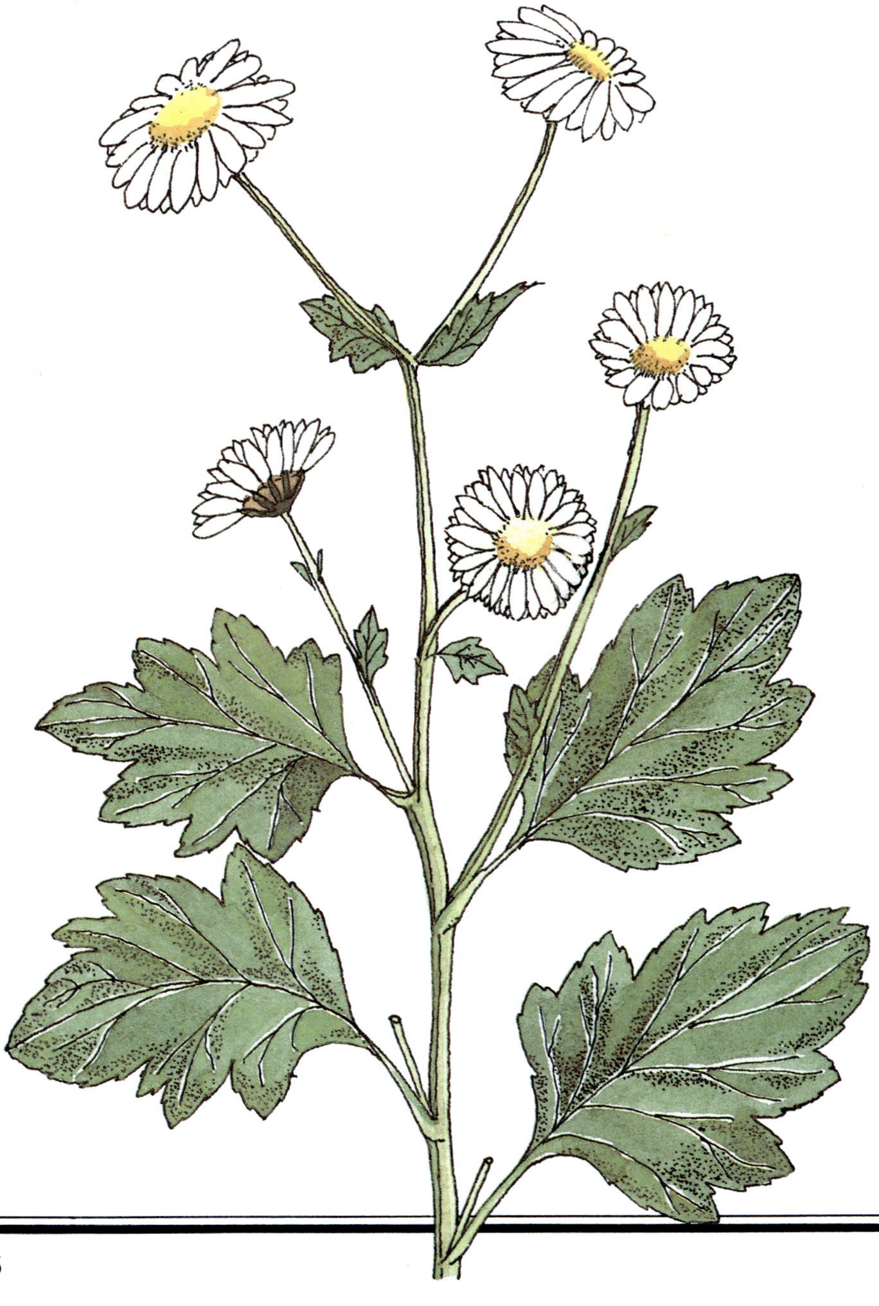

15

PUERARIA LOBATA
(Leguminosae)

葛根

ge gan

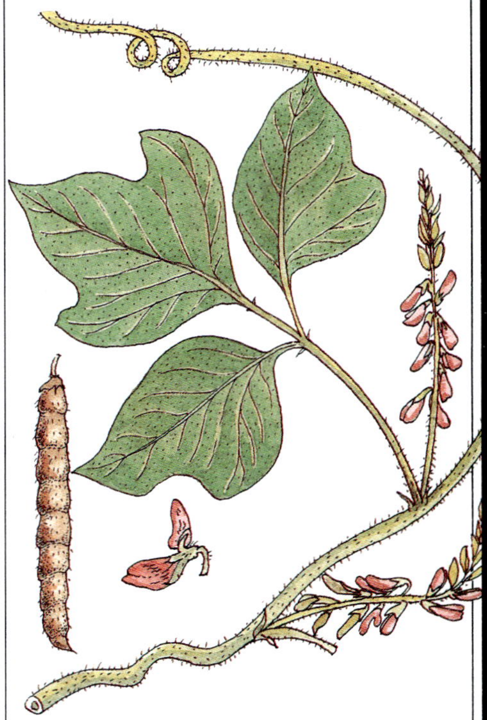

Régions: Chine, Japon
Parties utilisées: racines
Nature: sucré et amer; neutre
Affinité: rate, estomac
Effets: antipyrétique; émollient
Indications: froids, fièvre, refroidissements accompagnés de douleurs dans les épaules, le cou et le dos; gorge et estomac secs
Posologie: 4-11 g
Remarques: particulièrement efficace pour relâcher les muscles du cou, de la nuque et des épaules lorsqu'ils sont douloureux et froissés à cause d'agressions de «chaleur venteuse».

16

BUPLEURIUM FALCATUM
(Umbelliferae)

BUPLÈVRE EN FAUX

柴胡

chai hu

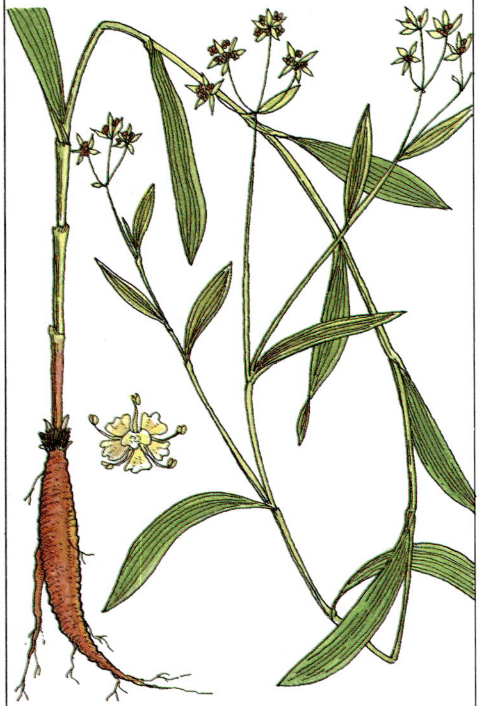

Régions: Chine du Nord, Europe du Nord
Parties utilisées: racine
Nature: amer; neutre
Affinité: péricarde, foie, triple réchauffeur, vésicule biliaire
Effets: antipyrétique; sédatif du foie
Indications: fièvres et refroidissements intermittents; paludisme
Posologie: 2-5 g
Remarques: ce simple est particulièrement efficace dans le traitement des descentes d'organe, prolapse du rectum, de la matrice, etc.

17

GLYCINE MAX
(Leguminosae)

SOYA

豆豉

dou chi

Régions: Chine, Japon
Parties utilisées: graines (haricots) de l'espèce noire
Nature: sucré et légèrement amer; froid
Affinité: poumon, estomac
Effets: carminatif; sédatif; antipyrétique
Indications: froids, fièvres et maux de tête dus aux agressions de «chaleur venteuse»; oppression dans la poitrine; insomnie
Posologie: 10-15 g
Remarques: les haricots noirs de soja doivent être fermentés pour devenir médicalement utiles.

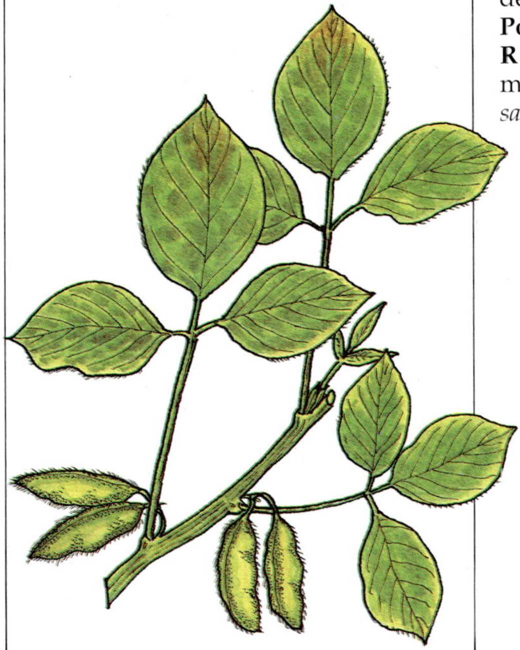

18

CRYPTOTYMPANA PUSTULATA
(Cicadidae)

CIGALE

蟬蛻

chan tui

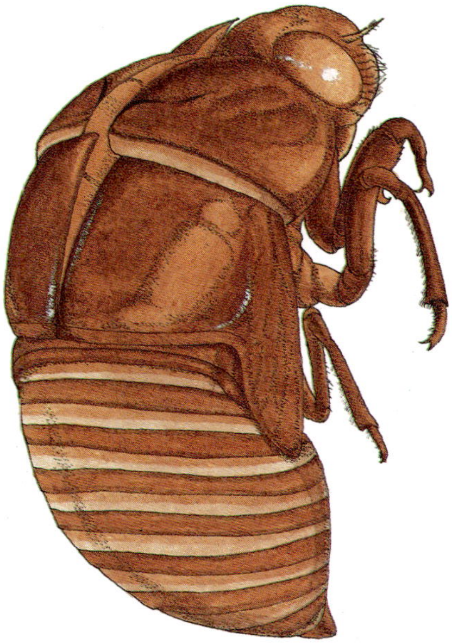

Régions: Chine, Taiwan, Japon
Parties utilisées: exuvie
Nature: sucré; froid
Affinité: poumons, foie
Effets: antipyrétique, antispasmodique
Indications: cataractes; agressions de «chaleur venteuse»; convulsions
Posologie: 3-5 g
Remarques: pour les cataractes, mélanger les exuvies avec du *Chrysanthemum morifolium.*

Purgatifs, Cathartiques et Laxatifs

Entrent dans cette catégorie les plantes qui induisent une évacuation des intestins. Les drogues fortes, à action rapide et qui purgent radicalement sont appelées purgatifs; les herbes de puissance moyenne sont appelées cathartiques, et les substances à action plus douce, qui agissent en lubrifiant les parois du gros intestin, sont appelées laxatifs. En plus de divers autres organes, ces herbes ont toutes une affinité avec le gros intestin ou l'organe qui lui est couplé: les poumons.

Ces médicaments ont trois effets principaux: ils induisent et facilitent les mouvements des intestins afin d'éliminer les aliments digérés et les selles qui y stagnent; ils tendent à «dissiper la chaleur» et «purger le feu» de l'organisme en favorisant leur excrétion avec les selles; et ils expulsent les liquides et réduisent les enflements en entraînant l'évacuation des «eaux néfastes» avec les fèces et les urines.

Les purgatifs puissants ne devraient être utilisés que dans les cas de constipation aiguë chez les patients par ailleurs en bonne santé. Les cathartiques et les laxatifs sont plus appropriés chez les personnes souffrant de constipation chronique, ainsi que chez les enfants, les vieillards et les personnes affaiblies.

19

RHEUM OFFICINALE
(Polygonaceae)

RHUBARBE

大黃

da huang

Régions: Chine de l'Ouest, Tibet
Parties utilisées: rhizomes
Nature: amer; froid
Affinité: rate, estomac, gros intestin, péricarde, foie
Effets: purgatif (2-5 g); laxatif (1–2 g); astringent (0,3 g); fébrifuge; emménagogue
Indications: constipation; aménorrhée; pression dans l'oeil en raison d'une inflammation du foie; stases énergétique et sanguine dues à des traumatismes
Posologie: voir ci-dessus
Remarques: réduite en poudre et appliquée sur les brûlures, cette herbe calme la douleur et réduit les enflements.

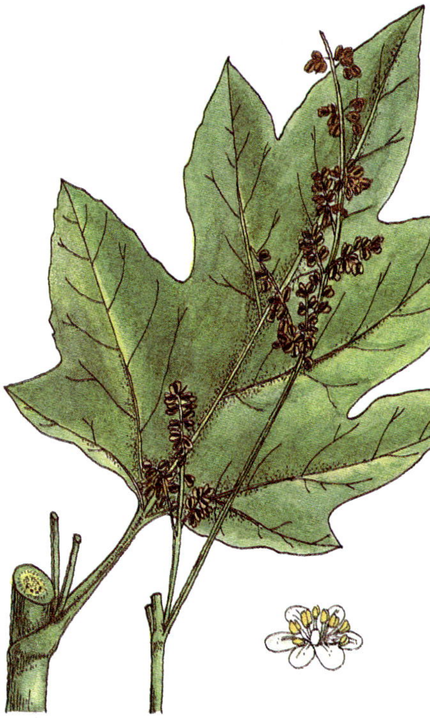

20

MIRABILITE
(Sulphate de Sodium)

芒硝

mang xiao

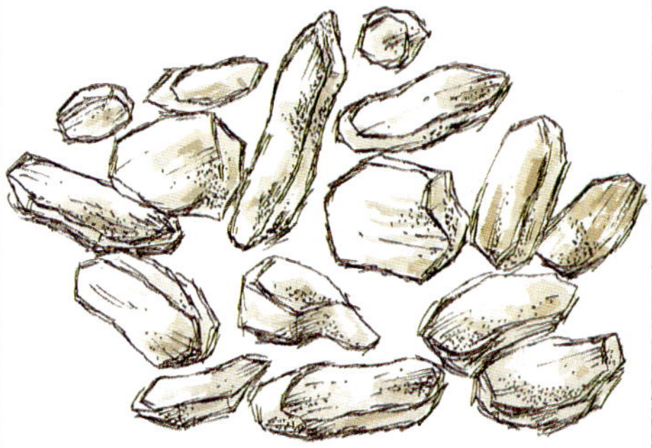

Régions: commune dans le monde entier
Parties utilisées: cristaux
Nature: salé, âcre et amer; très froid
Affinité: rate, estomac, gros intestin, triple réchauffeur
Effets: purgatif
Indications: constipation due à un excès de chaleur
Posologie: 10-18 g
Remarques: utilisé avec le *Rheum officinale* contre la constipation; utilisé comme bain occulaire et gargarisant pour les symptômes d'excès de chaleur et contre les abscès; ce minéral réduit en poudre est frotté sur le téton pour induire le sevrage des nourrissons; en cas de crise d'appendicite grave, une pâte est préparée avec la *Rheum officinale* et de l'aïl frais qui est appliquée en compresse serrée sur l'appendice.

21
CASSIA ANGUSTIFOLIA
(Leguminosae)
SÉNÉ DE LA MECQUE
番瀉葉
fan xie ye

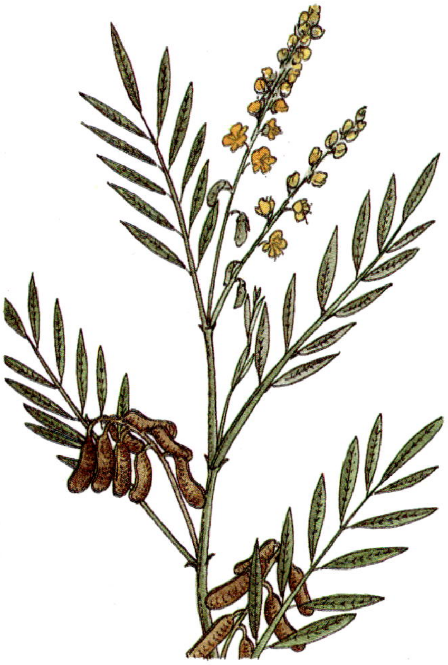

Régions: Inde, Arabie, Afrique
Parties utilisées: feuilles
Nature: sucré et amer; très froid
Affinité: gros intestin
Effets: purgatif (4-8 g); cathartique (1-3 g); laxatif (0,5-1 g)
Indications: constipation due à un excès de chaleur
Posologie: voir ci-dessus
Remarques: les doses supérieures à 5 g peuvent causer des symptômes désagréables de nausée, vomissements et ardeurs d'estomac.

22
ALOE BARBADENSIS
(Liliaceae)
ALOÈS DE LA BARBADE
蘆薈
lu hui

Régions: Afrique de l'Ouest, Antilles, Inde
Parties utilisées: jus concentré des feuilles fraîches
Nature: amer; froid
Affinité: foie, estomac, gros intestin
Effets: purgatif (0,3-1 g); laxatif (0,06-0,2 g)
Indications: stomachique (0,01-0,03 g); fébrifuge; antiseptique; emménagogue; sédatif en cas de constipation hépatique chronique; vertiges, maux de tête et délire dus à des inflammations hépatiques; parasites intestinaux
Posologie: 0,01-1 g
Remarques: ne pert rien de son effet en usage prolongé, est donc approprié aux cas de constipation chronique.

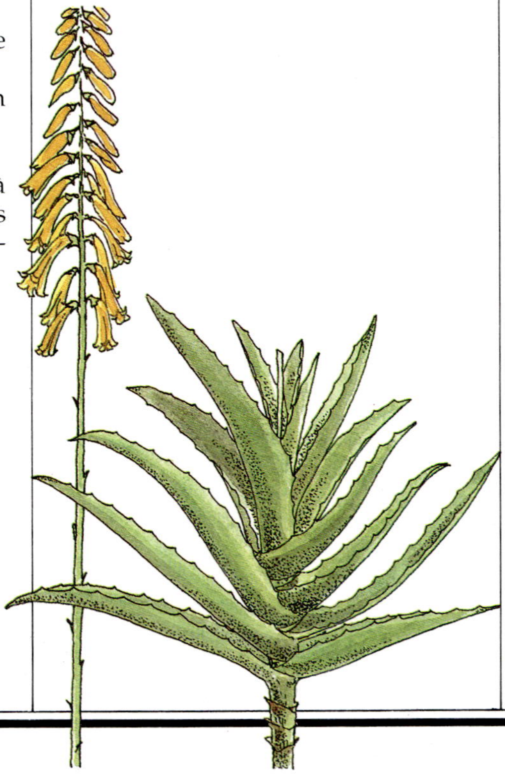

23
CANNABIS SATIVA
(Cannabinaceae)
CHANVRE
火麻仁
huo ma ren

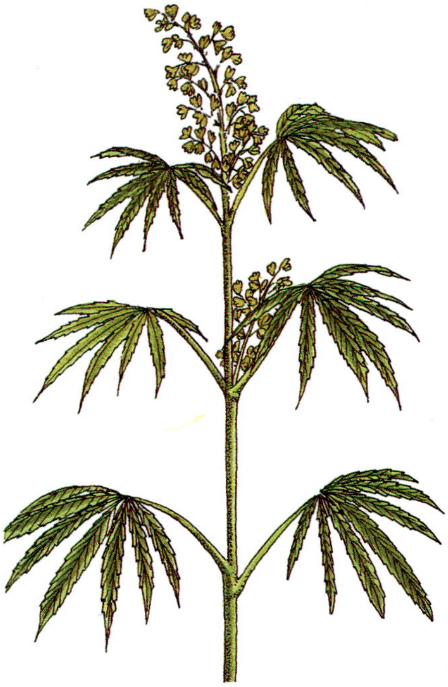

Régions: Chine, Inde, Afghanistan, Indochine, Afrique du Nord
Parties utilisées: graines
Nature: sucré; neutre
Affinité: rate, estomac, gros intestin
Effets: laxatif; émollient; antitussif; antiseptique; antidote
Indications: constipation due à une carence en fluide, particulièrement chez les personnes âgées et les post-parturientes
Posologie: 11 g
Remarques: toutes les parties de cette plante sont utilisées en médecine: la tige est diurétique; l'huile est un émollient pour les gorges sèches; la fleur mâle est employée contre les maux dus aux «agressions venteuses» et aux désordres menstruels; les fleurs femelles résineuses sont légèrement toxiques, elles sont un stimulant pour les centres nerveux supérieurs, et sont utilisés dans les affections nerveuses; utilisées avec excès, remarque Li Shizhen, ces dernières «provoquent des hallucinations et une démarche déséquilibrée».

24

PRUNUS JAPONICA
(Rosaceae)

郁李仁

yu li ren

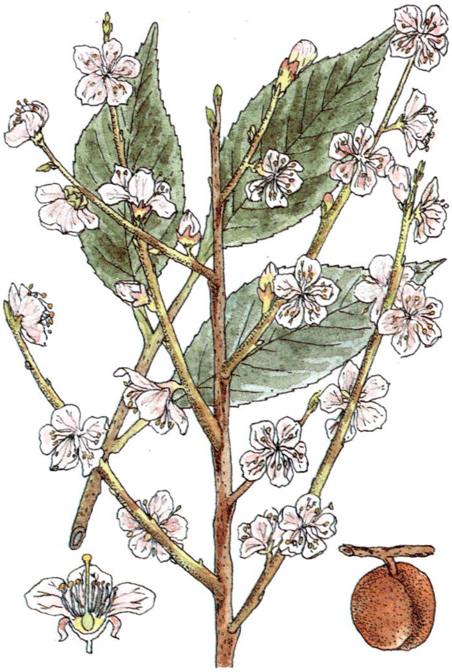

Régions: Sichuan, Jiangsu
Parties utilisées: noyau de la graine
Nature: âcre, amer et sucré; neutre
Affinité: gros intestin, petit intestin, rate
Effets: laxatif; émollient; diurétique; réduit les enflements
Indications: constipation due à une carence en fluide, rétention d'eau
Posologie: 4-7 g
Remarques: peut causer un léger inconfort abdominal lorsque prenant effet contre la constipation.

25

APIS MELLIFERA
(Apidae)

MIEL

蜂蜜

feng mi

Régions: commun dans le monde entier
Nature: sucré; neutre
Affinité: poumons, rate, gros intestin
Effets: laxatif; émollient; nutritif; émollient pour la bronchite chronique, gorge et bouche sèches
Posologie: 10-75 g
Remarques: le miel est l'excipient de la plupart des pilules prescrites par l'herboristerie chinoise; doit être évité par les personnes aux intestins lâches.

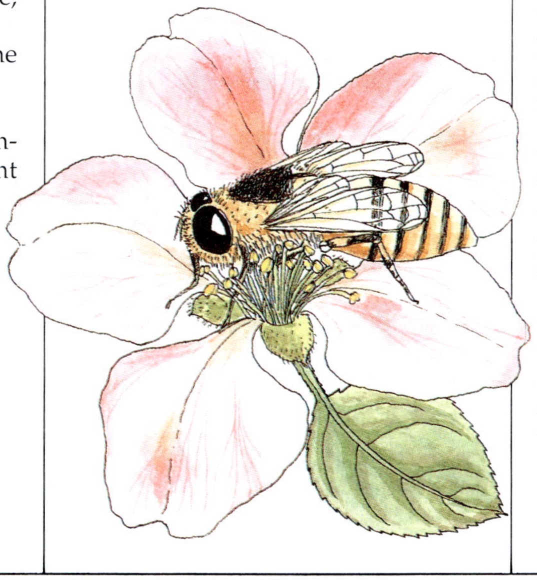

26

EUPHORBIA KANSUI
(Euphorbiaceae)

甘遂

gan sui

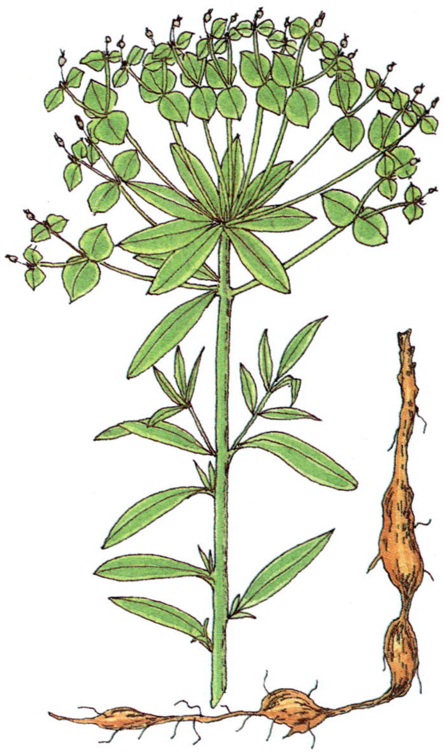

Régions: Chine, Corée, Japon
Parties utilisées: racines
Nature: amer; froid
Affinité: poumons, rate, reins
Effets: purgatif; diurétique; réduit les enflements; expectorant
Indications: constipation; rétention d'eau; ballonnements gastriques; oppression dans la poitrine; épilepsie; application externe pour les douleurs musculaires
Posologie: 2-4 g
Remarques: légèrement toxique; cette drogue est forte et ne doit être utilisée qu'avec précaution; ne pas administrer aux femmes enceintes, aux personnes affaiblies et aux vieillards.

27

PHARBITIS NIL
(Convolvulaceae)

BELLE-DE-JOUR

牽牛子

qian niu zi

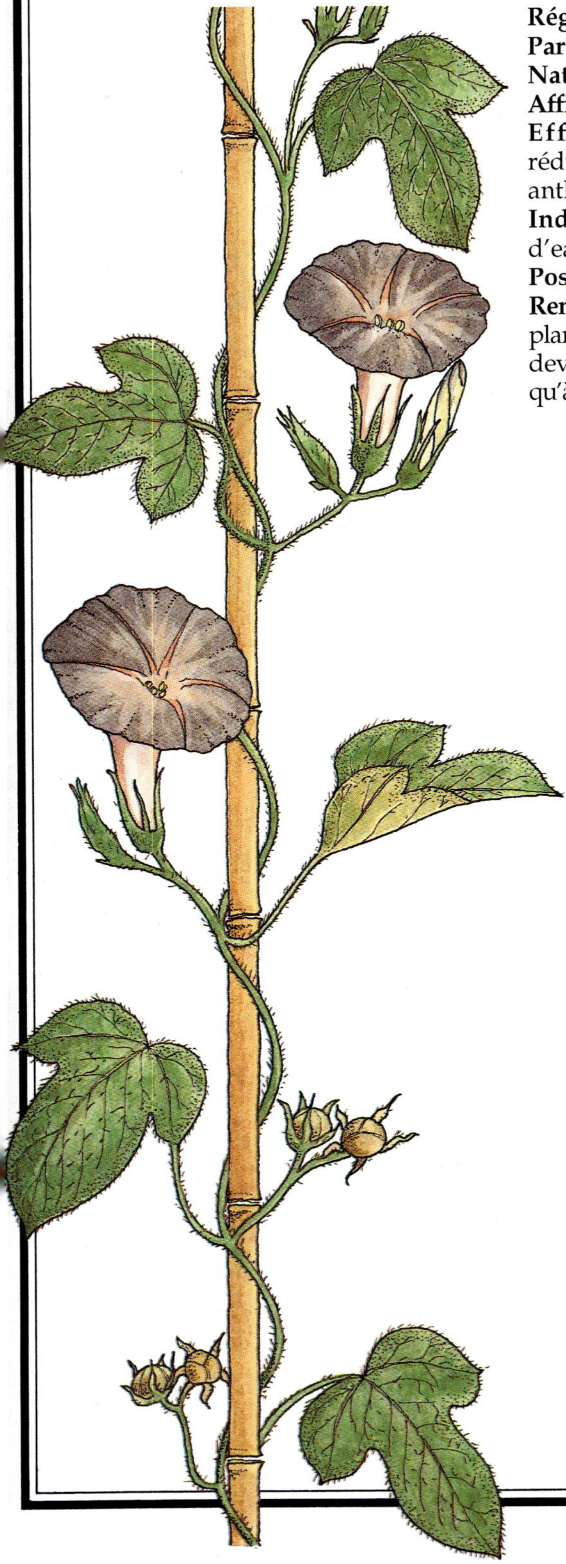

Régions: Chine, Inde
Parties utilisées: graines
Nature: amer; froid
Affinité: poumons, reins, gros intestin
Effets: cathartique; diurétique; réduit les gonflements; expectorant; anthelmintique
Indications: constipation; rétention d'eau; parasites intestinaux
Posologie: 1-2 g
Remarques: légèrement toxique; cette plante est fortement désséchante et ne devrait pas être employée autrement qu'à faibles doses et sporadiquement.

28

CROTON TIGLIUM
(Euphorbiaceae)

CROTON PURGATIF

巴豆

ba dou

Régions: Chine du Sud-Ouest, Birmanie, Laos, Viêt-nam
Parties utilisées: graines mûres
Nature: âcre; chaud
Affinité: estomac, gros intestin
Effets: purgatif puissant; expectorant; irritant externe portant à maturité les abscès et furoncles
Indications: constipation aiguë due à un «excès de froid»; enflement et autres formes de rétention d'eau; difficultés respiratoires dues à l'accumulation des phlegmes; épilepsie; abscès
Posologie: 0,04-0,1 g
Remarques: extrêmement toxique; la plus puissante de toutes les purges; ne doit être employé qu'à faible dose et sporadiquement; l'huile de croton extraite des graines est extrêmement efficace dans les traitements des abscès, furoncles, kystes, etc.

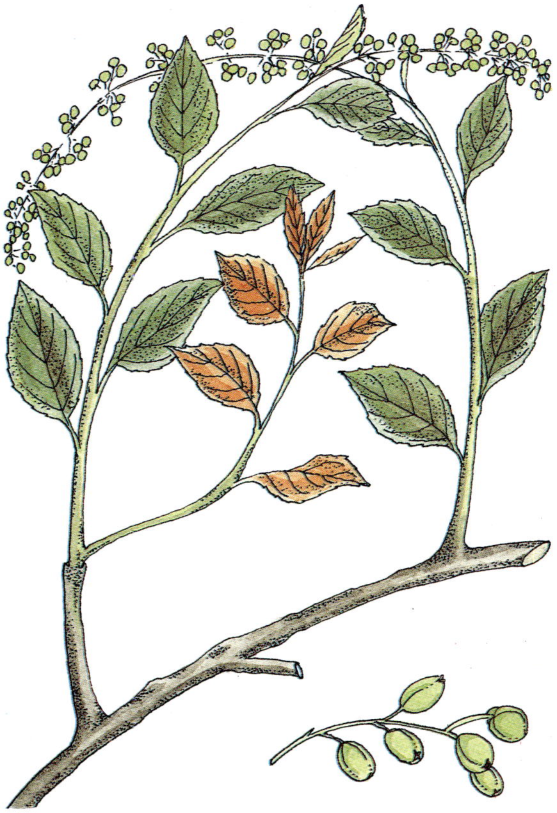

29

GYPSUM FIBROSUM
(Gypse)

SULFATE DE CALCIUM

石膏

shi gao

ANTIPYRÉTIQUES, REFRIGÉRANTS QUI «EVACUENT LA CHALEUR»

Les antipyrétiques et fébrifuges sont des médicaments qui «évacuent la chaleur interne». Ils sont employés contre les maux et symptômes causés par un excès de chaleur interne: dysenterie; ulcères; abscès; furoncles, irritation et rougeurs des yeux, bouche et gorge sèches; irruptions cutanées provoquées par la chaleur; inflammation du foie et des glandes; vertiges; délire; jaunisse; insomnie et autres. Le *Livre interne de Huang Di* mentionne que «toute chaleur doit être refroidie».

Les manuels de médecine chinoise subdivisent en six grands groupes les plantes réductrices de chaleur:

— Celles du type «purgeant le feu» quand l'organisme est en état de véritable surchauffe dû à un excès de «chaud» et de «plein».
— Les simples qui «éclaircissent le foie et font briller les yeux» sont employés contre les inflammations hépatiques et les symptômes associés tels ulcères, yeux rougis et gonflés, vision estompée, maux de tête, etc.
— Les médicaments qui «évacuent la chaleur et refroidissent les sangs» pénètrent directement dans le sang pour «refroidir» les effets de la chaleur sur les humeurs vitales.
— Celles qui «dissipent la chaleur, expulsent les poisons» éliminent les toxines naturelles, telles que le pus, que le corps produit en raison d'une chaleur excessive; ils sont également des antidotes génériques.
— Celles qui «dissipent la chaleur, assèchent l'humidité» sont utilisés contre les symptômes de «plein-humide» et «plein-chaud» en excès, notamment les rhumes d'été, les douleurs articulaires et musculaires, la leucorrhée, la jaunisse, etc.
— Celles qui «dissipent la chaleur vide» sont utilisées en cas d'«excès sec-chaud» et dans les cas des coups de chaleur créés par une carence du sang ou une déficience en énergie.

Ces médicaments ressortent au yin et sont tous «froids» ou «frais». Les personnes affectée d'une carence du yang, ou ayant un estomac ou une rate fragile doivent les employer avec précaution.

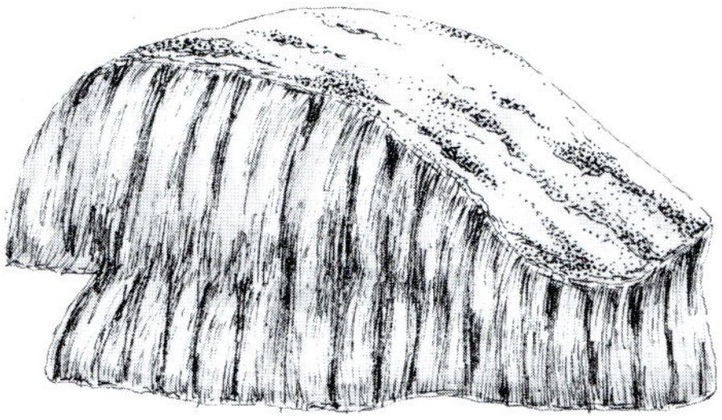

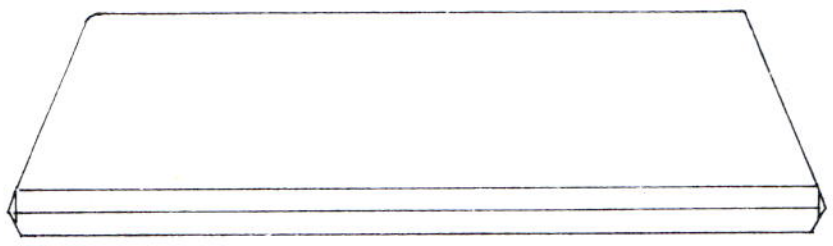

Régions: commun dans le monde entier
Partie utilisée: cristal
Nature: âcre, sucré; très froid
Affinité: poumons, estomac
Effets: antipyrétique; antiphlogistique; astringent
Indications: symptômes physiques et émotionnels dus à un accès de chaleur: corps chaud, soif, boutons de chaleur, mal de tête, maux de dent; excès de chaleur dans l'estomac et les poumons; toux asthmatique et bronchitique; application externe aux abscès et brûlures.
Posologie: 10-35 g

30

ANEMARRHENA ASPHODELOIDES
(Liliaceae)

知母
zhi mu

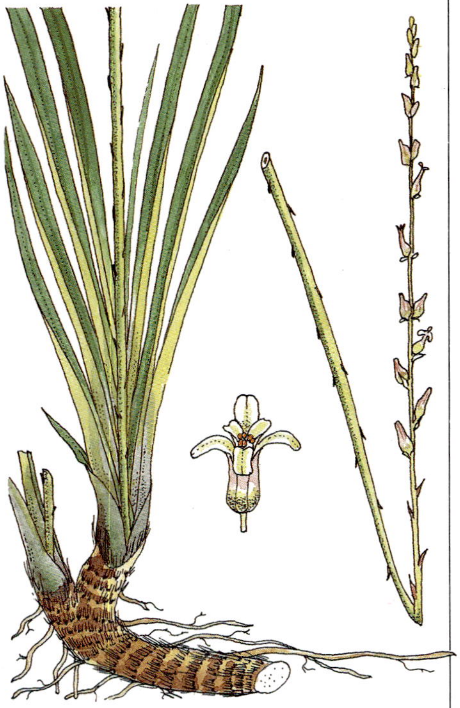

Régions: Chine du Nord
Parties utilisées: rhizomes et tiges
Nature: amer; froid
Affinité: poumons, estomac, reins
Effets: antipyrétique; émollient; tonique rénal
Indications: Chaleur corporelle, irritabilité, soif, insomnie, etc., dus à un accès de chaleur; pneumonie et bronchite chroniques; maux du «yin vide».
Posologie: 3-7 g
Remarques: ce médicament est incompatible avec les préparations ferrugineuses.

31

GARDENIA JASMINOIDES
(Rubiaceae)

梔子
zhi zi

Régions: Chine, Taiwan, Japon
Parties utilisées: fruit mûr
Nature: amer; froid
Affinité: cœur, foie, poumons, estomac
Effets: antipyrétique; antidote; antiphlogistique; hémostatique
Indications: accès de chaleur: fièvre, agitation, irritabilité, saignements de nez, sang dans les urines et les crachats; yeux gonflés et irrités, abcès.
Posologie: 5-10 g
Remarques: une pâte obtenue par un mélange de cette plante avec du vin et de la farine est employée comme cataplasme sur les luxations, entorses, froissements de muscles, ecchymoses et abscès; très efficace dans les cas de lésions aux tendons, ligaments, articulations et muscles.

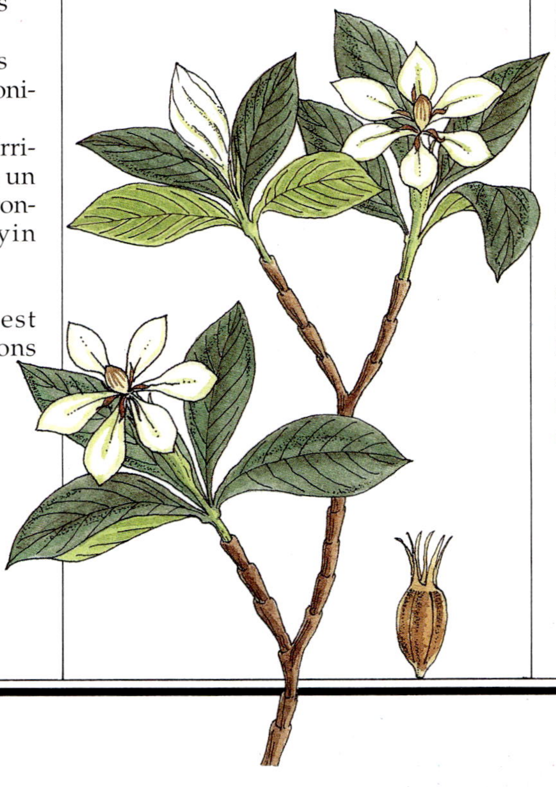

32

PHRAGMITES COMMUNIS
(Gramineae)

蘆根
lu gen

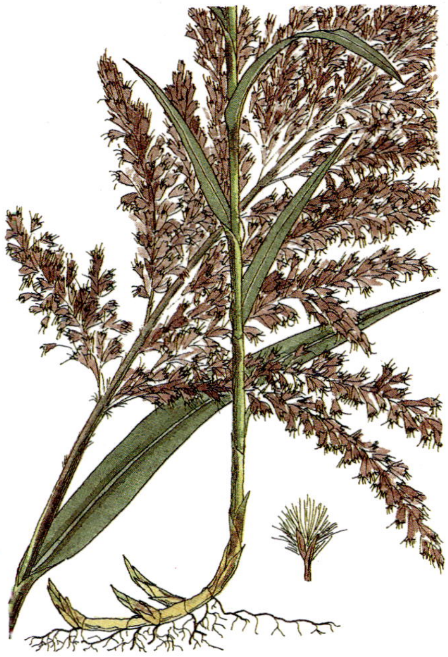

Régions: commune dans le monde entier
Parties utilisées: racines et tiges
Nature: sucré; froid
Affinité: poumons, estomac
Effets: antipyrétique; émollient; réfrégirant de l'estomac et des poumons
Indications: corps chaud, soif et gorge sèche dus à un accès de chaleur; vomissements dus à une chaleur gastrique; toux et glaires épaisses et teintées provoquées par une chaleur dans les poumons.
Posologie: 20-40 g
Remarques: cette plante est un antidote contre les intoxications alimentaires, particulièrement celles dues aux fruits de mer.

33

PHYLLOSTACHYS (genre)
(Gramineae)

BAMBOUS DIVERS

竹葉

zhu ye

Régions: Chine centrale; Japon
Parties utilisées: feuilles
Nature: sucré; froid
Affinité: cœur; intestin grêle
Effets: antipyrétique; diurétique; antispasmodique
Indications: corps chaud, soif, irritabilité, aphtes, urines teintées et mictions rares dues à un accès de chaleur.
Posologie: 10-15 g
Remarques: les feuilles fraîches sont plus efficaces contre les symptômes de chaleur à l'estomac et au cœur; les feuilles séchées sont diurétiques.

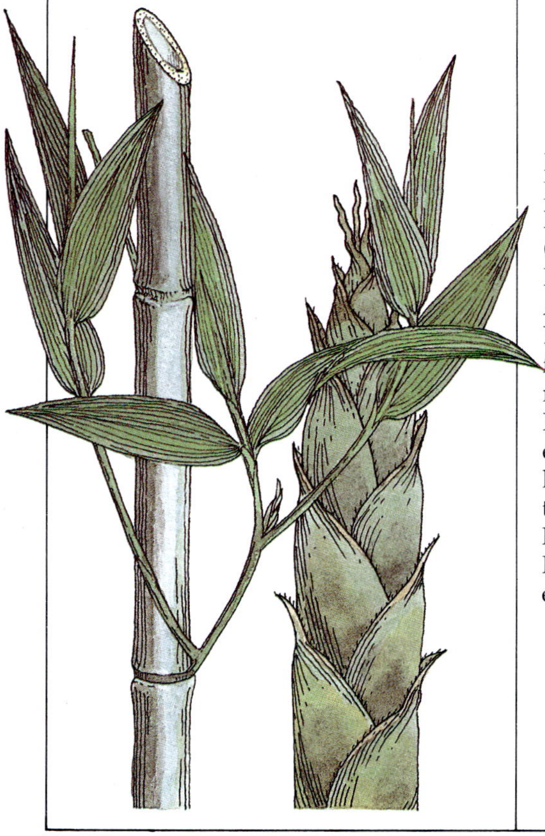

34

PRUNELLA VULGARIS
(Labiatae)

夏枯草

xia ku cao

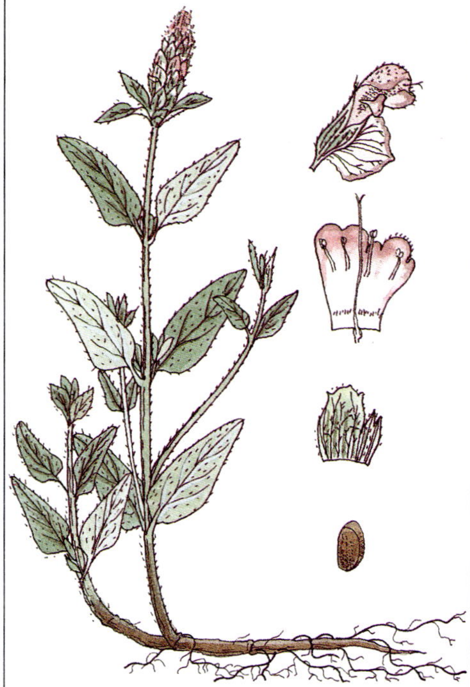

Régions: Chine du Nord; Europe du Nord, Amérique du Nord
Parties utilisées: fleurs et noyaux (inflorescence)
Nature: âcre et amer; froid
Affinité: foie; vésicule biliaire
Effets: antipyrétique; réfrégirant du foie; diurétique; réduit les inflammations des glandes
Indications: jaunisse: globes occulaires enflés et douloureux; hypersensibilité à la lumière; maux de tête et vertiges; goutte; scrofule; hypertension.
Posologie: 5-7 g
Remarques: ce médicament est très efficace dans tous les cas de jaunisse.

35

CELOSIA ARGENTEA
(Amarantaceae)

AMARANTE

青葙子

qing xiang zi

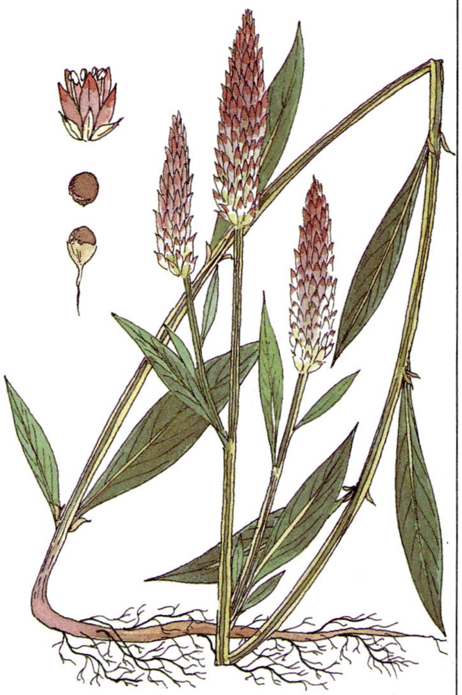

Régions: Chine méridionale, Inde, Ceylan, Afrique, Amérique
Parties utilisées: graines
Nature: amer; légèrement froid
Affinité: foie
Effets: antipyrétique et antiphlogistique du foie; astringent de la conjonctivite
Indications: hypertension, tous symptômes occulaires associés.
Posologie: 6-15 g
Remarques: une nouvelle préparation de ce médicament est une mixture où il est combiné à du chrysanthème et de la *Prunella vulgaris* pour combattre l'hypertension.

36
NELUMBO NUCIFERA
(Nymphaeaceae)
LOTUS
荷葉
he ye

Régions: Asie, Australie
Parties utilisées: feuilles
Nature: amer; neutre
Affinité: foie, rate, estomac
Effets: antipyrétique
Indications: maux de la chaleur estivale; oppression dans la poitrine; pression dans le crâne; soif; urines teintées et mictions rares.
Posologie: 1/4 de feuille par dose
Remarques: toutes les parties du lotus sont utilisées en médecine: la tige décongestionne la poitrine engorgée par un excès de «chaleur humide»; le pédoncule est employé contre les ardeurs d'estomac, pour calmer les foetus agités, et contre la leucorrhée; les graines sont employées contre l'insomnie, la spermatorrhée et la diarrhée; les étamines sont un médicament préventif de l'éjaculation précoce.

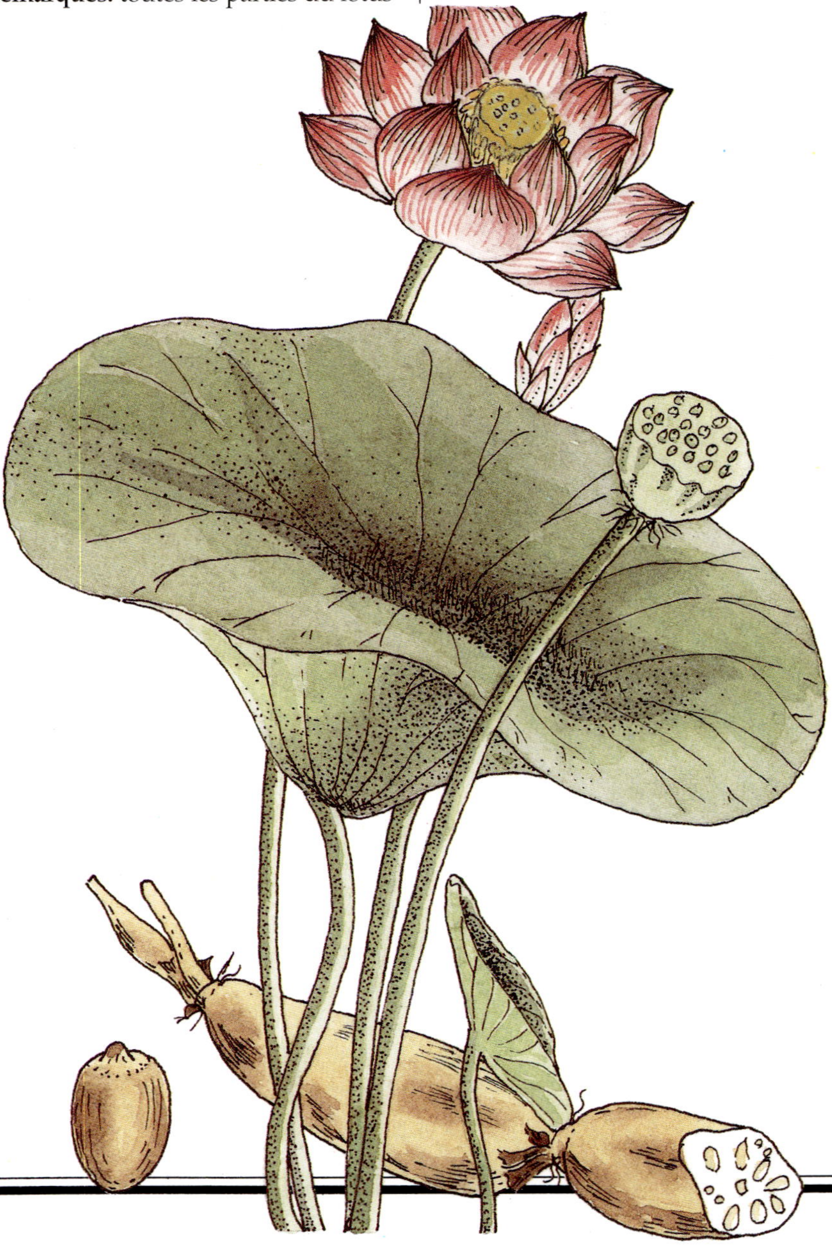

37
CASSIA TORA
(Leguminosae)
決明子
jue ming zi

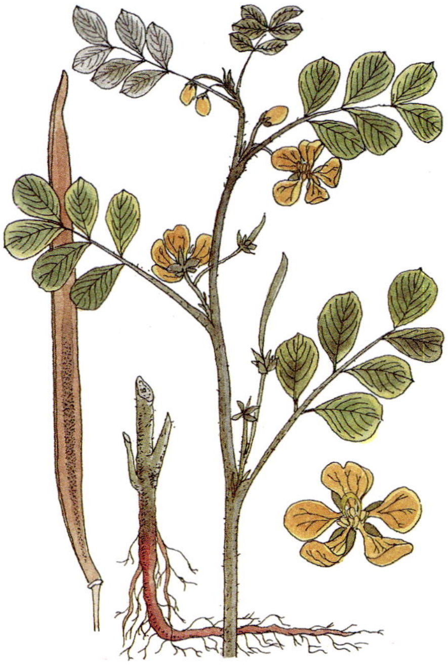

Régions: Chine méridionale, Indochine, Inde, Sud-Est asiatique
Parties utilisées: graines
Nature: sucré; amer et salé; légèrement froid
Affinité: foie, vésicule biliaire
Effets: antipyrétique du foie; laxatif; éclaircit la vision
Indications: toutes affections occulaires dues à une inflammation du foie: yeux gonflés, irrités; hypersensibilité à la lumière, etc.
Posologie: 5-8 g
Remarques: laxatif naturel, efficace et sans danger pour les cas de constipation chronique; il abaisse la tension efficacement.

38

REHMANNIA GLUTINOSA
(Scrophulariaceae)

乾地黄

gan di huang

Régions: Chine du Nord
Parties utilisées: racine
Nature: sucré; froid
Affinité: cœur, foie, reins, intestin grêle
Effets: antipyrétique; «rafraîchit» et tonifie le sang; cardiotonique; émollient; hémostatique; diurétique
Indications: corps chaud et irruptions cutanées dues à un excès de chaleur interne; déficience yin due à l'accès de chaleur; diabète.
Posologie: 5-8 g
Remarques: puissant tonique cardiovasculaire, excellent pour les cardiaques; ce médicament réduit le taux de glycémie.

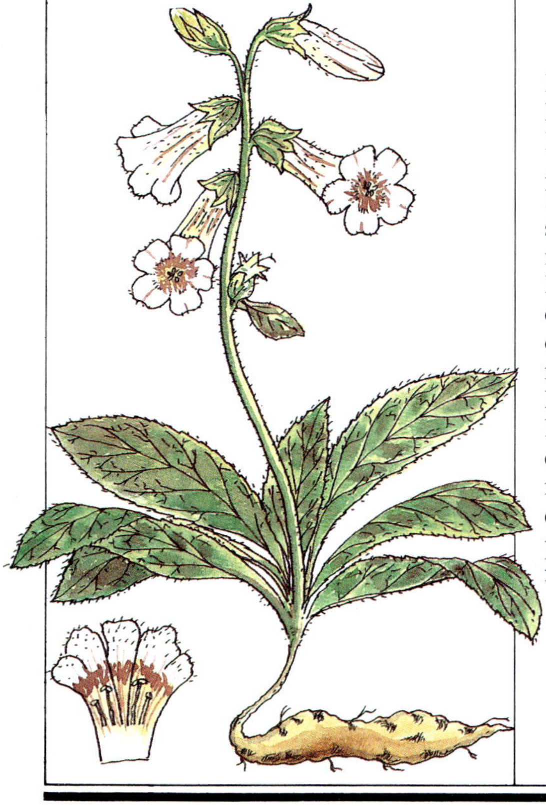

39

LITHOSPERMUM ERYTHRORHIZON
(Boraginaceae)

紫草

zi cao

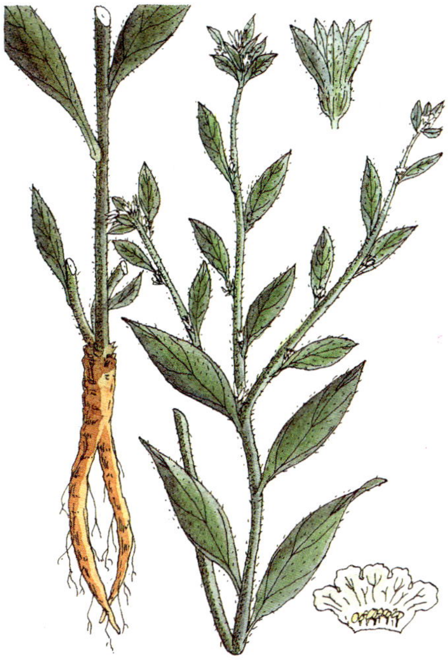

Régions: Chine du Nord, Japon
Parties utilisées: racines
Nature: sucré; froid
Affinité: cœur, foie
Effets: antipyrétique; «rafraîchit» le sang; antidote des toxines corporelles dues à un accès de chaleur
Indications: irruptions cutanées dues à la chaleur, démangaisons etc. dues à un accès de chaleur interne; rougeole
Posologie: 5-8 g
Remarques: ce médicament est employé comme émollient de l'eczéma, des abcès et brûlures; l'huile est efficace contre les irritations cutanées provoquées par les couches chez le nourrisson.

40

RHINOCEROS UNICORNIS
(Rhinocerotidae)

CORNE DE RHINOCÉROS

犀角

xi jiao

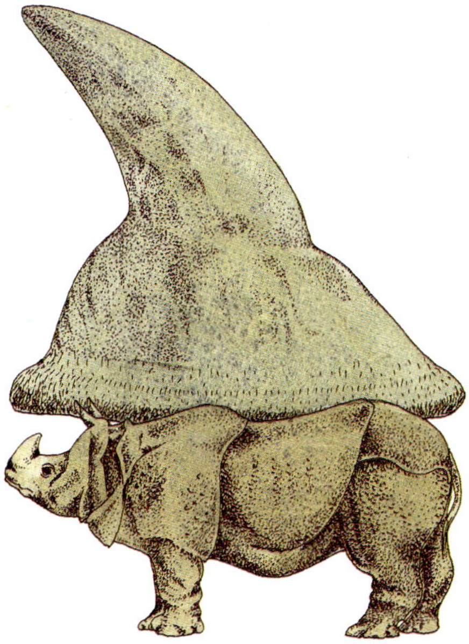

Régions: Afrique, Inde
Parties utilisées: corne
Nature: âmer, aigre et salé; froid
Affinité: cœur, foie, estomac
Effets: antipyrétique; cardiotonique; antispasmodique; hémostatique; antidote
Indications: symptômes graves et persistants de chaleur interne excessive: saignements de nez, expectorations sanguinolentes, vertiges, délires, convulsions, irritations cutanées dues à la chaleur, mictions douloureuses et rares, urines teintées.
Posologie: 1-2 g
Remarques: ce médicament est devenu fort rare et dispendieux; la corne de buffle lui est parfois substituée, mais nécessite des doses importantes (de l'ordre de 10 g).

41

BOS TAURUS DOMESTICUS ou *BUBALUS BUBALIS* (Bovidae)

CALCULS BILIAIRES DE BUFFLE ou DE VACHE

牛黃

niu huang

Régions: commune dans le monde entier
Parties utilisées: bézoard
Nature: âmer et sucré; frais
Affinité: cœur, foie
Effets: antipyrétique; diurétique; cardiotonique
Indications: chaleur corporelle, irritabilité et délire dus à un excès de chaleur interne; spasmes; ulcères; gorge congestionnée ou enflammée; abscès et ulcères de chaleur.
Posologie: 0,2-0,4 g
Remarques: l'article authentique est rare et dispendieux; des palliatifs (bile de bovin ou de porcin) sont souvent employés et sont assez efficaces.

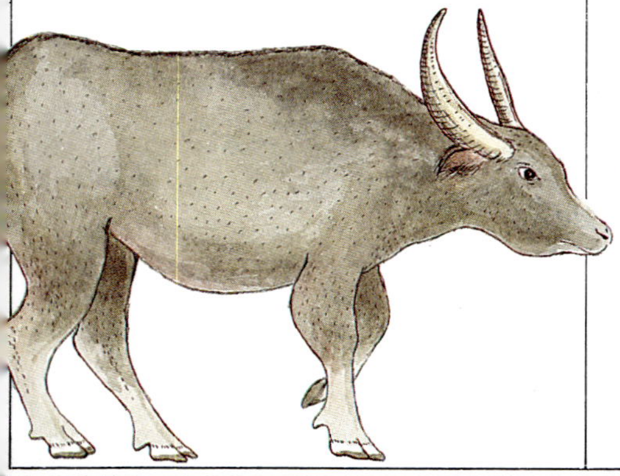

42

PAEONIA MOUTAN (Ranunculaceae)

PIVOINE ARBORESCENTE

牡丹皮

mu dan pi

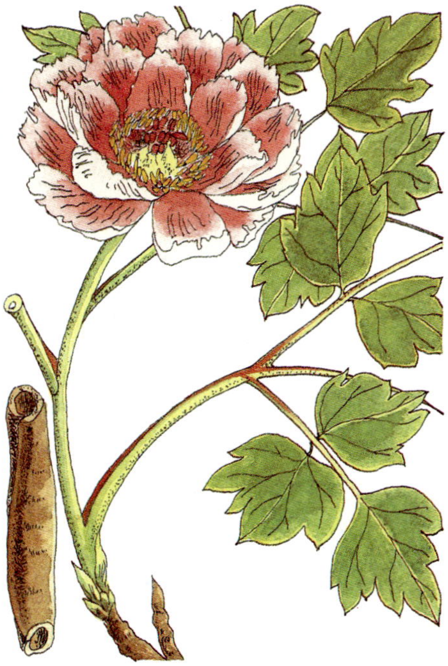

Régions: Chine du Nord
Parties utilisées: écorce des racines
Nature: acre et âmer; légèrement froid
Affinité: cœur, foie, reins
Effets: antipyrétique; «rafraîchit» le sang; active la circulation; anticoagulant; emménagogue; antiseptique; diurétique
Indications: tous symptômes d'accès de chaleur: sang dans les expectorations et urines, saignements de nez, irritabilité et autres; yin déficient dû à un excès de chaleur; ulcères; infections du tractus intestinal.
Posologie: 5-10 g
Remarques: ce médicament a une action antiseptique efficace dans un large spectre microbien.

43

PAEONIA LACTIFLORA (Ranunculaceae)

PIVOINE BLANCHE

芍藥

shao yao

Régions: Chine, Manchourie, Sibérie, Japon
Parties utilisées: racines
Nature: âmer; modérément froid
Affinité: foie
Effets: antipyrétique; hémostatique; antiseptique; emménagogue
Indications: tous symptômes d'excès de chaleur; irritations cutanées dues à la chaleur; aménorrhée; ulcères; infections intestinales
Posologie: 5-10 g
Remarques: deux variétés sont à distinguer: à fleur rouge et à fleur blanche; la variété blanche est un tonique du sang et de l'énergie yin; la variété rouge est un hémostatique et active la circulation.

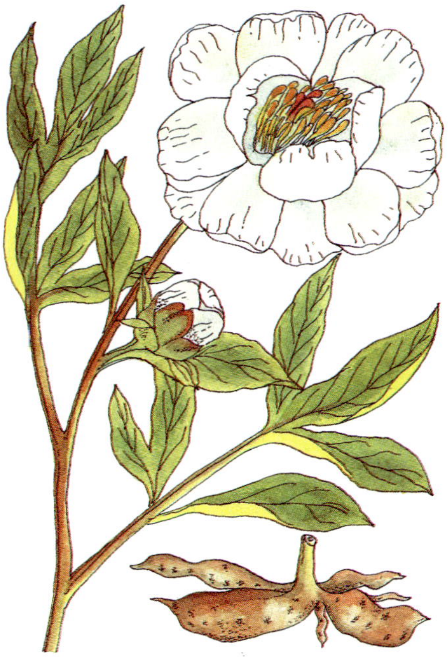

44
ISATIS TINCTORIA
(Cruciferae)

PASTEL DES TEINTURIERS

大青葉
da qing ye

Régions: Chine, Japon
Parties utilisées: feuilles
Nature: âmer; très froid
Affinité: cœur, estomac
Effets: antipyrétique; antiphlogistique; contrepoison; antiseptique
Indications: délires, évanouissements; irritations cutanées dues à la chaleur, gorge sèche et irritée, abscès et enflements dus à un excès de chaleur interne; érysipèle.
Posologie: 7-15 g
Remarques: prévention effective des cas d'encéphalite chronique; actif sur un large spectre microbien.

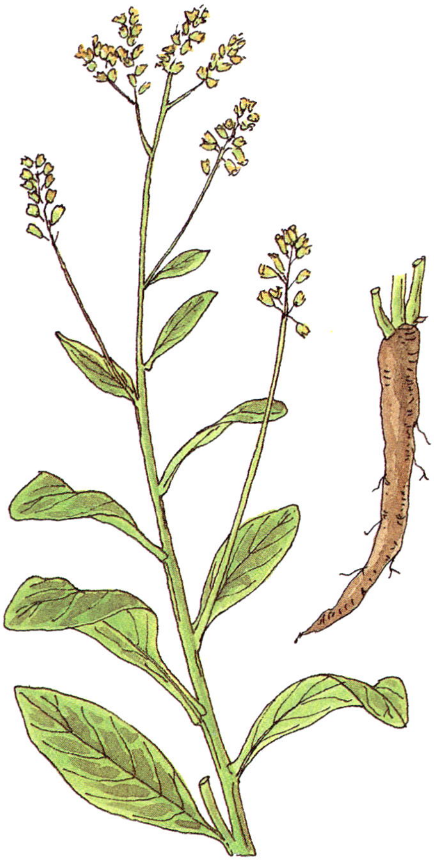

45
SCROPHULARIA NINGPOENSIS
(Scrophulariaceae)

玄參
xuan shen

Régions: Chine du Nord, Japon
Parties utilisées: racines
Nature: âmer et salé; froid
Affinité: poumons, estomac, reins
Effets: antipyrétique; antiphlogistique; tonique de l'énergie yin; contrepoison
Indications: tous symptômes d'excès de chaleur: délires, insomnie, yeux rougis et enflés, abscès et furoncles, soif, langue enflammée, etc.; laryingite; amygdalite.
Posologie: 7-15 g
Remarques: les petites doses sont cardiotoniques; les doses importantes inhibent l'activité cardiaque; ce médicament réduit le taux de glycémie.

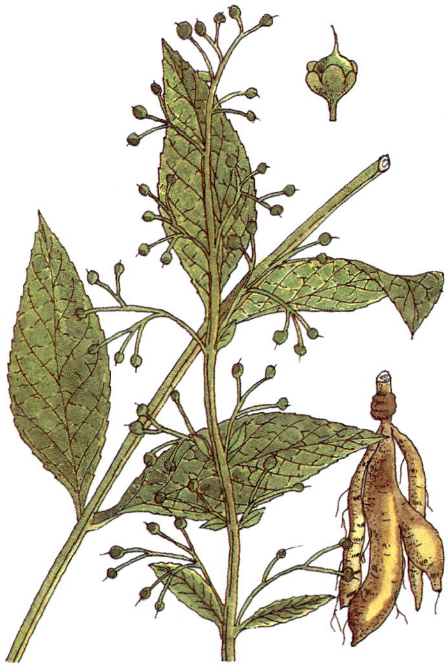

46
IMPERATA CYLINDRICA
(Gramineae)

白茅根
bai mao gen

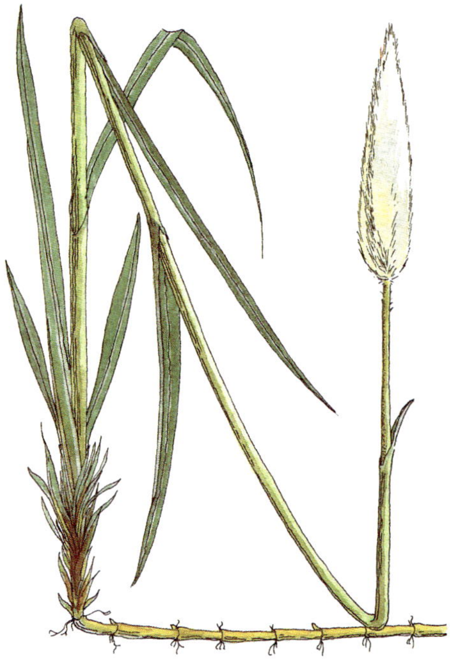

Régions: Chine méridionale, Inde, Ceylan, Indochine, Afrique
Parties utilisées: racines
Nature: sucré; froid
Affinité: poumons, estomac
Effets: antipyrétique; diurétique; émollient; hémostatique
Indications: tous symptômes d'excès de chaleur; nausées ou vomissements dus à un estomac sec; toux due à des poumons secs; sang dans les expectorations et l'urine
Posologie: 10-35 g
Remarques: puissant hémostatique; provoque la coagulation immédiate des blessures accompagnées d'hémorragie; résorbe les ecchymoses et autres formes d'hémorragies internes.

47

LONICERA JAPONICA
(Caprifoliaceae)

LONICÉRA DU JAPON

金銀花

jin yin hua

Régions: Chine, Japon, Corée
Parties utilisées: fleurs
Nature: sucré; froid
Affinité: poumons, estomac, cœur, rate
Effets: antipyrétique; contrepoison
Indications: symptômes d'accès de chaleur se déplaçant des zones externes aux zones internes; gorge enflée et douloureuse; sang dans les selles et les expectorations; ulcères.
Posologie: 10-17 g
Remarques: la plante entière est employée en médecine; et les infusions de fleurs fraîches sont utilisées en application externe sur les ulcères cutanés et les infections.

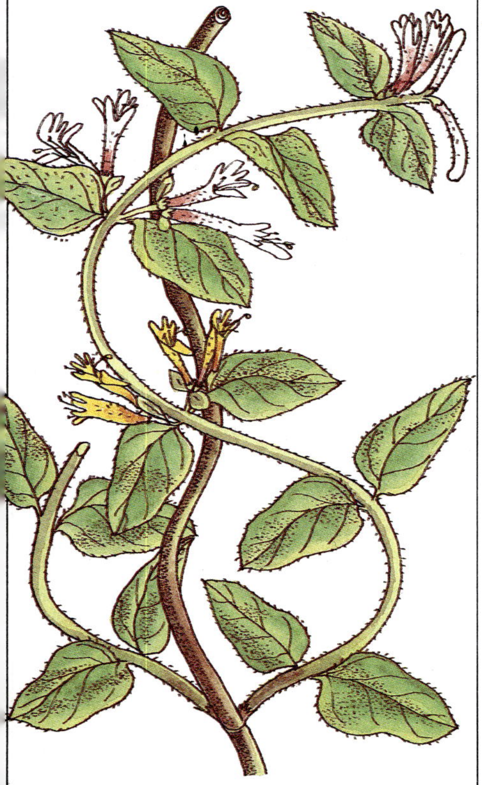

48

FORSYTHIA SUSPENSA
(Oleaceae)

連翹

lian qiao

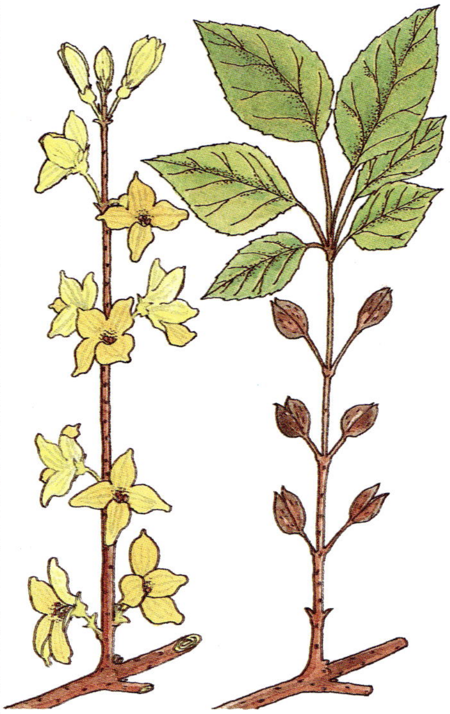

Régions: Chine du Nord, Japon
Parties utilisées: fruit
Nature: âmer; modérément froid
Affinité: cœur, vésicule biliaire
Effets: antipyrétique; contrepoison; antiphlogistique
Indications: tous symptômes d'accès de chaleur se déplaçant des zones externes aux zones internes: chaleur corporelle en excès, soif, irritabilité, éruptions cutanées provoquées par la chaleur; gonflement des ganglions lymphatiques; érysipèle; tumeur au sein.
Posologie: 5-10 g
Remarques: action semblable à la *Lonicera japonica*; employées conjointement, leur efficacité respective s'en trouve accrue.

49

TARAXACUM OFFICINALE
(Compositae)

DENT DE LION

蒲公英

pu gong ying

Régions: zones tempérées du globe
Parties utilisées: plante entière
Nature: âmer et sucré; froid
Affinité: foie, estomac
Effets: antipyrétique; contrepoison; réduit les gonflements
Indications: tumeurs au sein; abscès; tumeurs et hématomes aux poumons
Posologie: 10-30 g
Remarques: le jus obtenu de la plante fraîchement coupée est appliqué directement sur les morsures de serpent comme antidote.

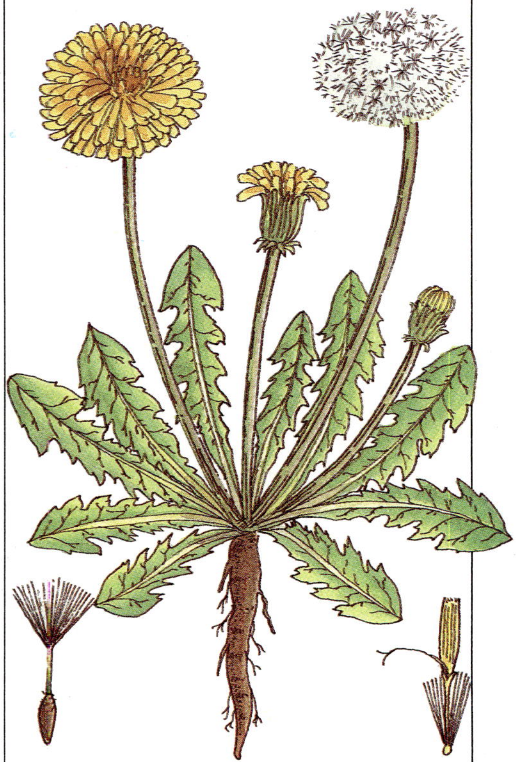

50

VIOLA YEDOENSIS
(Violaceae)

紫花地丁

zi hua di ding

Régions: Chine, Indochine, Japon, Inde
Parties utilisées: plante entière
Nature: âmer et acre; froid
Affinité: cœur, foie
Effets: antipyrétique; contrepoison; antiphlogistique
Indications: abscès; furoncles; ulcères
Posologie: 5-10 g
Remarques: le jus obtenu de la racine fraîchement coupée est appliqué directement sur les abscès; celui de la plante entière est appliqué directement sur les morsures de serpent comme antidote.

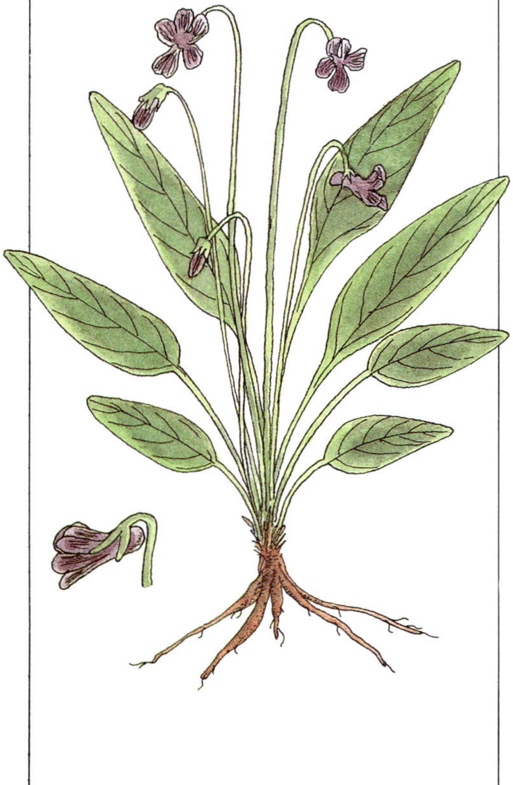

51

BELAMCANDA CHINENSIS
(Iridaceae)

IRIS TIGRÉ

射干

she gan

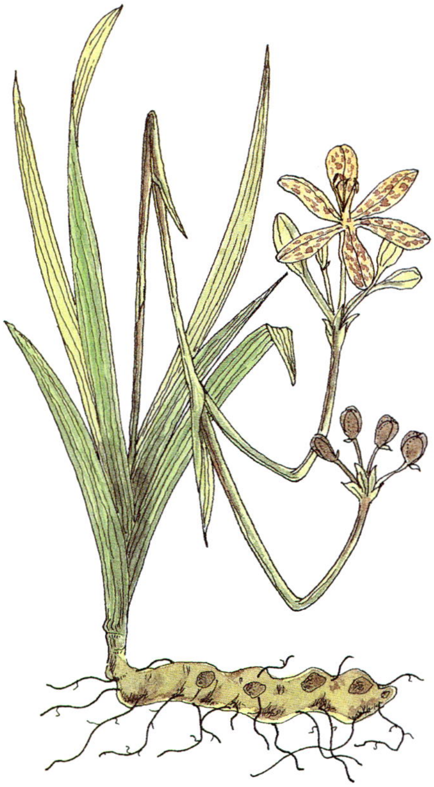

Régions: Chine du Sud, Japon, Corée, Viêt-nam, Laos
Parties utilisées: rhizomes et tiges
Nature: âmer; froid
Affinité: poumons, foie
Effets: antipyrétique; contrepoison; expectorant; antiphlogistique des voies respiratoires supérieures
Indications: inflammation des voies respiratoires supérieures; glaires en excès; crachats dus à l'asthme ou à la bronchite; toux
Posologie: 3-6 g
Remarques: légèrement toxique.

52

SOPHORA SUBPROSTRATA
(Leguminosae)

廣豆根

guang dou gen

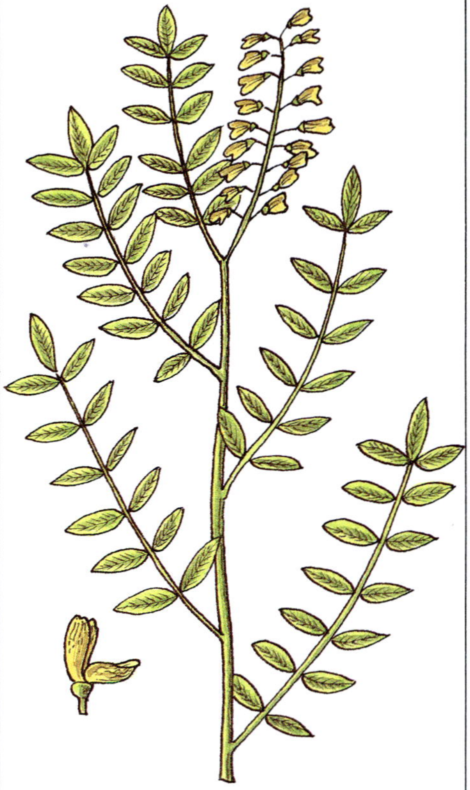

Régions: Chine du Sud, Indochine, Inde
Parties utilisées: racines
Nature: âmer; froid
Affinité: cœur, poumons
Effets: antipyrétique; contrepoison; antiphlogistique des voies respiratoires
Indications: inflammation et infection de la gorge
Posologie: 3-8 g
Remarques: excellent antidote contre les toxines internes naturelles produites dans le corps par un accès de chaleur.

53

LYCOPERDON PERLATUM
(Lycoperdaceae)

PET-DE-LOUP

馬勃
ma bo

Régions: commun dans le monde entier
Parties utilisées: poussière de spores
Nature: acre; neutre
Affinité: poumons
Effets: antipyrétique; contrepoison; antiphlogistique des voies respiratoires; antitussif; hémostatique
Indications: problèmes respiratoires dus à un accès de chaleur extrême; excès de chaleur dans les poumons
Posologie: 1-2 g
Remarques: ce médicament est aussi utilisé en application externe sur les plaies pour activer la coagulation.

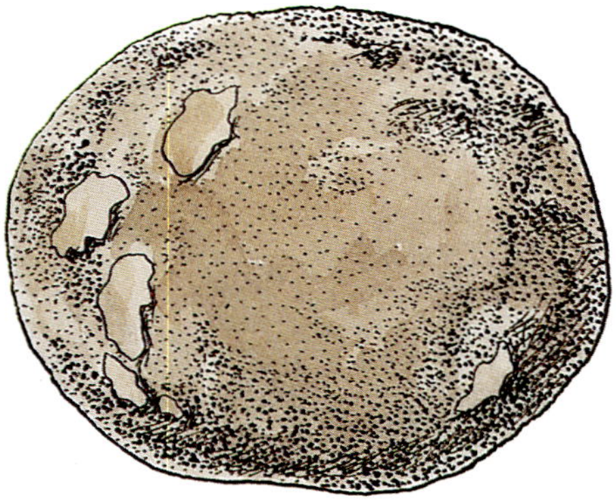

54

CANARIUM ALBUM
(Burseraceae)

橄欖
gan lan

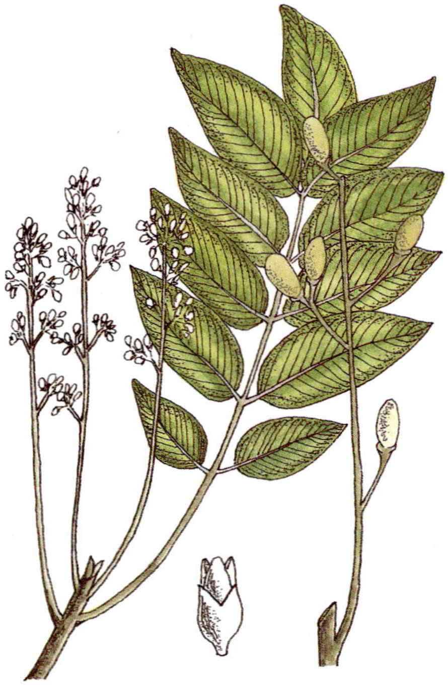

Régions: Sud-Est de la Chine
Parties utilisées: fruits
Nature: sucré et aigre; neutre
Affinité: poumons, estomac
Effets: antipyrétique; contrepoison; antiphlogistique; astringent
Indications: tous symptômes d'excès de chaleur dans l'estomac et les poumons; pharyngite
Posologie: 5-10 g
Remarques: les fruits sont mâchés lentement et la pulpe avalée pour dissoudre les arêtes de poisson logées dans la gorge; cette plante est un bon antidote contre les empoisonnements par les fruits de mer et les réactions allergiques.

55

PULSATILLA CHINENSIS
(Ranunculaceae)

ANÉMONE DE CHINE

白頭翁
bai tou weng

Régions: Chine du Nord, Japon, Corée
Parties utilisées: racines
Nature: amer; froid
Affinité: estomac, gros intestin
Effets: antipyrétique; antidote; antidysentérique
Indications: dysenterie amibienne
Posologie: 5-10 g
Remarques: un des médicaments les plus efficaces contre la dysenterie amibienne; peut être utilisé seul en décoction.

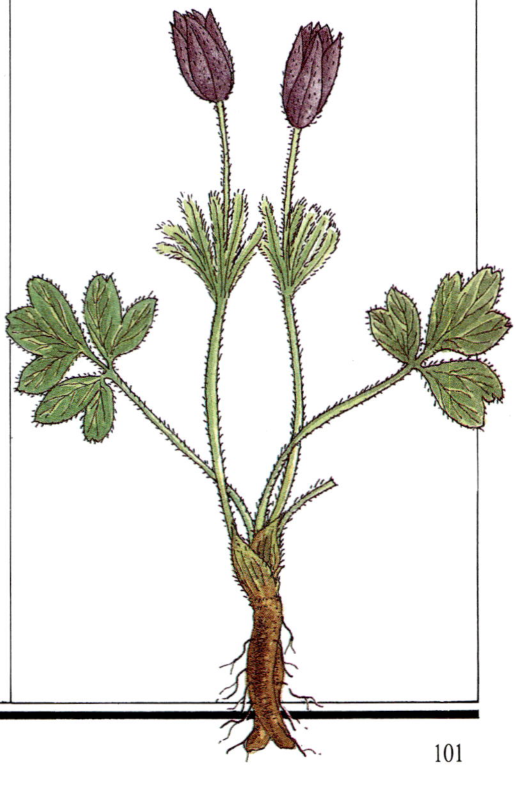

56

PORTULACA OLERACEA
(Portulacaceae)

POURPIER SAUVAGE

馬齒莧

ma chi xian

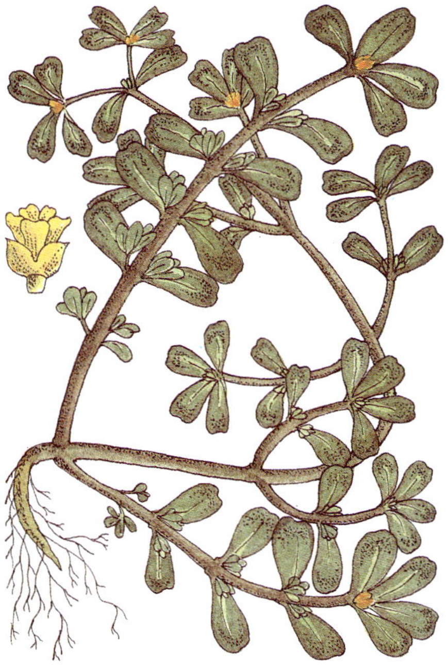

Régions: Chine, Europe, Amérique du Nord
Parties utilisées: plante entière
Nature: aigre; froid
Affinité: foie, gros intestin
Effets: antipyrétique; antidote; antidysentérique, antiphlogistique
Indications: dysenterie amibienne; hémorroïdes; abscès dus à un accès de chaleur
Posologie: 10-30 g
Remarques: les Chinois consomment cette plante comme un légume; peut être employée sans danger à forte dose; la plante fraîche est préférable pour les applications thérapeutiques.

57

BRUCEA JAVANICA
(Simaroubaceae)

鴉胆子

ya dan zi

Régions: Chine méridionale, Inde, Sumatra
Parties utilisées: fruits
Nature: amer; froid
Affinité: gros intestin
Effets: antipyrétique; antidysentérique, anthelmintique
Indications: dysenterie amibienne chronique; dysenterie intemittente; paludisme; cors
Posologie: paludisme: 7-12 fruits 3 fois par jour pendant 5 à 7 jours; dysenterie: 10-15 fruits 3 fois par jour pendant 7 jours
Remarques: ce médicament a une puissante action antiseptique contre les amibes et les parasites du paludisme, les parasites intestinaux et les infections vaginales.

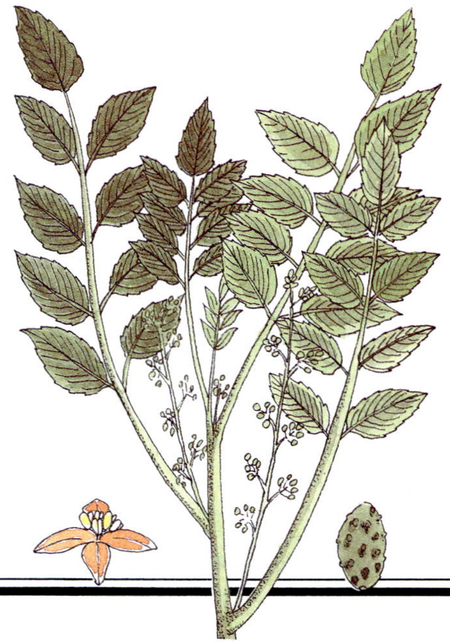

58

SCUTELLARIA BARBATA
(Labiatae)

半枝蓮

ban zhi lian

Régions: Chine, Japon
Parties utilisées: plante entière
Nature: amer; froid
Affinité: (non établie)
Effets: antipyrétique; contrepoison; diurétique; hémostatique; réduit les enflements
Indications: abcès et furoncles dus à un excès de chaleur; morsures de serpents venimeux; ulcères à l'estomac et au poumon; cancer du poumon, de l'estomac et des intestins
Posologie: 10-30 g
Remarques: ce médicament fut découvert après l'époque de Li Shizhen (Ming); ses affinités naturelles n'ont pas été établies; il a donné des résultats dans le traitement de certains cancers.

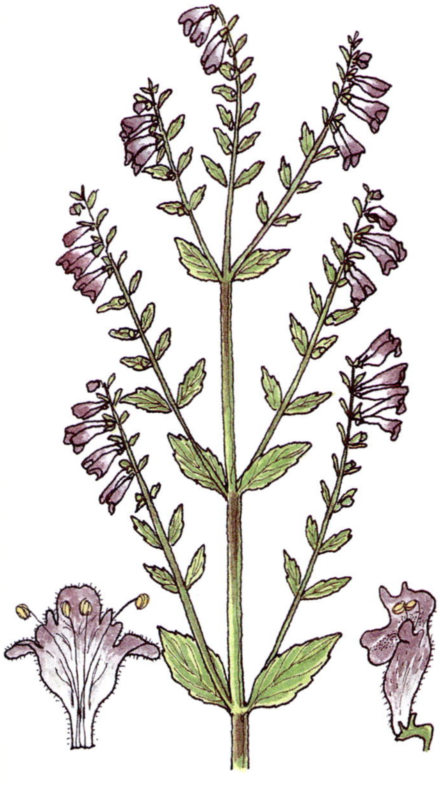

59

COPTIS SINENSIS
(Ranunculaceae)

黃連
huang lian

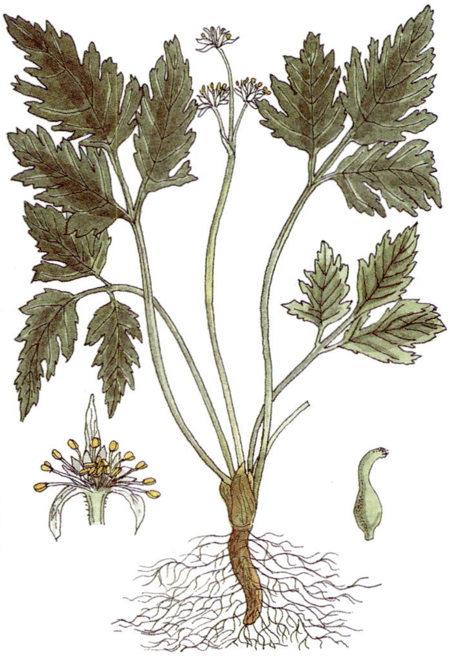

Régions: Chine centrale, Inde du Nord
Parties utilisées: rhizomes
Nature: amer; froid
Affinité: cœur, foie, estomac, gros intestin
Effets: antipyrétique; assécheur; antidote
Indications: affections ressortant à un excès de «plein» et de «chaud»: oppression dans la poitrine, jaunisse, dysenterie et diarrhée, abscès, coups de chaleur, saignements de nez
Posologie: 3-5 g
Remarques: le jus de la racine fraîchement coupée est utilisé pour les bains occulaires et comme gargarisant dans les cas d'abscès bucaux; puissante action éliminatrice contre les microbes et les toxines.

60

SCUTELLARIA BAICALENSIS
(Labiatae)

黃芩
huang qin

Régions: Chine du Nord, Manchourie, Sibérie
Parties utilisées: racines
Nature: amer; froid
Affinité: cœur, poumons, vésicule biliaire, gros intestin, intestin grêle
Effets: antipyrétique; antidote; asséchant; sédatif du foetus agité
Indications: affections ressortant à un excès de «plein» et de «chaud»: oppression dans la poitrine, soif sans désir d'eau, dysenterie et diarrhée, jaunisse, chaleur corporelle, irritabilité, sang dans les selles et les crachats, saignements de nez
Posologie: 5-8 g
Remarques: ce médicament réduit l'hypertension, exerce un effet sédatif sur le système nerveux central, et est un antiseptique sur un large spectre microbien.

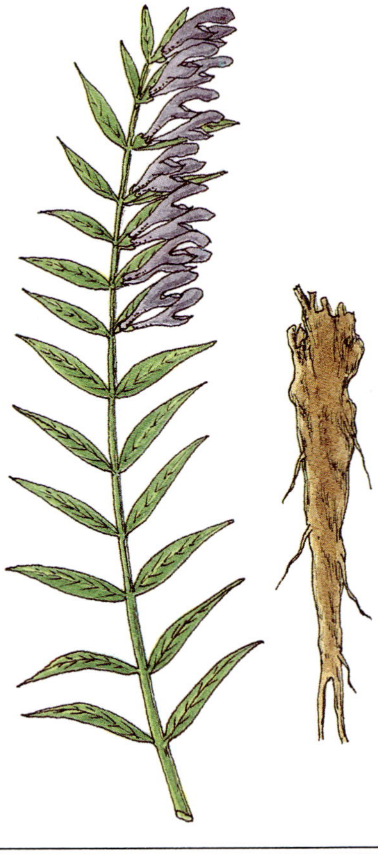

61

PHELLODENDRON AMURENSE
(Rutaceae)

ARBRE LIÈGE DE CHINE

黃柏
huang bo

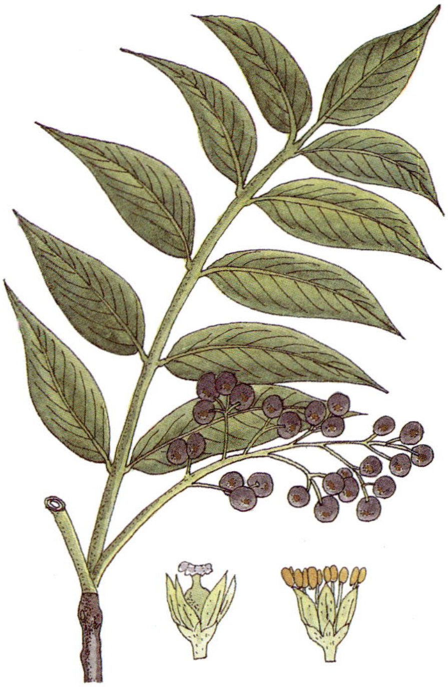

Régions: Chine du Nord, Japon, Sibérie
Parties utilisées: écorce
Nature: amer; froid
Affinité: reins, vessie, gros intestin
Effets: antipyrétique: asséchant; antidote
Indications: affections ressortant à un excès de «chaleur humide»: diarrhée, jaunisse, mictions douloureuses, leucorrhée teintée, irritations au vagin et tuméfaction vaginale, douleurs arthritiques et rhumatismales; affections cutanées; déficience en yin; émissions nocturne
Posologie: 5 g
Remarques: puissant antiseptique dans les cas de dysenterie, d'entérite, de cystite, d'urétrite; abaisse la tension et le taux de glycémie.

62

GENTIANA SCABRA
(Gentianaceae)

GENTIANE

龍胆

long dan

Régions: Chine
Parties utilisées: racines
Nature: amer; froid
Affinité: foie, vésicule biliaire
Effets: antipyrétique: asséchant; stomachique
Indications: affections ressortant à un excès de «chaleur humide»: jaunisse, leucorrhée teintée, scrotum enflé et douloureux, maux de tête, yeux irrités, douleurs dans la poitrine, caprices de l'enfant
Posologie: 3-8 g
Remarques: à petites doses une demi-heure avant le repas, ce médicament active la digestion et facilite la sécrétion des sucs gastriques; après le repas, il bloque la sécrétion des sucs digestif et freine la digestion.

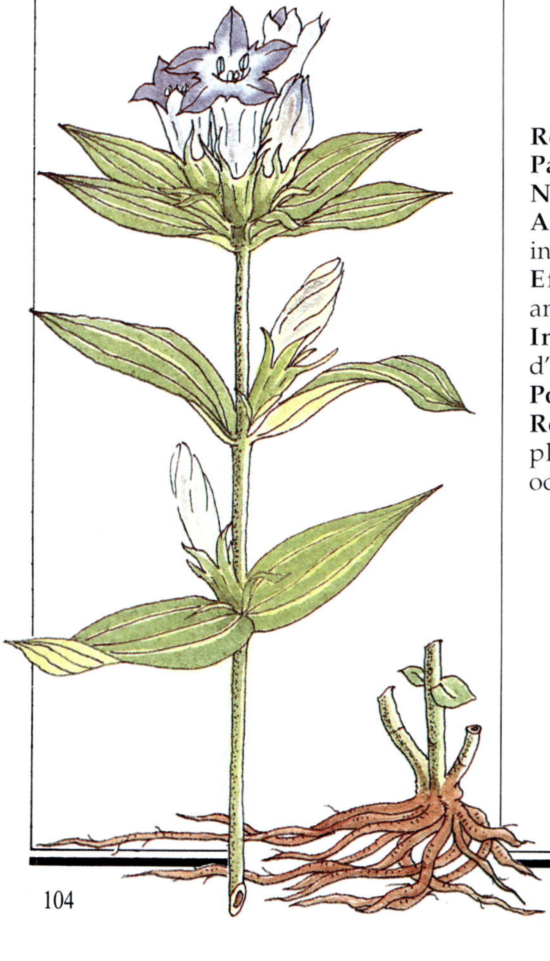

63

FRAXINUS BUNGEANA
(Oleaceae)

FRÊNE

秦皮

qin pi

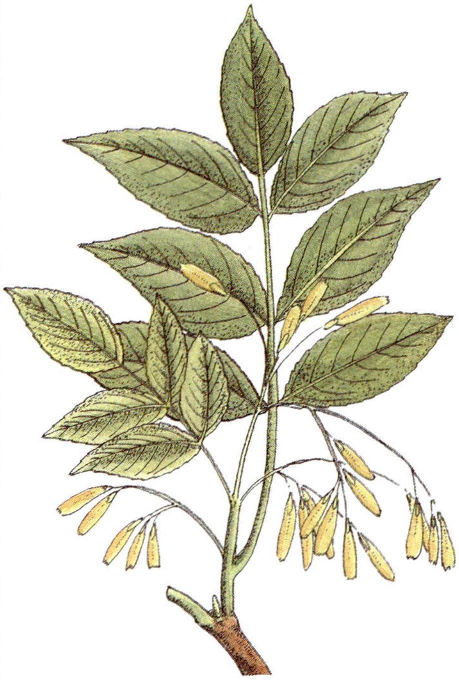

Régions: Chine du Nord
Parties utilisées: écorce
Nature: amer et aigre; froid
Affinité: foie, vésicule biliaire, gros intestin
Effets: antipyrétique; asséchant; améliore la vision
Indications: dysenterie; ardeurs d'estomac; yeux rouges et douloureux
Posologie: 5-8 g
Remarques: une décoction de cette plante est employée comme bain occulaire antiphlogistique.

64

SOPHORA FLAVESCENS
(Leguminosae)

苦參

ku shen

Régions: Chine
Parties utilisées: racines
Nature: amer; froid
Affinité: cœur, foie, gros intestin, estomac
Effets: antipyrétique; asséchant; anthelmintique
Indications: maux de «chaleur humide»: dysenterie et diarrhée; jaunisse, leucorrhée, vaginite, irritations cutanées et démangeaisons, réactions allergiques; lèpre
Posologie: 4-7 g
Remarques: en usages interne et externe, ce médicament donne des résultats excellents contre les ulcères, aphtes, prurits et autres affections cutanées.

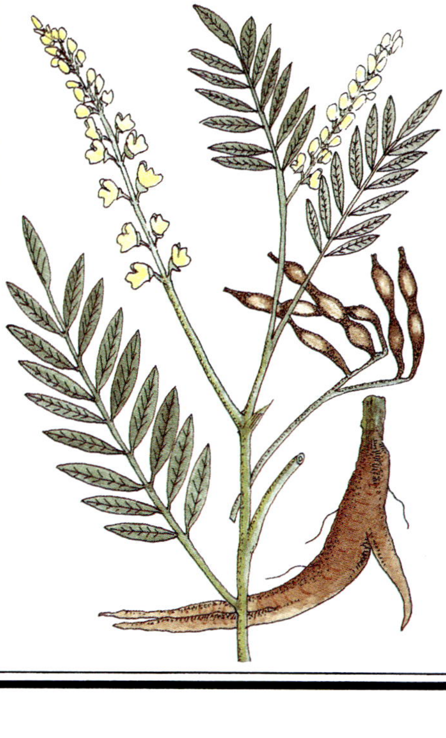

65

LYCIUM CHINENSE
(Solanaceae)

LYCIET DE LA CHINE

地骨皮
di gu pi

Régions: Chine, Japon
Parties utilisées: écorce des racines
Nature: sucré et fade; froid
Affinité: poumons, reins
Effets: antipyrétique; antitussif
Indications: maux des excès de chaleur dans les poumons: asthme, toux, crachats sanguinolents, sang dans les mictions; corps chaud, fièvre due à une déficience du yin
Posologie: 10-15 g
Remarques: la racine fraîche abaisse la pression artérielle et le taux de glycémie.

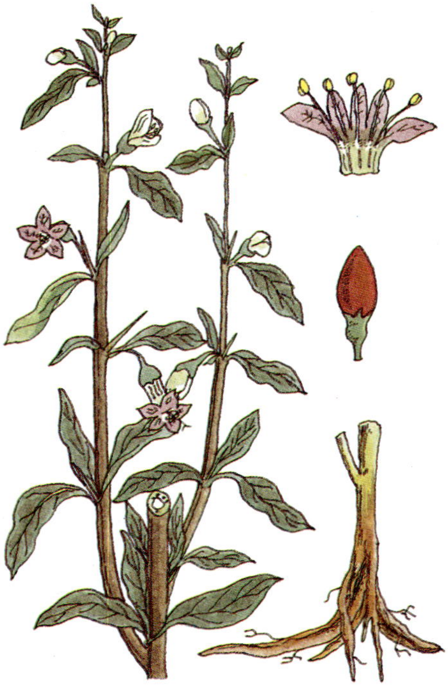

66

ARTEMISIA ANNUA
(Compositae)

ARMOISE ANNUELLE

黃花蒿
huang hua hao

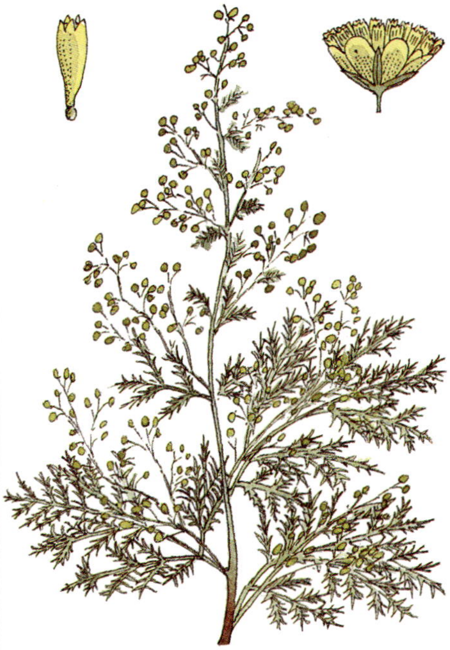

Régions: Chine, Viêt-nam, Sibérie, Inde
Parties utilisées: tiges et feuilles
Nature: amer; froid
Affinité: foie, vésicule biliaire
Effets: antipyrétique
Indications: rhume d'été; fièvre sans transpiration; paludisme; sueurs nocturnes; excès de chaleur
Posologie: 5-10 g
Remarques: excellent remède fébrifuge contre les maux ressortant à un excès de «chaleur vide».

67

CYNANCHUM ATRATUM
(Asclepiadaceae)

白薇
bai wei

Régions: Chine du Nord, Japon
Parties utilisées: racines
Nature: amer et salé; froid
Affinité: foie, estomac
Effets: antipyrétique; réfrigérant du sang; diurétique
Indications: maux extrêmes et prolongés dus à un accès de chaleur: toux due à un accès de chaleur au poumon; accès de chaleur dû à une déficience du yin; mictions douloureuses, chaudes et de faible volume.
Posologie: 4-7 g

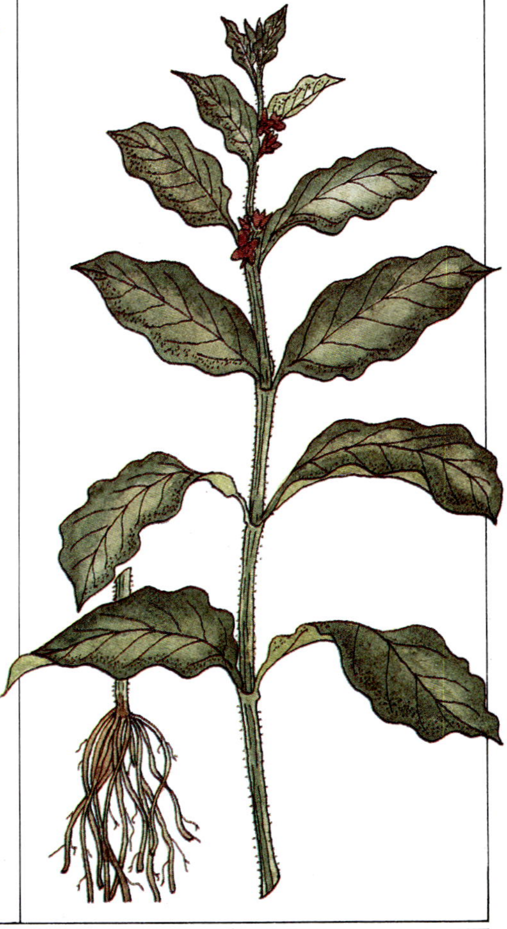

Déshydratants Aromatiques Qui Transforment L'Humidité

Les médicaments arômatiques qui tendent à expulser ou convertir l'humidité en excès dans le corps appartiennent à cette catégorie. La rate est l'organe le plus sensible à l'excès d'humidité qui inhibe ses fonctions de digestion et diffusion. Ces plantes sont donc qualifiées de «restoratrices de la rate».

Elles sont employées dans les cas de stagnation du sang et de l'énergie, d'inhibition des fonctions de la rate et autres maux ressortant à un excès d'humidité. Les symptômes courants de ces maux sont des sensations d'oppression dans la poitrine, des remontées de bile, des intestins lâches, un manque d'appétit, de la fatigue, un goût sucré dans la bouche, une salive profuse, un manteau lingual blanc et gluant. Certaines lésions par la «chaleur humide» et la «chaleur estivale humide», qui se manifestent par un excès de glaires dans les voies respiratoires, sont également traitées par ces simples.

La plupart des médicaments de cette catégorie sont «âcres» et «chauds» de nature. Ce sont tous des arômates qui tendent à déshydrater le système et ont donc un effet contraire à l'énergie yin et à l'équilibre des fluides. Les patients souffrant d'une déficience yin, d'une carence en fluide ou d'une carence du *qi*, doivent les utiliser avec prudence.

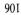

68

AGASTACHE RUGOSA
(Labiatae)

HYSOPE

藿香

huo xiang

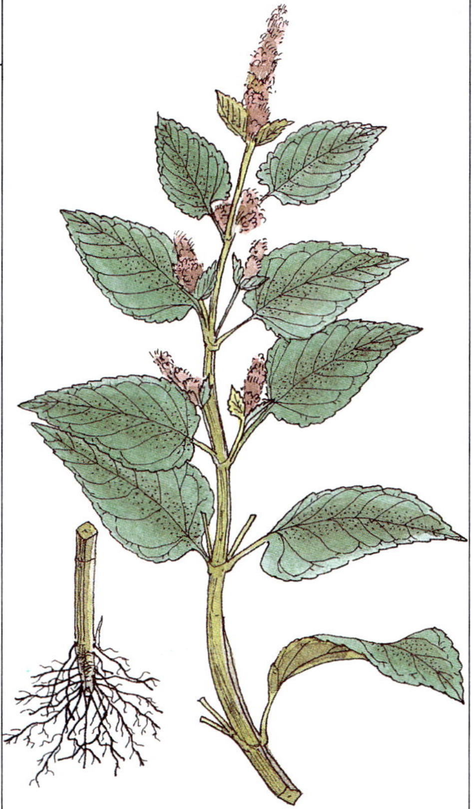

Régions: Chine, Japon, Viêt-nam, Laos
Parties utilisées: tiges et feuilles
Nature: âcre et sucré; modérément tiède
Affinité: rate, estomac, poumons
Effets: asséchant, stomachique, carminatif, diaphorétique
Indications: excès d'humidité dans l'estomac et la rate; oppression dans la poitrine, nausée et vomissements, diarrhée; mollesse et sensation d'oppression dues à un excès de «chaleur estivale humide»; lésions externes du «froid venteux»
Posologie: 5-7 g
Remarques: un bon remède préventif contre les insolations et les rhumes d'été.

69

EUPATORIUM FORTUNEI
(Compositae)

佩蘭

pei lan

Régions: Chine, Japon
Parties utilisées: tiges et feuilles
Nature: âcre; neutre
Affinité: rate, estomac
Effets: asséchant, stomachique, antipyrétique, diaphorétique
Indications: excès d'humidité dans l'estomac et la rate; dyspepsie, oppression dans la poitrine, nausée et vomissements, diarrhée; pression et douleur abdominales; grelottement de froid en été
Posologie: 3-10 g
Remarques: un bon remède préventif des insolations et rhumes d'été lorsque associé à l'*Agastache rugosa*.

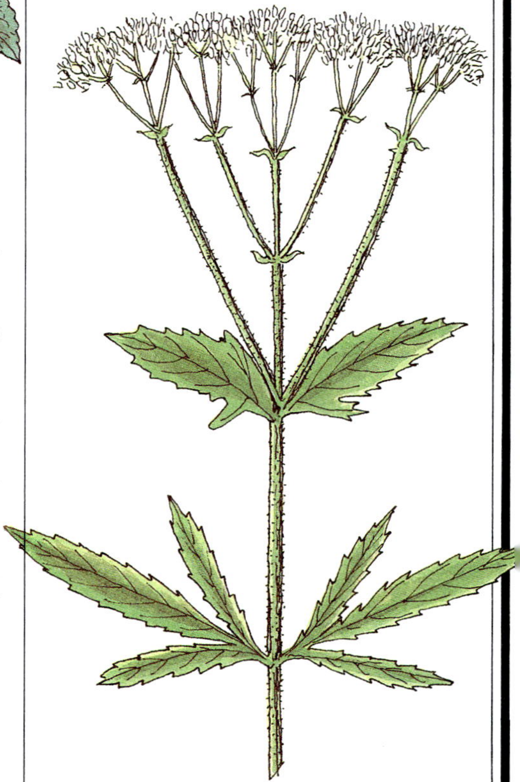

70

ATRACTYLODES CHINENSIS
(Compositae)

蒼朮
cang zhu

Régions: Chine, Japon, Corée
Parties utilisées: racines
Nature: amer; tiède
Affinité: rate, estomac
Effets: asséchant, stomachique, élimine les symptômes d'«humidité venteuse»
Indications: excès d'humidité dans l'estomac et la rate; dyspepsie, oppression dans la poitrine, nausée et vomissements, diarrhée; pression et douleur dans la poitrine et l'abdomen; leucorrhée; gastro-entérite; lésions dues à la «chaleur humide»: douleurs articulatoires et musculaires, pieds et jambes enflées et douloureux, faiblesse et mollesse
Posologie: 5-10 g
Remarques: un remède efficace contre l'héméralopie.

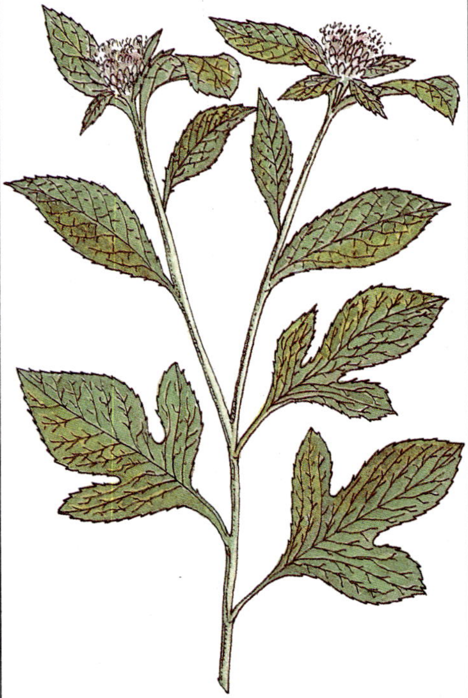

71

MAGNOLIA OFFICINALIS
(Magnoliaceae)

MAGNOLIA

厚朴
hou po

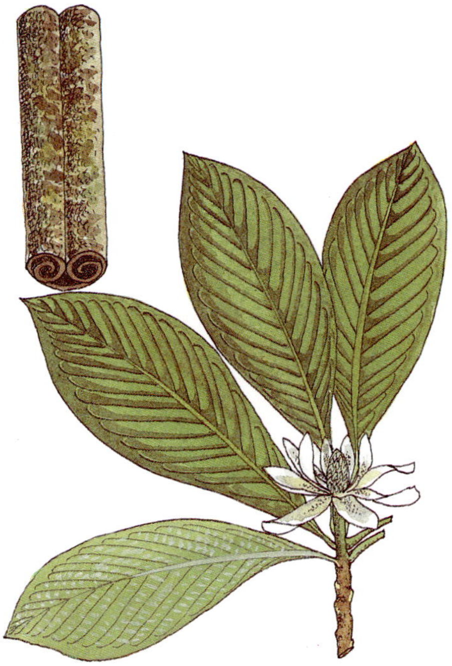

Régions: Chine centrale
Parties utilisées: écorce
Nature: amer et âcre; tiède
Affinité: rate, estomac, poumons, gros intestin
Effets: asséchant, digestif, antiémétique
Indications: excès d'humidité dans l'estomac et la rate; dyspepsie; pression et douleur dans la poitrine et l'abdomen; glaires excessives dans les voies respiratoires, essoufflement.
Posologie: 6-10 g
Remarques: remède efficace contre les sensations de pression, de plein et d'oppression dans la région abdominale.

72

AMOMUM XANTHIOIDES
(Zingiberaceae)

GRAINS DU PARADIS

砂仁
sha ren

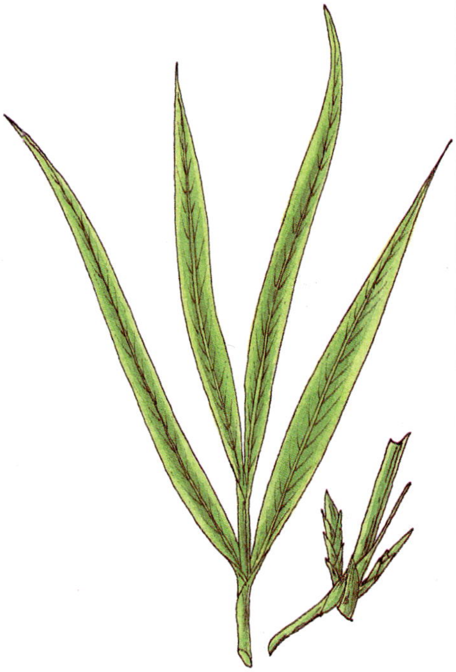

Régions: Chine méridionale, Indochine
Parties utilisées: graines
Nature: âcre; tiède
Affinité: rate, estomac, reins
Effets: asséchant, stomachique, digestif, carminatif, décongestionnant; sédatif du foetus agité.
Indications: excès d'humidité dans l'estomac et la rate; pression et douleur dans la poitrine et l'abdomen; diarrhée, dyspepsie; nausée et vomissements en cours de grossesse; foetus agité.
Posologie: 2-4 g

Diurétiques Qui «Eliminent Les Eaux, Facilitent La Miction»

Ces simples dont les effets pharmacodynamiques primaires sont d'éliminer l'eau en excès dans l'organisme en la convertissant en urine et en facilitant son passage dans la vessie et l'urètre sont appelés diurétiques. Ces médicaments accroissent la quantité d'urine et la fréquence des mictions. Ils sont pour la plupart «sucrés» ou sans saveur, et d'énergie «neutre». Les plantes diurétiques sont employées contre les symptômes de rétention d'eau, de «chaleur humide» et de maux de «froid humide». Les symptômes les plus communs sont les mictions difficiles et douloureuses, les urines turbides, des articulations et tendons douloureux, des glaires excessives, des enflements et de la leucorrhée.

Les diurétiques doivent être employés avec prudence chez les patients souffrant de déficience yin ou déficience en fluide.

73

PORIA COCOS
(Polyporaceae)

TRUFFE DE VIRGINIE

茯苓

fu ling

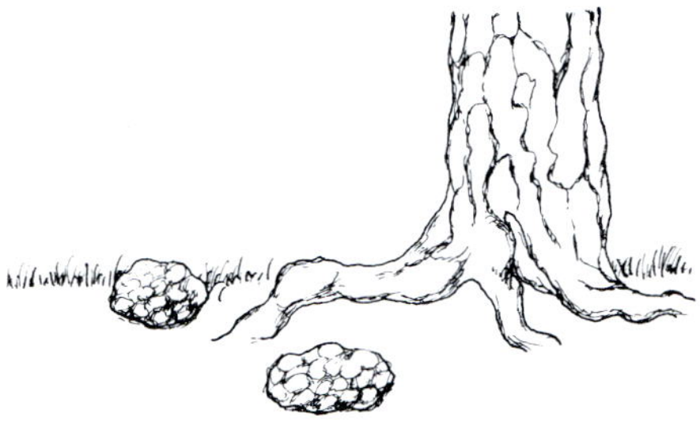

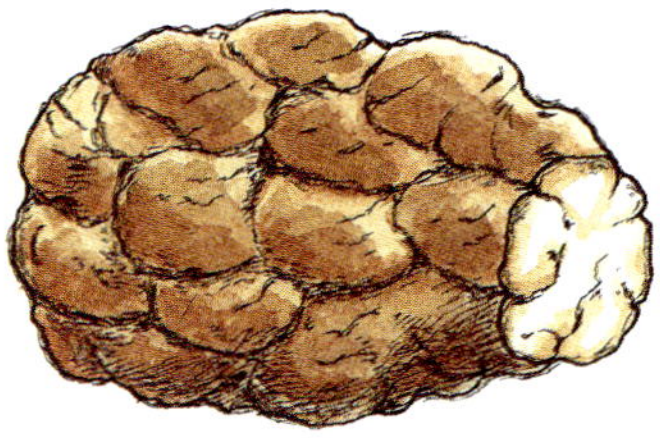

Régions: Commune dans le monde entier
Parties utilisées: corps fungique
Nature: sucré; neutre
Affinité: cœur, poumons, rate, estomac, reins
Effets: diurétique; stomachique; digestif; sédatif.
Indications: mictions difficiles; enflements; oppression de l'abdomen; manque d'appétit; diarrhée; glaires excessives; toux; insomnie; nervosité; palpitations cardiaques.
Posologie: 5-10 g

74

ALISMA PLANTAGO-AQUATICA
(Alismataceae)

PLANTAIN D'EAU

澤瀉

ze xie

Régions: Chine du Nord, Europe du Nord, Amérique du Nord
Parties utilisées: tubercules
Nature: sucré; froid
Affinité: reins, vessie
Effets: diurétique; fébrifuge.
Indications: mictions difficiles; enflements; diarrhée; urines turbides; leucorrhée; glaires en excès.
Posologie: 5-15 g
Remarques: forte affinité avec les organes génitaux féminins.

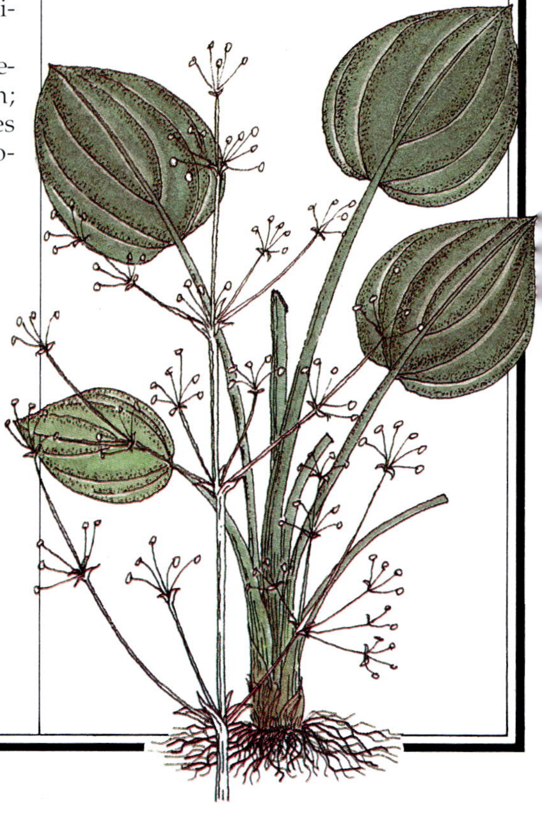

75

PLANTAGO ASIATICA
(Plantaginaceae)

車前子

che qian zi

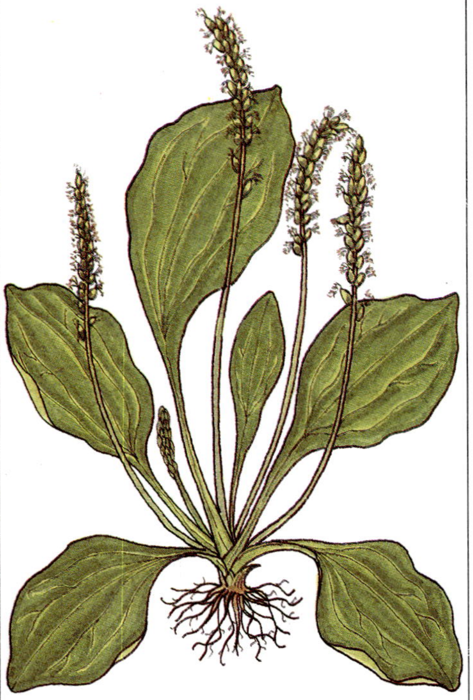

Régions: Commun dans le monde entier
Parties utilisées: graines
Nature: sucré; froid
Affinité: foie, reins, intestin grêle, poumons
Effets: diurétique; antidysentérique.
Indications: mictions difficiles ou douloureuses; diarrhées du type «chaud-plein»; yeux irrités et gonflés; vision trouble; toux; glaires en excès.
Posologie: 5-10 g
Remarques: ce diurétique est le seul qui tonifie les reins et figure dans de nombreux aphrodisiaques; il a également pour effet d'abaisser la tension artérielle.

76

AKEBIA QUINATA
(Lardizabalaceae)

木通

mu tong

Régions: Chine orientale, Japon
Parties utilisées: tiges
Nature: amer; froid
Affinité: cœur, poumons, intestin grêle, vessie
Effets: diurétique; antiphlogistique, active la lactation.
Indications: aphtes, abscès à la langue; insomnie; agitation; urines sombres et de volume réduit; mictions difficiles et douloureuses; douleurs et enflements aux pieds et aux jambes; lactation insuffisante.
Posologie: 4-7 g
Remarques: ce médicament mijoté avec des pieds de porc active efficacement la lactation; les doses ne doivent pas dépasser 15 g par jour.

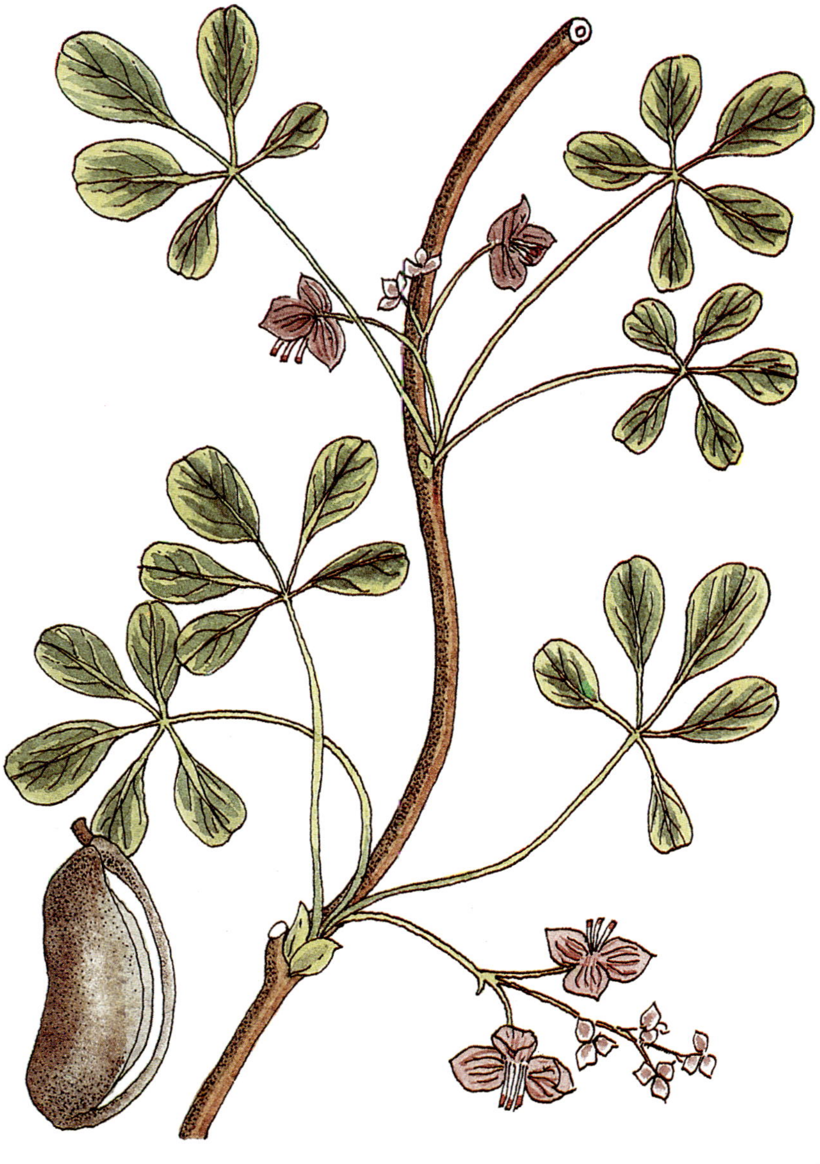

77

ARTEMISIA CAPILLARIS
(Compositae)

茵陳蒿

yin chen hao

Régions: Chine du Nord, Japon, Taiwan
Parties utilisées: tiges et feuilles des jeunes pousses
Nature: amer; neutre
Affinité: rate, estomac, foie et vésicule biliaire
Effets: diurétique; antipyrétique.
Indications: jaunisse due à un accès de «chaleur humide»
Posologie: 10-15 g
Remarques: ce médicament est efficace contre la jaunisse; il active la sécrétion de bile quand celle-ci est insuffisante.

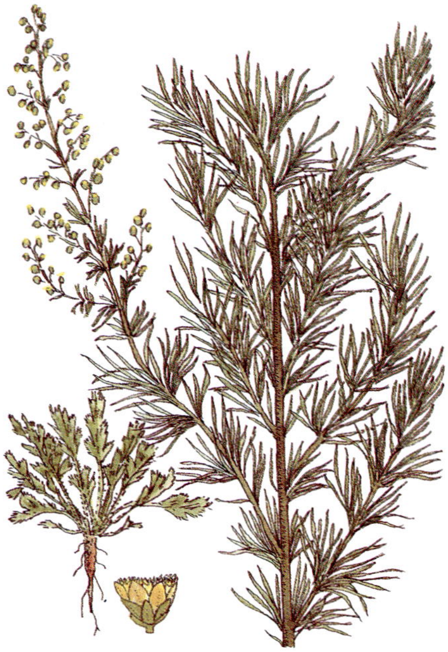

78

COIX LACRYMA-JOBI
(Gramineae)

LARMES DE JOB

薏苡仁

yi yi ren

Régions: Chine, Inde, Afrique, Amérique
Parties utilisées: graines
Nature: sucré et fade; légèrement froid
Affinité: rate, estomac, poumons
Effets: diurétique; décongestionnant des poumons; digestif; fébrifuge; antidysentérique.
Indications: urines sombres et de volume réduit; enflements; articulations, tendons, ligaments et os douloureux dus à un excès d'humidité; ulcères à l'estomac ou aux poumons; diarrhée et dyspepsie dues à une «lésion humide» de la rate.
Posologie: 10-30 g
Remarques: cette plante est un aliment commun en Chine et au Japon et contient 17 % de protéine; ce médicament tonifie l'énergie yang; une liqueur obtenue par fermentation des graines est efficace contre les rhumatismes.

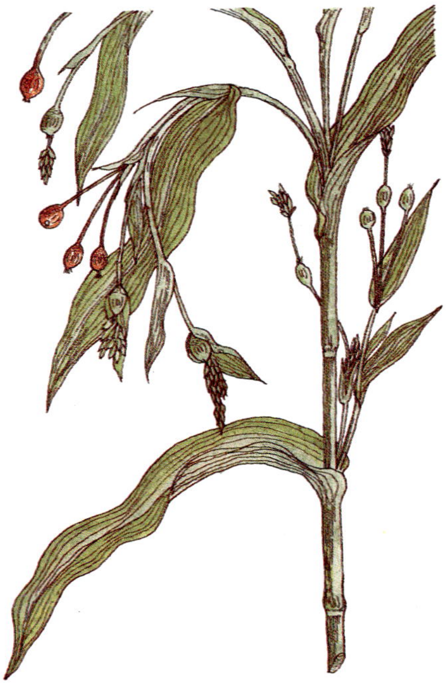

79

ZEA MAYS
(Gramineae)

MAÏS

玉米鬚

yu mi xu

Régions: Amérique du Nord, Chine
Parties utilisées: pistil et étamines de la jeune fleur; barbe des épis mûrs
Nature: sucré; neutre (affinité non déterminée, le maïs ayant été introduit en Chine d'Amérique du Nord antérieurement à l'époque de Li Shizhen)
Effets: diurétique; réduit les oedèmes
Indications: urines sombres et de volume réduit; oedèmes; inflammations du foie.
Posologie: 15-30 g
Remarques: des recherches ont établi que cette plante est particulièrement efficace à résorber les calculs de la vésicule biliaire; elle abaisse la tension artérielle et le taux de glycémie.

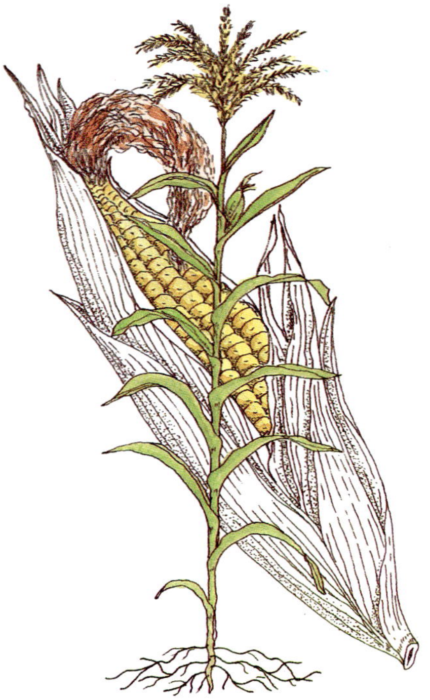

80

DIOSCOREA HYPOGLAUCA
(Dioscoreaceae)

PATATE DOUCE

萆薢

bei xie

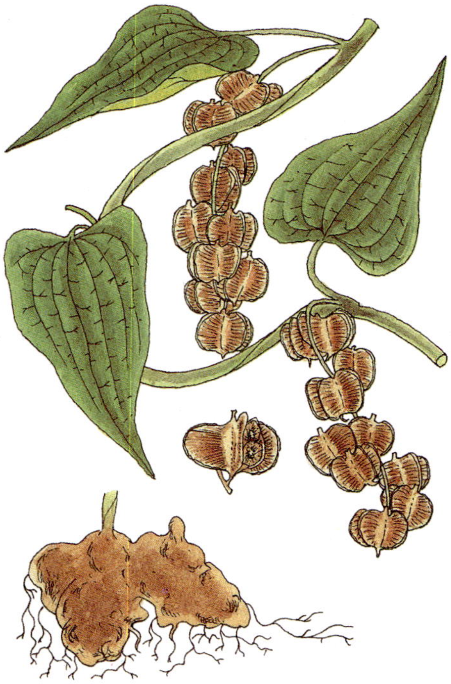

Régions: Sichuan, Henan, Hubei
Parties utilisées: racines
Nature: amer; neutre
Effets: diurétique; élimine les symptômes d'«humidité venteuse»
Indications: urines turbides; urétrite; leucorrhée; douleurs dues à une lésion d'«humidité venteuse»: articulations raides, muscles froissés, douleurs et raideurs dans le bas des reins et les genoux.
Posologie: 10-15 g

81

TALC
(Silicate de Magnésium)

滑石

hua shi

Régions: minéral commun
Parties utilisées: poudre
Nature: doux; froid
Affinité: estomac, vessie
Effets: diurétique; antiphlogistique; fébrifuge
Indications: mictions difficiles; urétrite; diarrhée due à une «chaleur humide»; fièvres et froids estivaux; oppression dans la poitrine.
Posologie: 5-10 g
Remarques: en application externe, exerce un effet asséchant sur l'humidité de surface; remède efficace contre les furoncles et les irritations cutanées dues à la chaleur.

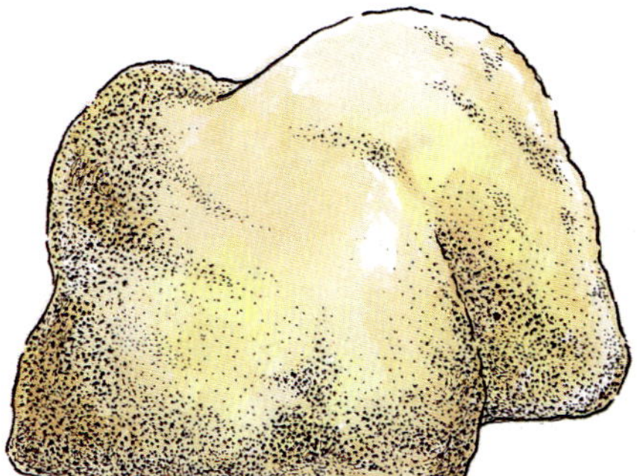

82

MALVA VERTICILLATA
(Malvaceae)

MAUVE VERTICILLÉE

冬葵子

dong kui zi

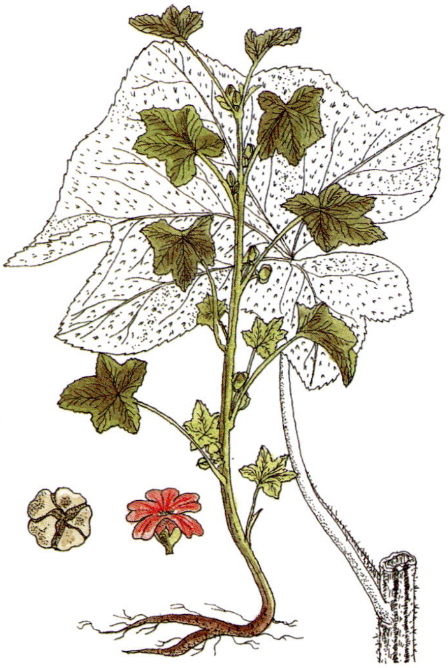

Régions: Chine méridionale, Indochine
Parties utilisées: graines
Nature: doux; froid
Affinité: gros intestin, intestin grêle
Effets: diurétique; active la lactation
Indications: mictions difficiles; urétrite; oedèmes; lactation insuffisante; seins gonflés et douloureux.
Posologie: 5-10 g
Remarques: active la lactation et facilite la sécrétion chez la mère allaitante.

Antirhumatique, ou «Qui expulse l'Humidité Venteuse»

Les simples qui expulsent du corps les excès de vent et d'humidité jugés néfastes — et ce faisant éliminent les symptômes rhumatismaux douloureux et l'arthrite aux articulations, aux tendons et aux méridiens — appartiennent au groupe des antirhumatismaux. Leurs effets pharmacodynamiques primaires consistent à expulser l'«humidité venteuse» en excès que l'organisme a accumulé, et à faciliter le flux d'énergie dans les méridiens. Ces maux se présentent sous des formes diverses, et l'association des médicaments dans les ordonnances antirhumatismales doivent succéder à un diagnostic différentiel minutieux.

Si l'affection est externe, ces médicaments sont associés aux diaphorétiques. Si les lésions ressortant à l'«humidité venteuse» se sont déplacées dans les méridiens et les articulations et ont ainsi provoqué une stase d'énergie et une stagnation du sang, ils sont à employer avec des régulateurs d'énergie. Si l'affection est combinée à un accès de chaleur et à des symptômes qui s'y rattachent, ces simples sont mélangés à des antypyrétiques et des fébrifuges. Si le patient souffre de carence en énergie ou de carence sanguine, ces simples sont utilisés avec d'autres qui tonifient et nourrissent l'énergie et le sang.

83

ANGELICA PUBESCENS
(Umbelliferae)

獨活
du huo

Régions: Sichuan, Hubei
Parties utilisées: racines
Nature: âcre et amer; modérément tiède
Affinité: reins, vessie
Effets: antirhumatique; analgésique
Indications: rhumatisme et arthrite; douleurs et raideurs dans le bas du dos et les genoux.
Posologie: 4-10 g

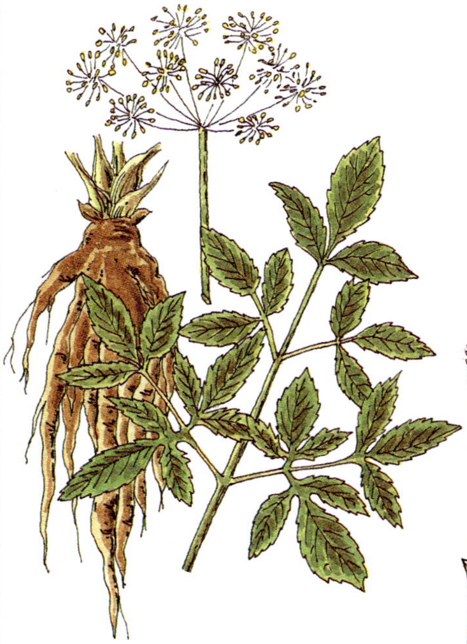

84

CLERODENDRUM TRICHOTOMUM
(Verbenaceae)

臭梧桐
chou wu tong

Régions: Jiangsu, Shandong, Anhui
Parties utilisées: feuilles tendres
Nature: amer; froid
Affinité: foie
Effets: antirhumatique
Indications: rhumatisme et arthrite; prurits dus à un excès d'humidité; hypertension
Posologie: 10-15 g
Remarques: ce médicament abaisse la tension artérielle si les feuilles tendres sont cueillies avant la floraison; elles doivent être fermentées rapidement à basse chaleur; les racines sont aussi utilisées pour abaisser la tensions artérielle.

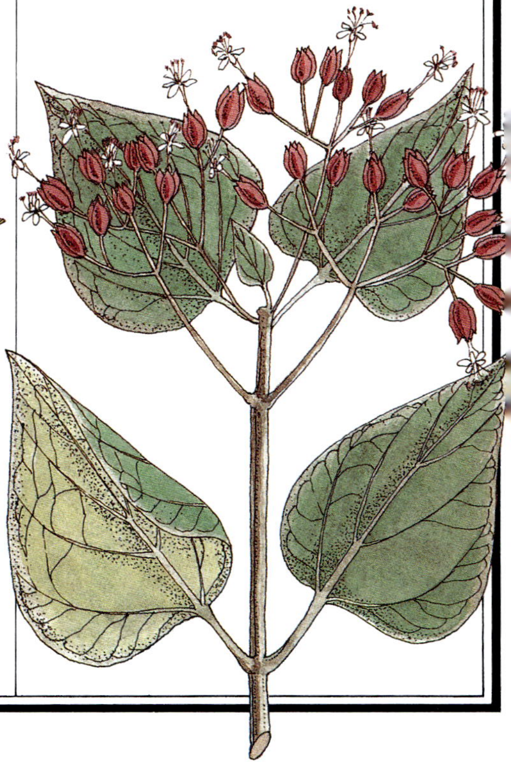

85

GENTIANA MACROPHYLLA
(Gentianaceae)

GENTIANE

秦艽

qin jiao

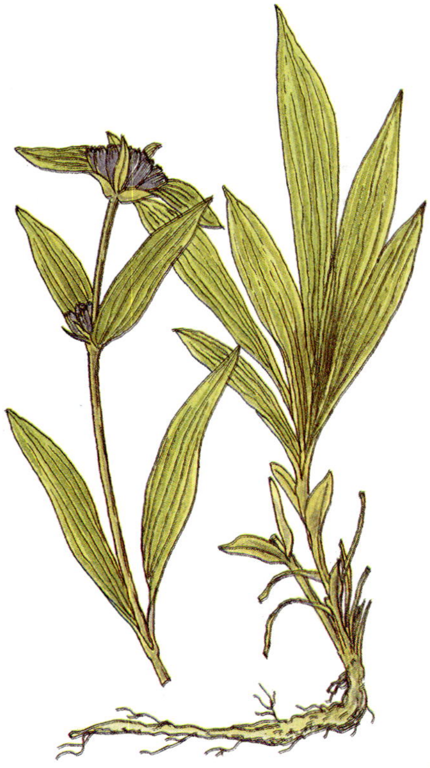

Régions: Yunnan, Sichuan
Parties utilisées: racines
Nature: amer et âcre; neutre
Affinité: estomac, foie, vésicule biliaire
Effets: antirhumatique; antipyrétique; analgésique
Indications: rhumatisme et arthrite; extrémités des membres douloureuses; jaunisse due à la «chaleur humide» excessive; déficience yin.
Posologie: 4-10 g

86

CHAENOMELES LAGENARIA
(Rosaceae)

COGNASSIER

木瓜

mu gua

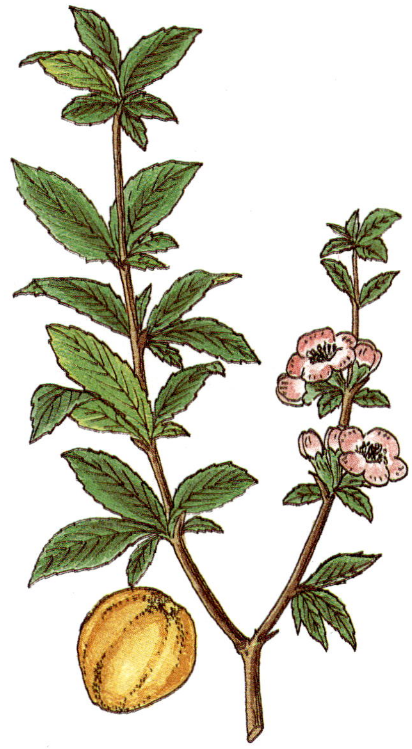

Régions: Chine du Nord, Inde, Taiwan
Parties utilisées: fruit
Nature: aigre; tiède
Affinité: foie, rate
Effets: antirhumatique; antispasmodique; astringent; analgésique; stomachique
Indications: rhumatisme et arthrite; pieds et jambes enflés; bas du dos et genoux faibles; crampes d'estomac dues à la diarrhée et aux vomissements; jambes douloureuses; spasmes.
Posologie: 3-10 g
Remarques: antispasmodique particulièrement efficace contre les crampes au mollet.

87

ELEUTHEROCOCCUS GRACILISTYLUS
(Araliaceae)

五加皮

wu jia pi

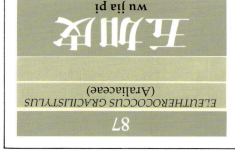

Régions: Chine, Japon
Parties utilisées: peau des racines et de la tige
Nature: âcre et amer; tiède
Affinité: foie, reins
Effets: antirhumatique; analgésique; diurétique; tonifie les ligaments et les tendons
Indications: rhumatisme et arthrite; crampes; insuffisances hépatique et rénale; douleurs et faiblesses lombaires et jambes faibles.
Posologie: 5-10 g
Remarques: une liqueur forte obtenue de cette plante a une action antirhumatismale puissante et tonifie la vitalité sexuelle.

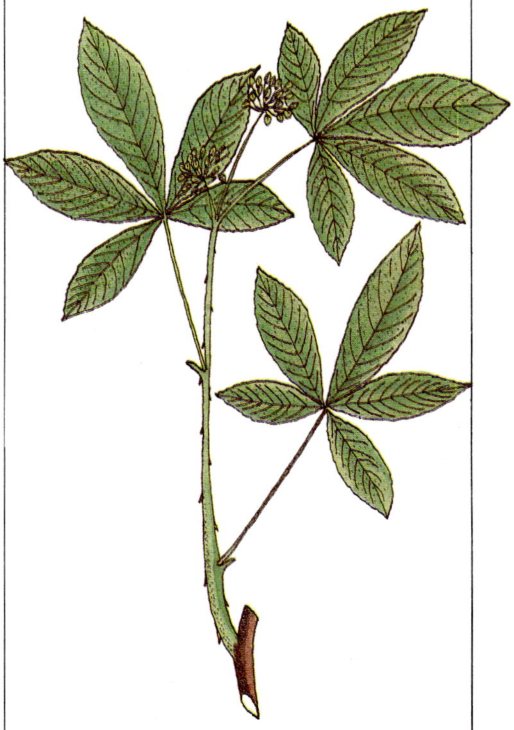

88

CLEMATIS CHINENSIS
(Ranunculaceae)

CLÉMATITE DE CHINE

威靈仙

wei ling xian

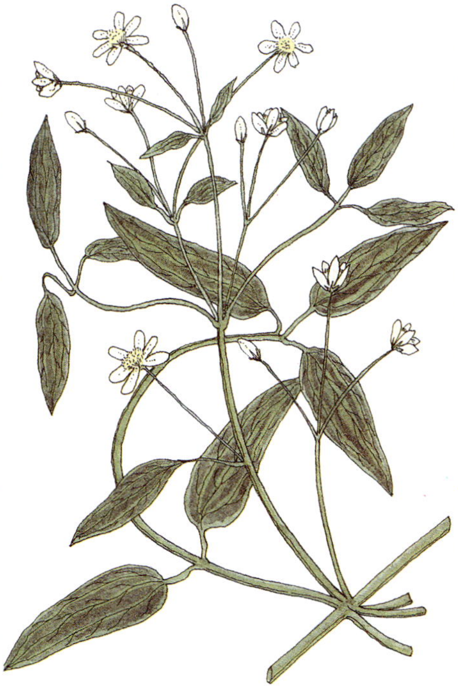

Régions: Chine, Taiwan, Viêt-nam
Parties utilisées: racines
Nature: âcre; tiède
Affinité: vessie
Effets: antirhumatique; analgésique; diurétique; antipyrétique
Indications: rhumatisme et arthrite
Posologie: 5-10 g
Remarques: 15 g de ce médicament pris en décoction avec 250 g de vinaigre de riz dissout les arêtes de poisson logées dans la gorge; il est incompatible avec le thé.

89

LUFFA CYLINDRICA
(Cucurbitaceae)

ÉPONGE VÉGÉTALE

絲瓜絡

si gua luo

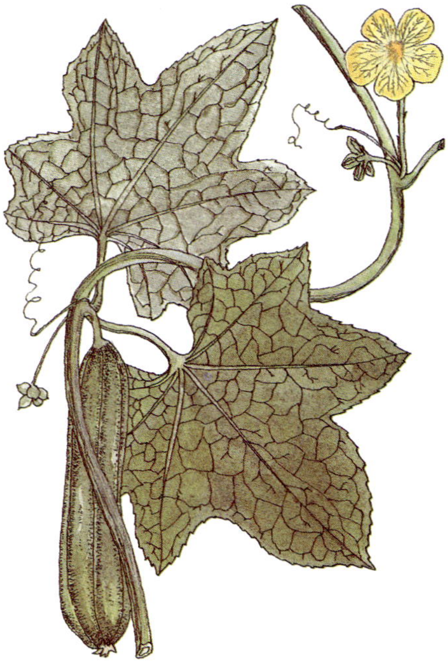

Régions: Chine, Indochine, Philippines, Japon
Parties utilisées: fibres des fruits mûrs
Nature: sucré; neutre
Affinité: poumons, estomac, foie
Effets: antirhumatique; libère les méridiens; analgésique; hémostatique
Indications: douleurs rhumatiques dans les articulations; douleurs à la poitrine et à la cage thoracique; tumeurs du sein douloureuses
Posologie: 5-10 g
Remarques: la pulpe du fruit est employée comme aliment froid en Chine.

90

AGKISTRODON ACUTUS
(Viperidae)

VIPÈRE

白花蛇

bai hua she

Régions: Chine orientale, Asie du Sud-Est
Parties utilisées: le corps entier sans la tête
Nature: sucré et salé; tiède
Affinité: foie
Effets: antirhumatique; sédatif; anthelmintique
Indications: rhumatisme et arthrite; paralysie faciale; attaque d'apoplexie avec paralysie.
Posologie: 4-10 g
Remarques: toxique; ce médicament est hautement efficace contre les infections tétaniques et les convulsions associées au tétanos.

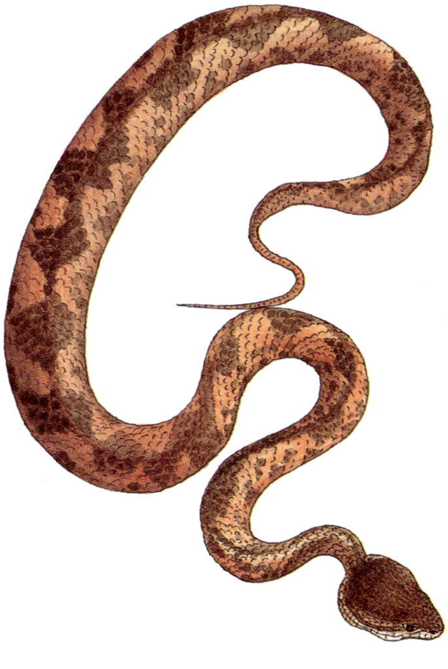

Réchauffants Qui «Réchauffent Le Milieu Interieur, Dissipent Les Froids»

Les simples qui réchauffent le milieu intérieur et dissipent le froid pour corriger les symptômes des maux ressortant au «froid interne» sont appelés «réchauffants». Leur nature tend au chaud. *Le Livre intérieur de Huang Di* stipule : «tout froid doit être réchauffé».

Les maux de «froid interne» sont de deux types: le premier type résulte de l'intrusion d'un «froid néfaste», avec les symptômes accompagnateurs classiques de nausée et vomissements, diarrhée, lésions à l'énergie yang, sensation de froid et douleur à la poitrine et l'abdomen, manque d'appétit, etc. L'autre type se développe de manière interne quand le cœur et les reins sont «vides» d'énergie yang, permettant la pénétration d'un froid yin, avec les symptômes associés de transpiration, peur du froid, haleine froide, mains et pieds froids et autres symptômes de défaillance du yang.

Lorsque ces médicaments sont employés en thérapeutique, il convient de veiller aux points suivants:

—En cas de froid externe se déplaçant vers l'intérieur mais montrant néanmoins des symptômes d'extériorité, ces médicaments doivent être employés avec des diaphorétiques.

—Par temps chaud en été, ou chez les patients dont l'organisme est par nature «chaud», ces médicaments doivent être utilisés à petite dose.

—Les médicaments réchauffants sont généralement âcres, tièdes et déshydratants et doivent être employés avec précaution chez les patients souffrant d'insuffisance yin ou d'insuffisance en fluide.

91

ACONITUM CARMICHAELI
(Ranunculaceae)

ACONIT

川烏頭

chuan wu tou

Régions: provinces chinoises du Sichuan et du Shanxi
Nature: très âcre; très chaud
Affinité: cœur, rate, reins
Effets: stimulant de l'énergie yang; cardiotonique; réchauffant de la rate et des reins; analgésique
Indications: toutes les lésions au yang; mains et pieds froids, pouls faible, insuffisance yang aux reins, dysfonctionnement de la rate, diarrhée, douleurs abdominales; douleurs et courbatures dues à des maux ressortant à l'«humidité venteuse froide»
Posologie: 3-8 g
Remarques: cette plante fraîche est très toxique; cependant sa toxicité peut être réduite en la faisant sécher; elle doit être bouillie de manière prolongée.

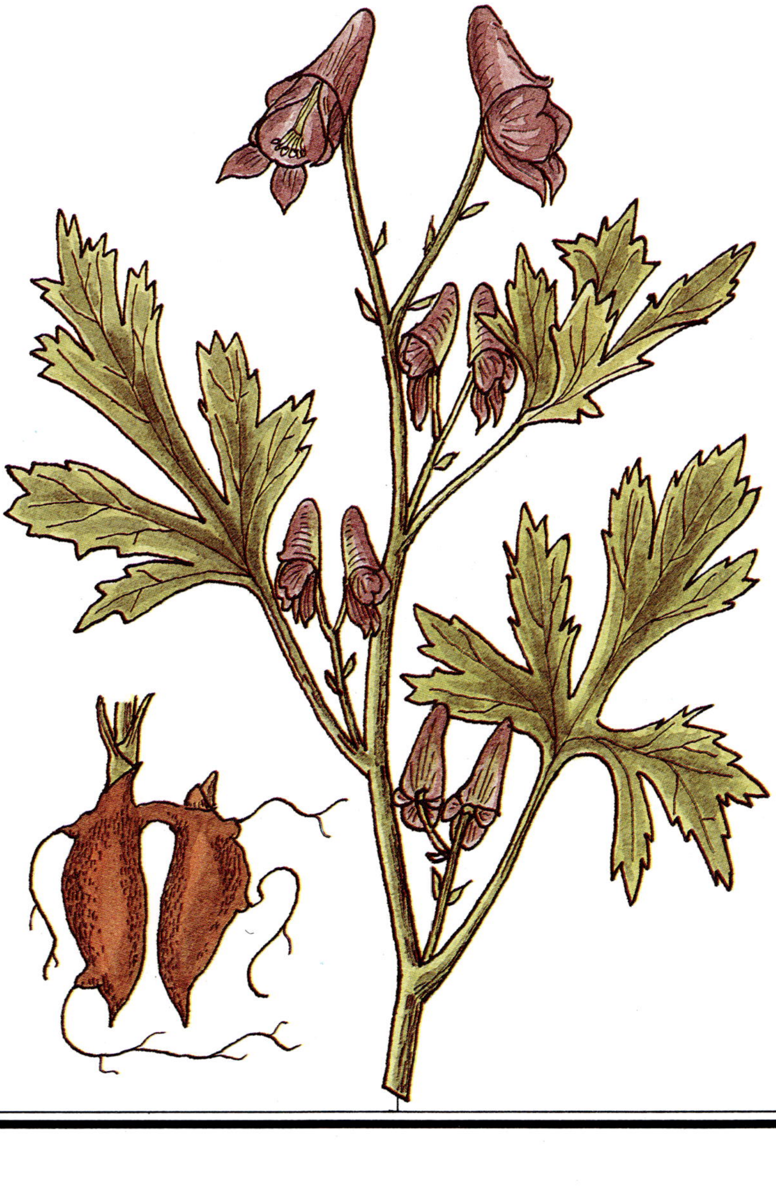

92

CINNAMOMUM CASSIA
(Lauraceae)

ARBRE À CANNELLE

肉桂

yu li ren

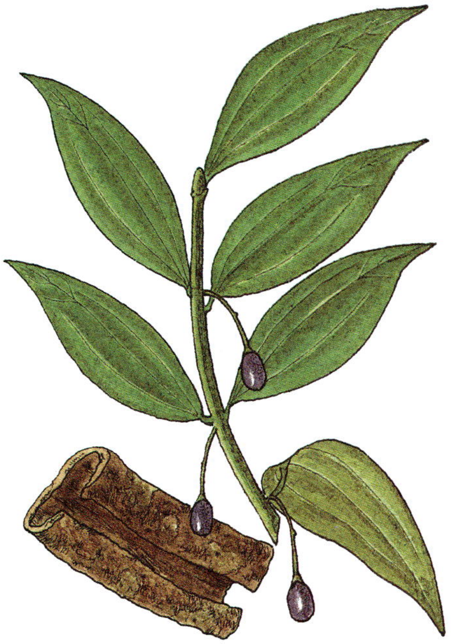

Régions: Chine méridionale, Indochine, Sumatra
Parties utilisées: écorce des arbres les plus gros
Nature: âcre et sucré; très chaud
Affinité: foie, reins, rate
Effets: tonique de l'énergie yang; insuffisance yang dans la rate; stimulant; réchauffant; analgésique
Indications: insuffisance yang aux reins; insuffisance yang à la rate; mains et pieds froids, sensation de froid, ardeur d'estomac, manque d'appétit, diarrhée; perte de vitalité due à une maladie prolongée; manque de sang et d'énergie; dysménorrhée.
Posologie: 1-5 g
Remarques: l'effet pharmacodynamique de ce médicament est différent de celui des tiges fines utilisées comme diaphorétique.

93

ZINGIBER OFFICINALE
(Zingiberaceae)

GINGEMBRE

乾薑

gan jiang

Régions: pays tropicaux
Parties utilisées: rhyzomes secs
Nature: âcre; tiède
Affinité: cœur, poumons, rate, estomac, reins
Effets: réchauffant; stimulant de l'énergie yang; réchauffe les poumons; dissout les glaires; stomachique; antiémétique

Indications: froid excessif dans la rate et l'estomac: nausée et vomissements; diarrhée, abdomen froid et douloureux, mains et pieds froids, pouls faible; froid excessif dans les poumons: toux, crachats clairs et profus.
Posologie: 3-8 g
Remarques: la racine fraîche est utilisée comme remède pour les rhumes, les estomacs froids, la nausée et l'empoisonnement par les fruits de mer.

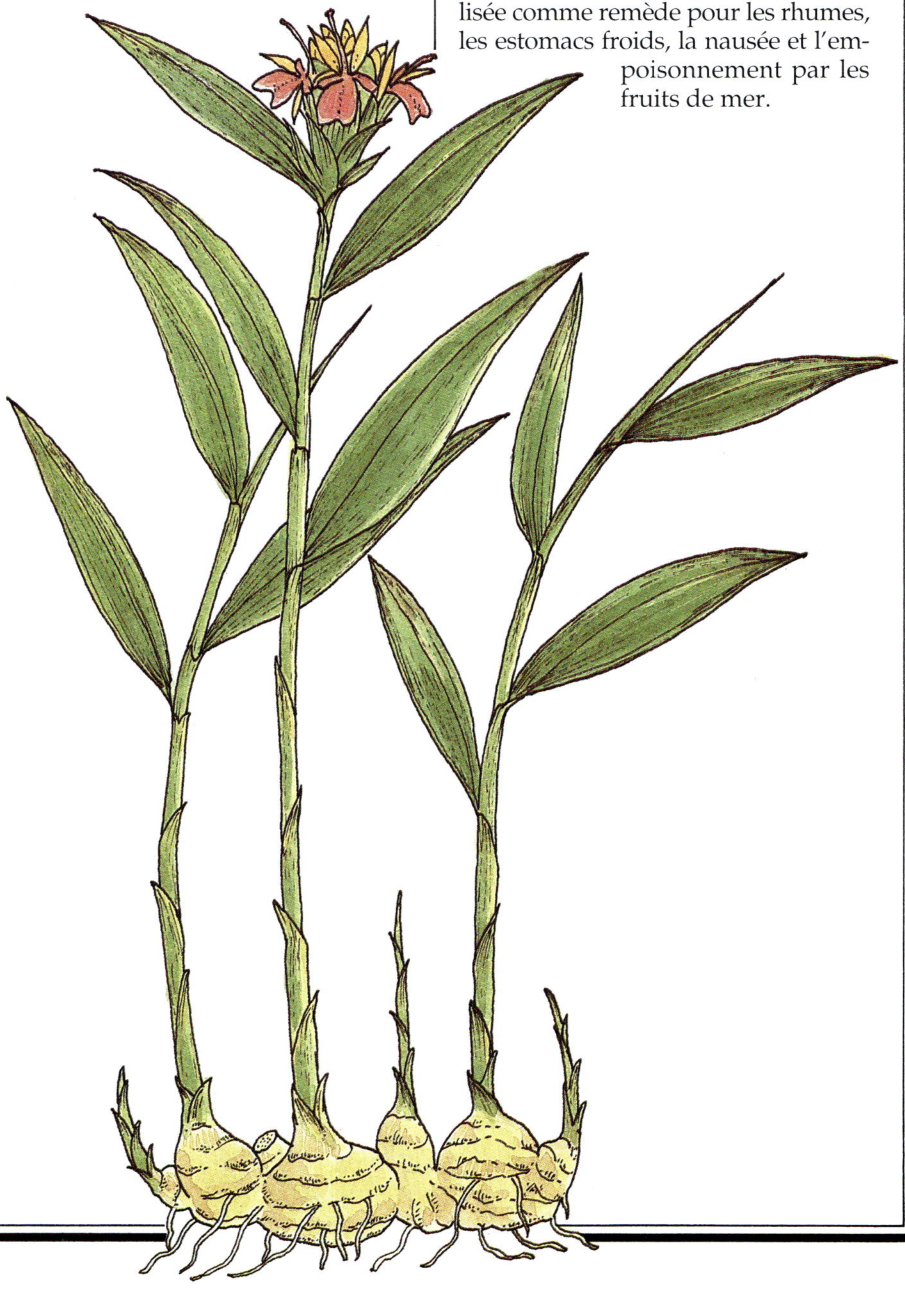

94

EUODIA RUTAECARPA
(Rutaceae)

吳茱萸
wu zhu yu

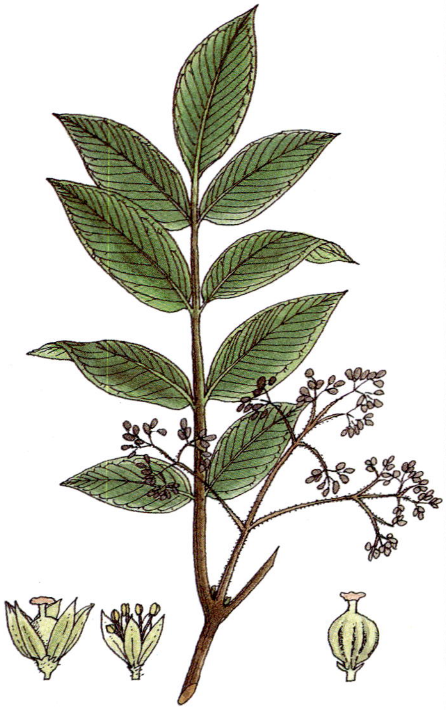

Régions: Sud-Est de la Chine, Japon, Inde
Parties utilisées: fruits
Nature: âcre et amer; très chaud
Affinité: foie, estomac, rate, reins
Effets: réchauffant; analgésique; antiémétique; anthelmintique
Indications: douleurs abdominales dues à un froid interne; cage thoracique douloureuse; douleurs dans le scrotum; dysménorrhée; dysfonctionnements hépatique et gastrique.
Posologie: 3-5 g
Remarques: anthelmintique hautement efficace contre l'oxyure vermiculaire; tonique de l'utérus.

95

SYZGIUM AROMATICUM
(Myrtaceae)

GIROFLIER

丁香
ding xiang

Régions: Antilles, Brésil, Inde, Malaisie et Indonésie
Parties utilisées: boutons floraux (clou de girofle)
Nature: âcre; tiède
Affinité: poumons, estomac, rate, reins
Effets: réchauffant; antiémétique; stimulant; carminatif; tonique de l'énergie yang; réchauffant des reins
Indications: vomissements et renvois; insuffisance yang dans les reins; leucorrhée
Posologie: 2-5 g
Remarques: ce médicament est commun pour les renvois chroniques; l'huile de clou de girofle est un excellent anesthésique local; ce produit active la circulation.

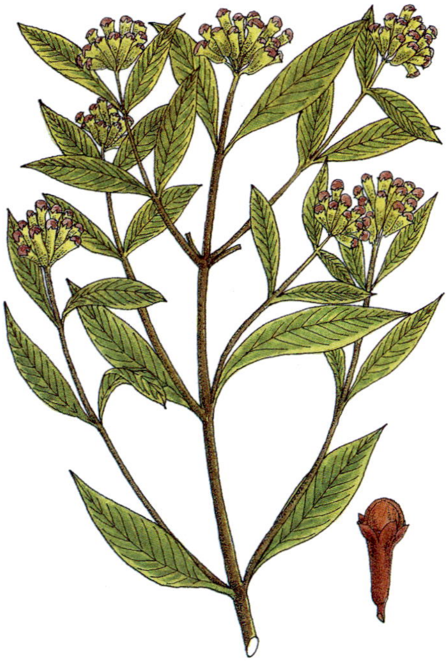

96

FOENICULUM VULGARE
(Umbelliferae)

FENOUIL VULGAIRE

茴香
hui xiang

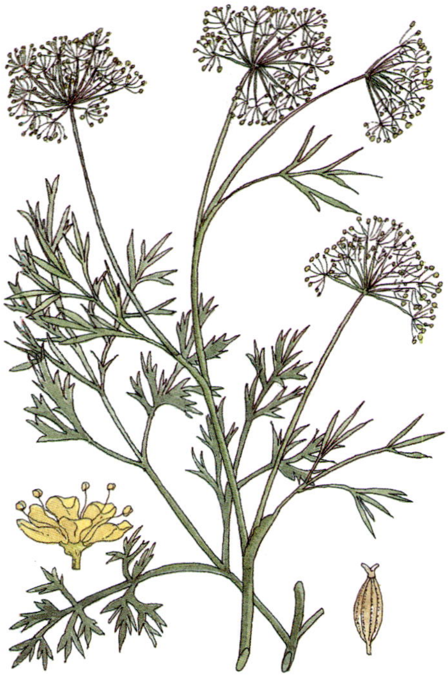

Régions: Asie, Europe, Afrique du Nord
Parties utilisées: fruits
Nature: âcre; tiède
Affinité: foie, reins, rate, estomac
Effets: règle et équilibre le *qi*; analgésique; stomachique; carminatif
Indications: maux dus à un froid; hernies et douleurs lombaires; descente des testicules; douleur et froid dans l'abdomen; nausée et vomissements dus à un accès de froid dans l'estomac
Posologie: 2-5 g
Remarques: ce médicament provoque parfois flatulences et renvois.

Réanime, Ravive Ou Ouvre Les Portes De L'Esprit

Les plantes réanimatrices sont celles qui font reprendre connaissance et ravivent l'esprit. Elles sont employées contre les évanouissements, les convulsions chez les jeunes enfants, les crises d'épilepsie, les attaques d'apoplexie et autres cas de perte de connaissance. Les pertes de connaissance provoquées par un excès de chaleur sont indiquées par un teint rubicond, le corps chaud, une langue jaune et un pouls rapide. En pareils cas, les plantes réanimatrices sont employées en association avec les substances évacuatrices de la chaleur. Les pertes de connaissance dues à un excès de froid (teint pâle, extrémités des membres glacées, langue blanche et pouls lent) sont traitées par une combinaison de ces simples avec des substances réchauffantes. Ces drogues sont généralement réservées aux cas d'urgence : leur usage prolongé est au détriment des énergies primordiales du corps, les *yuan qi*. Si le patient est faible ou montre un symptôme de transpiration profuse et froide, ces drogues doivent être employées avec un surcroît de précautions.

97

DRYOBALANOPS AROMATICA
(Diptérocarpacée)

CAMPHRIER DE BORNÉO

龍腦香

long nao xiang

Régions: Malaisie
Parties utilisées: résine coagulée
Nature: âcre et amer; légèrement froid
Affinité: Cœur, rate, poumons
Effets: réanime; antipyrétique; analgésique; antispasmodique.
Indications: Evanouissements; convulsions et spasmes; traitement externe des abcès, des furoncles, de la teigne annulaire, des engelures, de la conjonctivite, de l'inflammation des muqueuses nasales; calmant des toux.
Posologie : 0,18 g - 0,35 g
Remarques: Ses propriétés analgésiques et antipyrétiques en font un excellent remède contre les abcès, les furoncles, les irritations de la gorge et autres symptômes d'excès de chaleur.

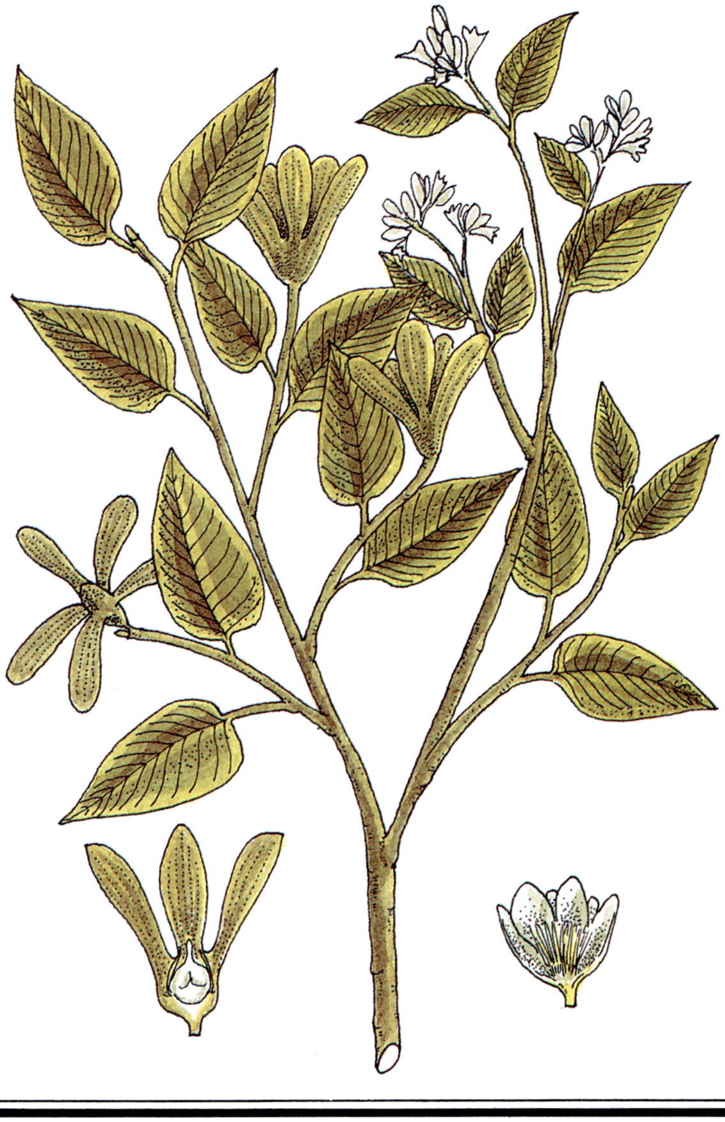

98

MOSCHUS MOSCHIFERUS
(Cervidé)

MUSC

麝香
she xiang

Régions: Tibet, Inde du Nord, Sibérie
Parties utilisées: sécrétion sèche des follicules préputiaux du musc.
Nature: âcre; chaud
Affinité: cœur, rate
Effets: réanime; cardiotonique; favorise la circulation sanguine; stimulant
Indications: évanouissements; délires; états semi-comateux; aménorrhées; traumatismes physiques; rétention du placenta ou du foetus.
Posologie: 0,2 - 0,4 g
Remarques: les femmes enceintes doivent s'abstenir de prendre ce médicament, car il peut provoquer l'avortement.

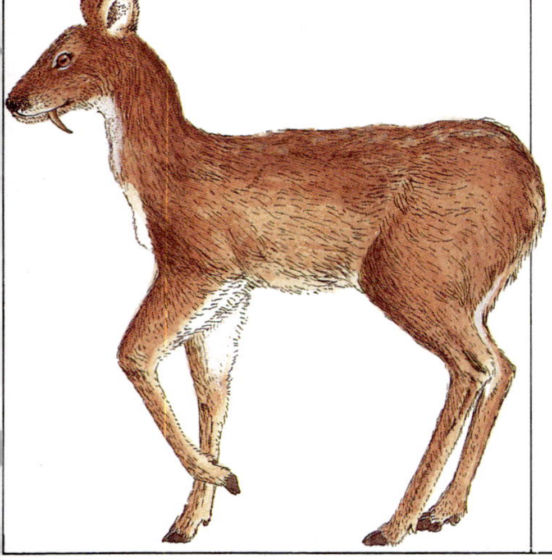

99

ACORUS GRAMINEUS
(Aracée)

ACORE DES ROCHERS

石菖蒲
shi chang pu

Régions: Chine méridionale, Japon, Tibet, Inde
Parties utilisées: rhizomes
Nature: âcre; chaud
Affinité: cœur, foie
Effets: réanime; dissout les glaires des voies respiratoires; favorise la digestion.
Indications: évanouissements dus à un excès de chaleur ou un encombrement des voies respiratoires; hystérie; sifflements dans les oreilles et surdité; sensations d'oppression de la poitrine; dysenterie chronique.
Posologie: sec, 3 - 8 g ; frais, 10 - 15 g.
Remarques: effet sédatif sur l'insomnie; également bon digestif.

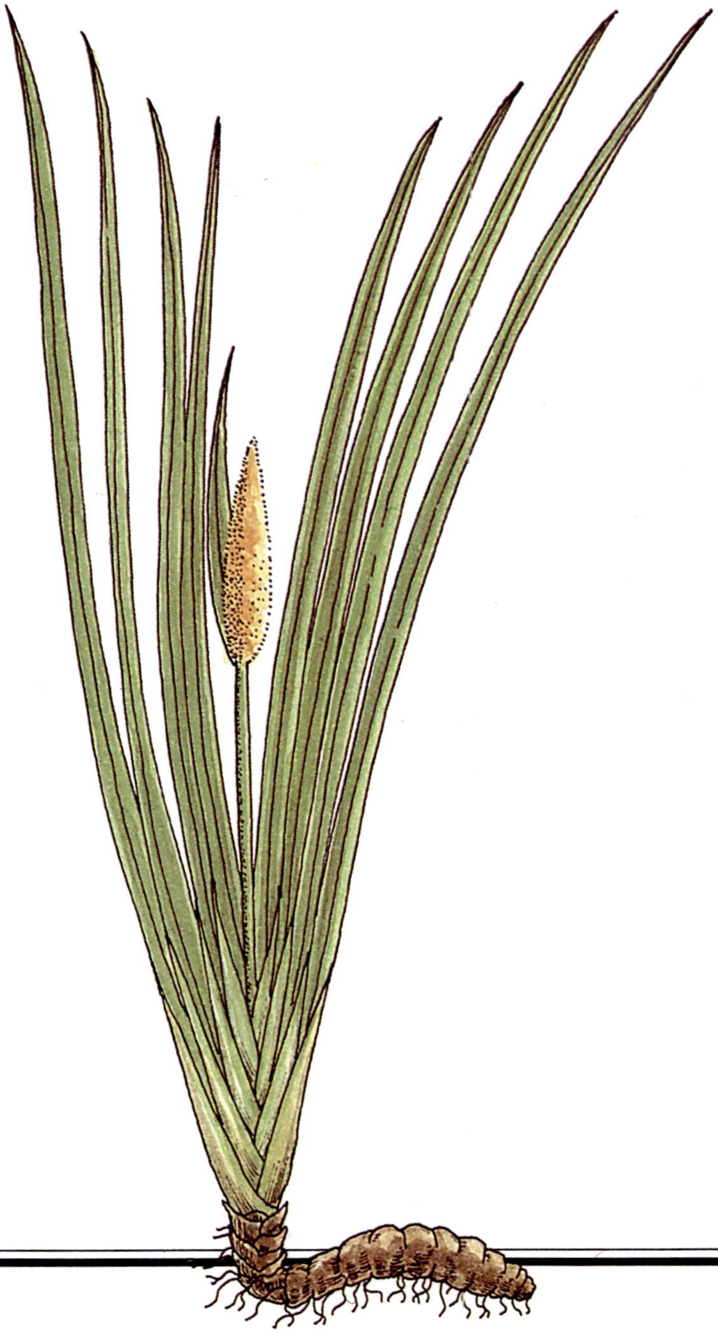

Sédatifs Ou «Calmants De L'Esprit»

Les drogues calmant les nerfs, relaxant le corps et apaisant l'esprit sont appelés sédatifs. Ils sont de deux types; le premier est dérivé des minéraux lourds et des coquillages et est utilisé dans les cas de surexcitation et de surstimulation dus aux maux «pleins». Le second type est dérivé de plantes nourrissant le cœur et tonifiant le foie. Ils sont à utiliser lorsque les symptomes révèlent des maux «vides». Les symptômes communs pour lesquels l'usage des sédatifs est indiqué comprennent l'agitation, le syndrome dit d'énergie yang «flottante», l'insomnie, l'hystérie, les traumatismes, le trac, l'irritabilité, l'humeur atrabiliaire et autres désordres nerveux où le yang est blessé. Si les symptômes sont associés à un excès de chaleur, des drogues d'évacuation de la chaleur devraient être comprises dans le traitement. Si les symptômes ont pour origine un excès de montée du yang du foie, des drogues à action sédative spécifique sur le foie devraient être associées aux sédatifs réguliers. Les malades souffrant de déficiences sanguines, cardiaques ou du yin du foie devraient être traités par des drogues sédatives nourrissant l'énergie yin et tonifiant le sang.

100
SULFURE DE MERCURE
CINABRE
硃砂
zhu sha

Régions: minéral commun
Parties utilisées: moulu en poudre
Nature: doux; légèrement froid
Affinité: cœur
Effets: sédatif, antidote; antispasmodique
Indications: hypertension; excitation nerveuse; insomnie; traumatismes; anxiété; application externe sur abscès du corps, de la langue et de la bouche, ainsi que sur la gorge lorsque qu'elle est enflée et douloureuse.
Posologie: 0,5-1,5 g.
Remarques: poison léger; remède efficace contre les cauchemars chroniques et l'hystérie; les anciens taoïstes attribuaient un grand pouvoir à ce minéral qui constituait l'ingrédient principal de leur élixir de vie.

101
OXYDE DE FER MAGNETIQUE
MAGNÉTITE
磁石
ci shi

Régions: minéral commun
Parties utilisées: pierre broyée
Nature: âcre, froid
Affinité: foie, reins
Effets: sédatif, tonique sanguin et rénal
Indications: hypertension; palpitations cardiaques; insomnie; hystérie; traumatismes; anxiété; asthme dû aux reins «vides»; vertiges; sifflements dans l'oreille et surdité.
Posologie: 7-15 g.
Remarques: traitement efficace en cas de prolapsus du rectum; sédatif indiqué pour les malades au sang ou aux reins faibles.

102

OS FOSSILISÉS DE DINOSAURES ET REPTILES

OS DE DRAGON

龍骨

long gu

Régions: monde entier
Parties utilisées: os fossilisés broyés
Nature: aigre et doux; neutre
Affinité: cœur; foie; reins
Effets: sédatif; calme le yang du foie en excès; astringent
Indications: hypertension; insomnie; traumatisme; anxiété; hystérie; vertiges; spermatorrhée; leucémie; diarrhée
Posologie: 10-20 g
Remarques: action externe styptique efficace sur les abscès et autres lésions cutanées persistantes.

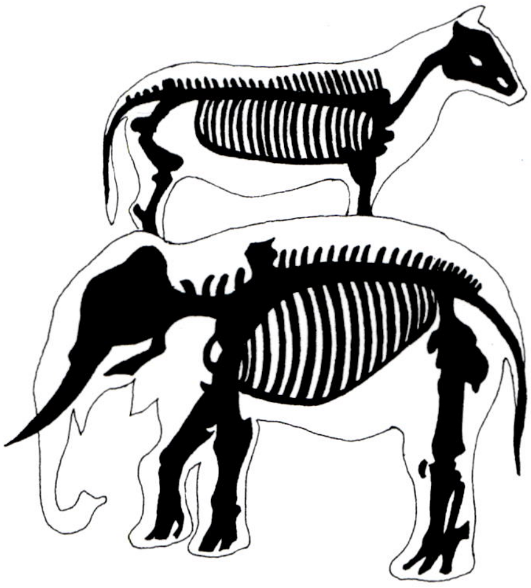

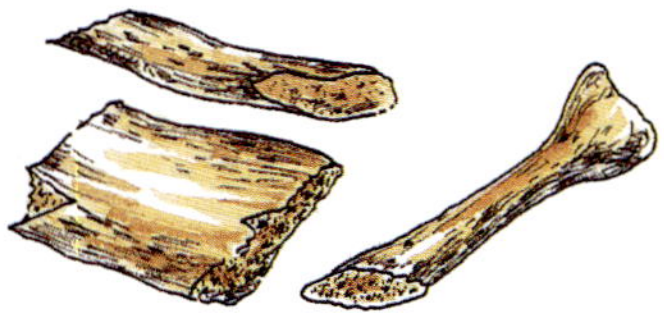

103

OSTREA RIVULARIS
(Ostreidae)

ECAILLE D'HUÎTRE

牡蠣

mu li

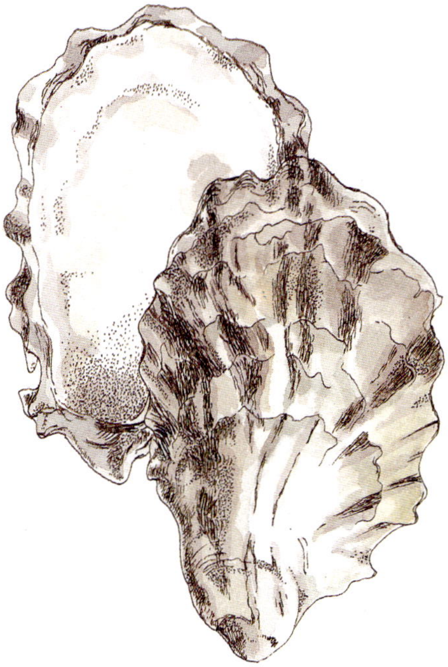

Régions: monde entier
Parties utilisées: écailles broyées ou pulvérisées
Nature: salé et aigre; légèrement froid
Affinité: foie; vessie; reins
Effets: sédatif; calme le yang du foie en excès; astringent; amollit et dissout les tumeurs dures
Indications: hypertension; palpitations cardiaques; insomnie; yang du foie en excès ascendant; vertiges; migraine; vision trouble, etc.; sévère anxiété; spasmes; leucorrhée; diarrhée; sueurs froides; ganglions lymphatiques enflés; tumeurs dures; vomissements bilieux.
Posologie: 5-10 g
Remarques: contient 75 % de carbonate de calcium; stimule la croissance osseuse; prescrit dans les cas de déficience en calcium chez les femmes enceintes.

104

ZIZIPHUS JUJUBA
(Rhamnaceae)

JUJUBIER

酸棗仁

suan zao ren

Régions: Chine, Japon, Inde, Afghanistan, Malaisie
Parties utilisées: graines
Nature: aigre et doux; neutre
Affinité: cœur; rate; foie; vessie
Effets: sédatif du foie; tonique cardiaque; substance nutritive; tonique du yin; inhibe la transpiration
Indications: insomnie; neurasthénie; palpitations cardiaques; sueurs froides
Posologie: 6-15 g
Remarques: sa consommation régulière améliore le teint.

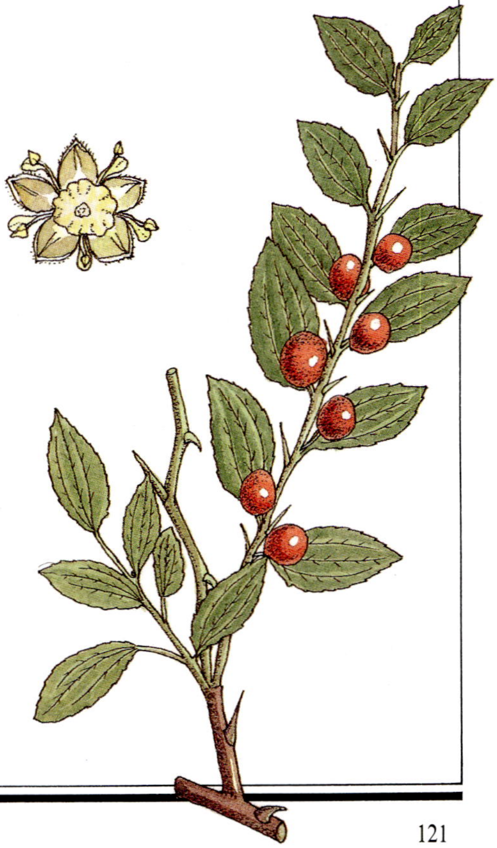

105

POLYGALA TENUIFOLIA
(Polygalaceae)

遠志

yuan zhi

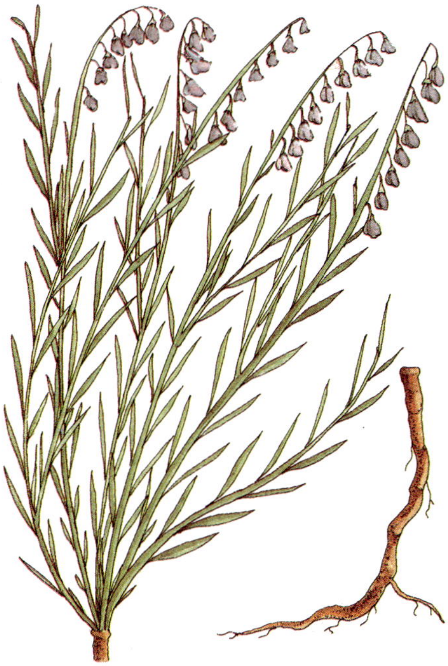

Régions: Chine du Nord, Mongolie
Parties utilisées: enveloppe des racines
Nature: amer et âcre; tiède
Affinité: poumons; cœur; reins
Effets: sédatif; expectorant; tonique cardiaque et rénal
Indications: vertiges ou faiblesses dus à un excès d'accumulation des mucosités; insomnie; toux avec mucosité abondante
Posologie: 5-7 g
Remarques: cette drogue irrite les muqueuses de la gorge, causant une hypersécrétion et des expectorations; en association avec la réglisse chinoise, c'est un excellent expectorant pour fumeurs.

106

TRITICUM AESTIVUM
(Graminae)

BLÉ FROMENT

小麥

xiao mai

Régions: hémisphère nord
Parties utilisées: grain mûr
Nature: doux; neutre
Affinité: cœur
Effets: sédatif; cardiotonique

Indications: insomnie; hypertension
Posologie: 15-30 g
Remarques: le grain vert est prescrit pour inhiber les sueurs profuses dues aux affections «vides».

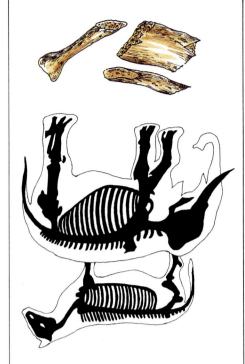

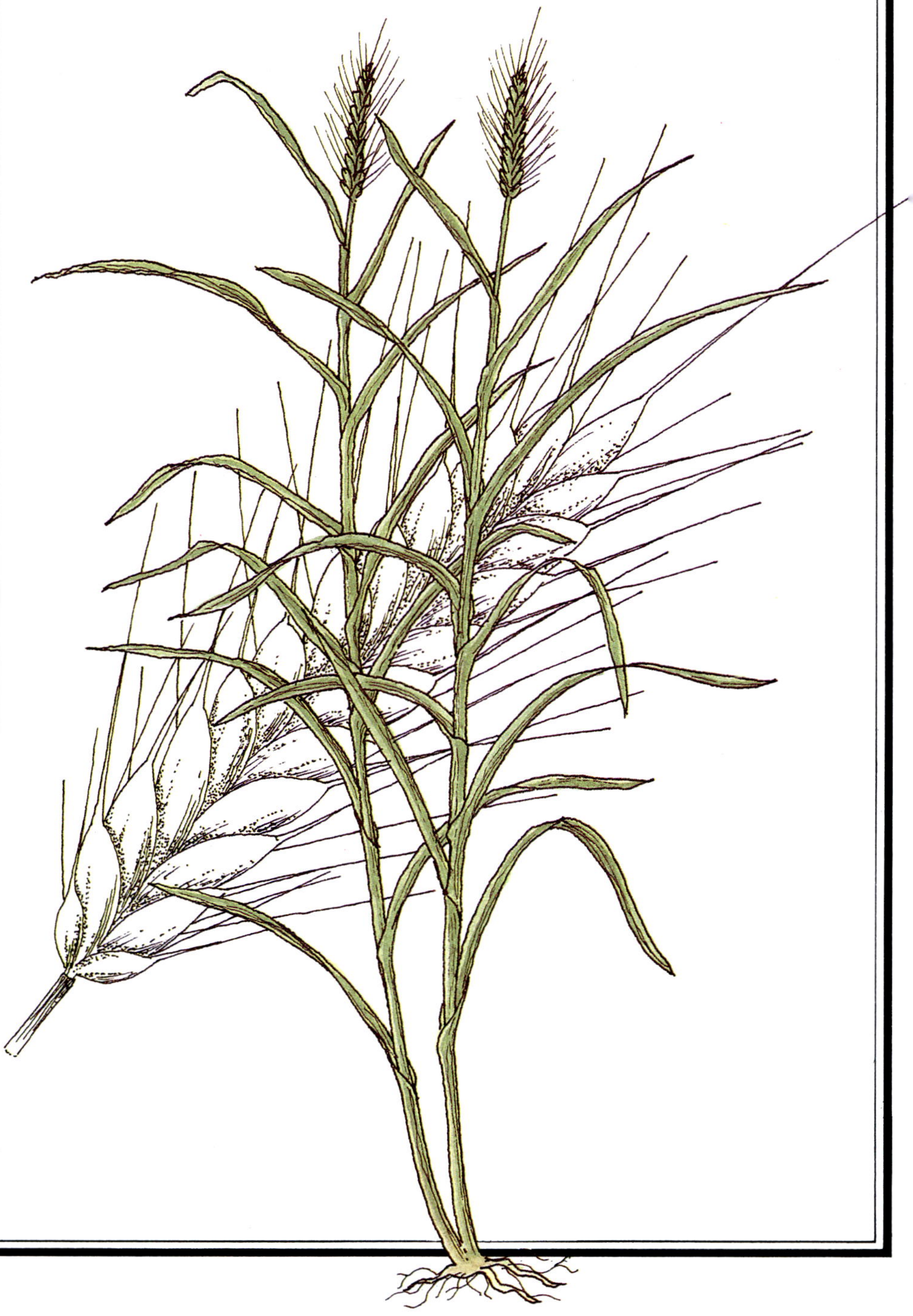

Sédatifs Du Foie Ou «Calmants Du Foie, Blocage Du Vent»

Ces drogues ont une affinité spécifique avec le foie et ont pour effet de calmer le yang du foie ascendant et tous ses symptômes nerveux connexes. De nombreuses affections neurologiques sont directement liées à des disfonctionnements hépatiques. «Blocage du vent» signifie barrer la route à l'énergie nerveuse «vent» qui émane d'un foie malade ou enflammé et qui lèse d'autres parties du corps. Les symptômes les plus courants d'un «vent hépatique» ascendant et incontrôlé sont une vision brouillée, une excitabilité nerveuse, irascibilité, convulsions, vertiges, délire et autres désordres du système nerveux central. Les désordres neurologiques sont souvent combattus par des drogues hautement toxiques.

Ces drogues doivent être soigneusement sélectionnées, conformément à un diagnostic différentiel, afin de garantir qu'un sédatif approprié est employé pour répondre aux causes spécifiques du disfonctionnement hépatique. Les patients souffrant d'insuffisance splénique ou de spasmes chroniques devraient éviter les sédatifs du foie de nature fraîche ou froide. Ceux souffrant d'insuffisance sanguine ou d'un yin affecté devraient utiliser avec parcimonie les sédatifs tièdes et chauds du foie.

107

SAIGA TATARICA
(Bovidae)

SAÏGA

羚羊角

ling yang jiao

Régions: nord-ouest de la Chine
Parties utilisées: cornes
Nature: salé; froid
Affinité: foie
Effets: sédatif du foie; antipyrétique; antispasmodique; améliore la vision
Indications: symptômes d'un excès ascendant du yang du foie: étourdissements, vision brouillée, migraine; convulsions et spasmes; épilepsie; chaleur corporelle excessive; délire; yeux gonflés et douloureux.
Posologie: 1,5-3 g
Remarques: cette drogue est très onéreuse aujourd'hui, elle est donc généralement prescrite sous forme de pilules, et non pas de décoctions; elle abaisse la tension artérielle; entre dans le traitement préventif de l'infarctus.

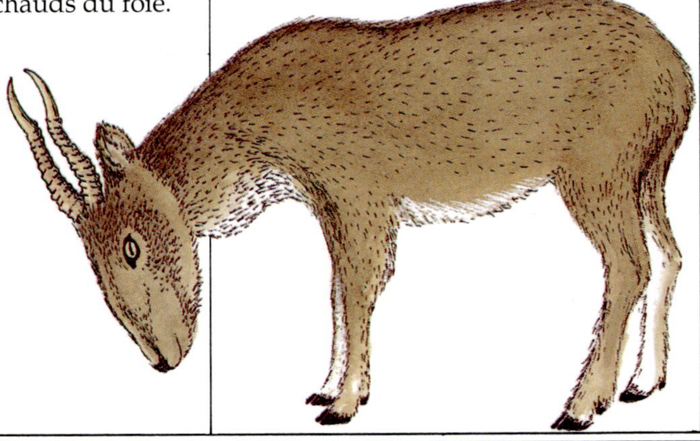

108

HALIOTIS GIGANTEA
(Haliotidae)

石決明

shi jue ming

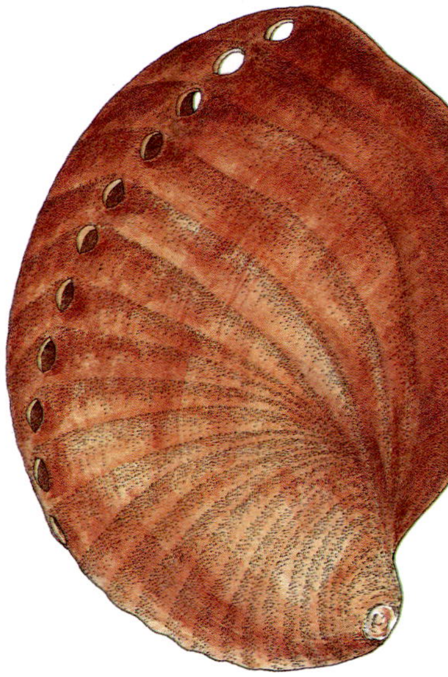

Régions: monde entier
Parties utilisées: coquillage broyé ou pulvérisé
Nature: salé, légèrement froid
Affinité: foie
Effets: sédatif du foie; antipyrétique; améliore la vision
Indications: vertiges; étourdissements; vision brouillée; yeux douloureux et gonflés et autres symptomes du yang du foie ascendant.
Posologie: 15-30 g
Remarques: remède particulièrement efficace dans le traitement de la cataracte.

109

GASTRODIA ELATA
(Orchidaceae)

天麻

tian ma

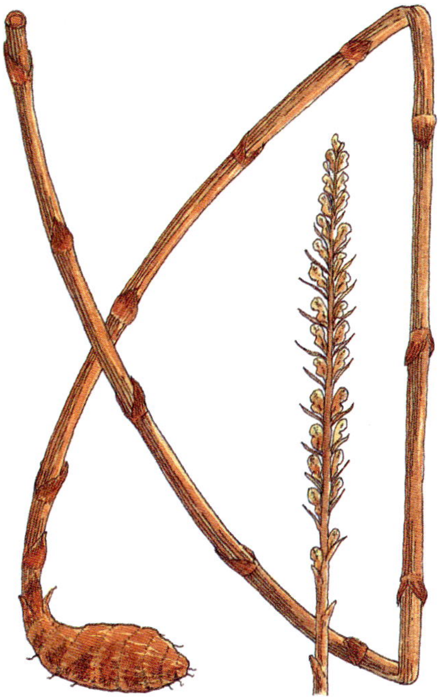

Régions: Chine de l'Ouest, Tibet, Corée, Japon
Parties utilisées: rhyzome
Nature: doux, légèrement chaud
Affinité: foie
Effets: sédatif du foie; dégage les méridiens
Indications: étourdissements et évanouissements dus aux inflammations du foie; convulsions dues à un excès de chaleur; migraines; engourdissements.
Posologie: 5-10 g
Remarques: remède efficace contre les vertiges et les étourdissements causés par des inflammations du foie.

110

UNCARIA RHYNCHOPHYLLA
(Rubiaceae)

鉤藤

gou teng

Régions: Chine centrale
Parties utilisées: tige et épines
Nature: doux, légèrement froid
Affinité: foie, péricarde
Effets: sédatif du foie; antipyrétique; antispasmodique dans les désordres nerveux chez les enfants
Indications: affections du yang du foie ascendant: pression et douleur à la tête, vertige, vision brouillée; chaleur corporelle due à un excès de chaleur; évanouissements et convulsions au cours des sixième, septième et huitième mois de grossesse
Posologie: 5-10 g
Remarques: cette drogue dilate les vaisseaux capillaires et est aujourd'hui aussi utilisée pour abaisser la tension artérielle.

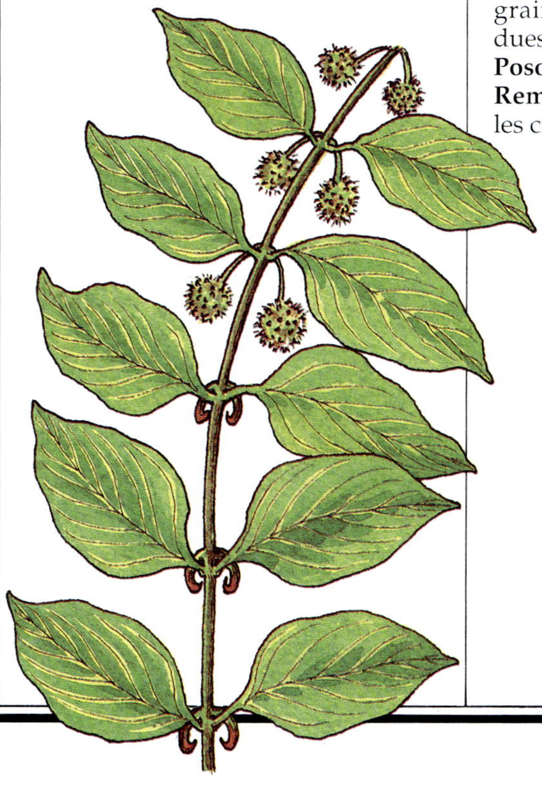

111

HEMATITE

OXYDE DE FER BRUN

代赭石

dai zhe shi

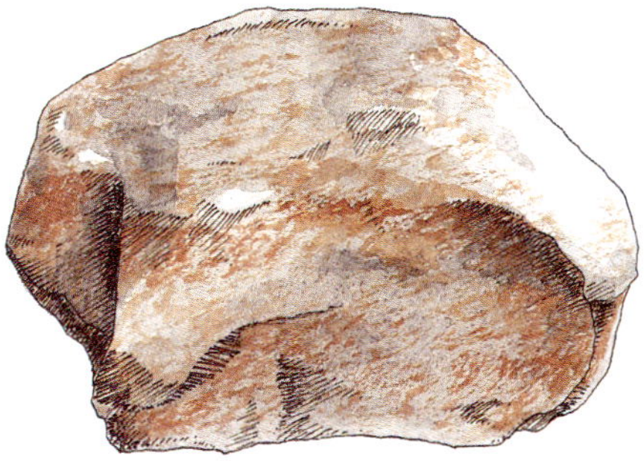

Régions: minéral commun
Nature: amer; froid
Affinité: foie, péricarde
Effets: sédatif du foie; antiémétique; hémostatique; tonique sanguin; astringent
Indications: hoquets, renvois, nausées et vomissements; saignements de nez; sifflements dans l'oreille, migraines accompagnées de vertiges dues à un yang du foie ascendant
Posologie: 10-105 g
Remarques: drogue efficace contre les crises d'asthme bronchique.

112

PHERETIMA ASPERGILLUM
(Megascolecidae)

VER DE TERRE

蚯蚓

qui yin

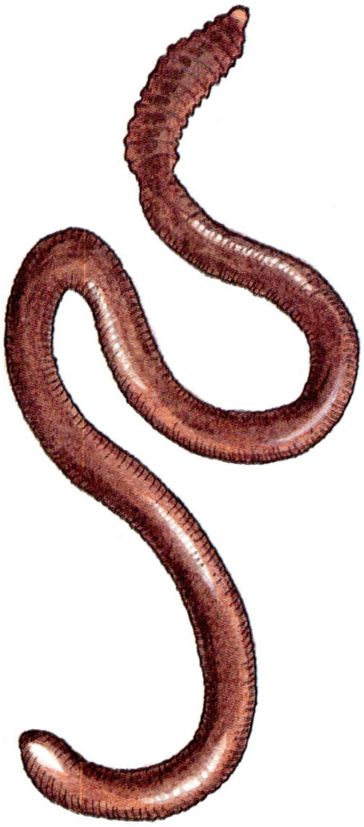

Régions: monde entier
Nature: salé; froid
Affinités: estomac, rate, foie, reins
Effets: sédatif du foie; antipyrétique; dégage les méridiens; dilate les bronches; diurétique
Indications: convulsions nerveuses; douleurs de «vent-humide», crise d'apoplexie avec paralysie; asthme; mictions difficiles; enflures
Posologie: 5-10 g
Remarques: abaisse la tension artérielle; détend et assouplit les artères durcies.

113

BUTHUS MARTENSI
(Buthidae)

SCORPION

蝎

xie

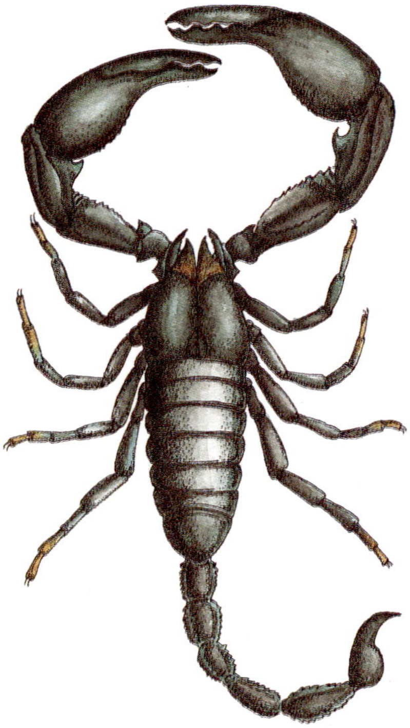

Régions: monde entier
Parties utilisés: insecte entier
Nature: âcre; neutre
Affinité: foie
Effets: sédatif du foie; tonique des nerfs; antispasmodique; analgésique; antidote
Indications: convulsions nerveuses et spasmes; infections tétaniques; migraines et douleurs de «vent-humide»; abscès et furoncles
Posologie: poudre pure: 0,05-0,1 g; en décoction: 1,5-3 g
Remarques: poison.

114

SCOLOPENDRA SUBSPINIPES
(Scolopendridae)

SCOLOPENDRE

蜈蚣

wu gong

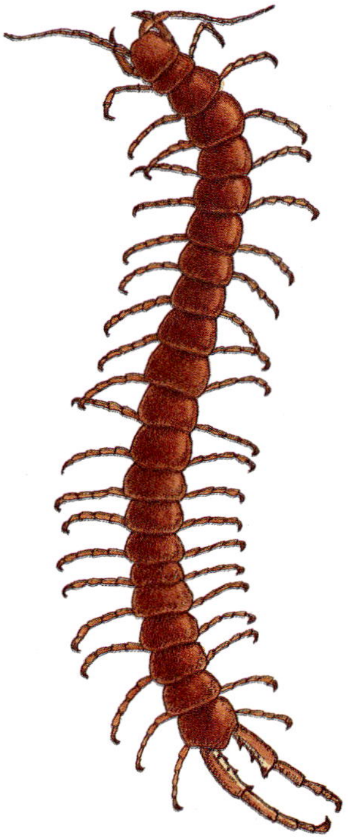

Régions: monde entier
Parties utilisés: insecte entier
Nature: âcre; tiède
Affinité: foie
Effets: sédatif du foie; antispasmodique; antidote
Indications: traumatismes; anxiété; infections tétaniques; application externe sur abcès purulents et infections graves.
Posologie: poudre pure : 0,3-1 g; en décoction: 1-3 g
Remarques: poison; antidote des morsures de serpents; venimeux; ingrédient des ordonnances de traitement des cancers; à ne pas prescrire aux femmes enceintes; l'antidote aux morsures de scolopendre est le jus de feuilles de mûrier ajouté de sel appliqué directement sur la blessure.

Drogues Régulatrices De L'Energie Ou «Qui Maitrisent Et Disciplinent Le Qi»

Les drogues qui régularisent et équilibrent le flux des énergies vitales dans l'organisme et remédient aux maux causés par des déséquilibres d'énergie, sont appelées «régulateurs d'énergie». Ces maux sont de deux types: à déficience d'énergie et à énergie stagnante. Les maux à déficience d'énergie sont traités par des médicaments toniques (vois sous la rubrique «Toniques»). Les maux à énergie stagnantes sont traités par des drogues qui «maîtrisent et disciplinent le *qi*».

Toute stagnation d'énergie apparaît lorsque le *qi* ne peut circuler librement dans les réseaux des méridiens de l'organisme. Le *qi* est en stase dans les méridiens, ce qui prive le reste de l'organisme d'énergie vitale. La stase d'énergie est causée par un déséquilibre extrême entre les énergies «chaudes» et «froides», les accès soudains d'émotion, un mauvais régime alimentaire, la suralimentation, la faim prolongée, un excès de mucosité, un excès d'humidité, ainsi que les ecchymoses et les hématomes.

Les symptômes les plus courants d'une stagnation d'énergie se rangent en trois catégories. La stagnation d'énergie de la rate et de l'estomac, dont les symptômes sont le gonflement abdominal et l'inconfort, l'inappétence, la dyspepsie, des remontées de bile, des nausées et vomissements, des ardeurs d'estomac, des mouvements irréguliers du tractus intestinal. La stagnation d'énergie du foie avec douleurs et oppression de la cage thoracique, douleurs testiculaires et scrotales, dysménorrhée et gonflements, douleurs et tumeurs aux seins. La stagnation d'énergie du poumon avec dyspnée, respiration irrégulière, oppression dans la poitrine, toux, asthme.

En fonction du type de stagnation, ces drogues ont des effets variés: elles dégagent les stases des méridiens, soulagent les douleurs, éliminent les dépressions psychiques, facilitent le flux d'énergie, dilatent la cavité thoracique, dispersent le *qi* stagnant, répriment le «*qi* rebelle», tonifient l'estomac, aident à la digestion etc. Ces drogues sont principalement «âcres» et «tièdes», propriétés qui tendent à disperser le *qi* . Les patients souffrant de déficience en énergie et en yin devraient les utiliser avec parcimonie.

115

CITRUS RETICULATA
(Rutaceae)

MANDARINIER

陳皮

chen pi

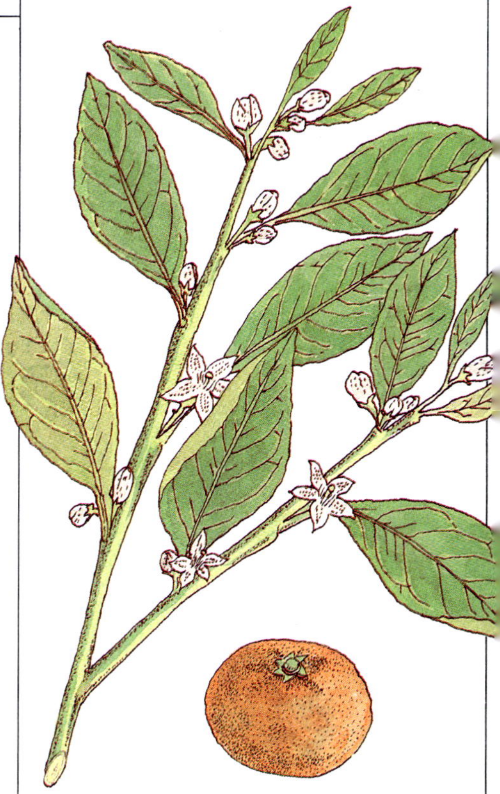

Régions: sud-est de la Chine, Taiwan, Viêt-nam
Parties utilisées: écorce du fruit
Nature: âcre et amer, tiède
Affinité: rate, poumons
Effets: régularise l'énergie; digestif; stomachique; expectorant; antitussif; antiémétique; asséchant
Indications: énergie stagnant dans la rate et l'estomac: douleurs et oppressions abdominales; nausées et vomissements; dyspepsie, etc.; oppression dans la poitrine, toux, stase due à un excès de mucosités.
Posologie: 3-8 g
Remarques: l'écorce contient des vitamines A, B et C; les fibres blanches de l'écorce sont les parties les plus efficaces en tant qu'expectorants; les graines sont des analgésiques.

116

PONCIRUS TRIFOLIATA
(Rutaceae)

TRIFOLIATE ORANGE

枳實

zhi shi

Régions: Chine; Japon
Parties utilisées: fruits verts
Nature: amer; légèrement froid
Affinités: rate; estomac
Effets: règle l'énergie; stomachique; antidiarrhétique; expectorant
Indications: dyspepsie; nourriture nondigérée dans le tractus intestinal; sensation d'un abdomen plein et douleureux; constipation; diarrhée; oppression dans la poitrine due aux mucosités.
Posologie: 5-10 g
Remarques: lorsque la stase de l'estomac et de la rate provoque la constipation, cette drogue agit comme purgatif; lorsque la stase provoque la diarrhée, cette drogue facilite la complète vidange des intestins au point d'enrayer le syndrome. Les recherches ont prouvé que cette drogue est efficace pour la rétraction de l'estomac lorsque celui-ci est distendu ou dans le traitement des prolapsus rectal et utérin.

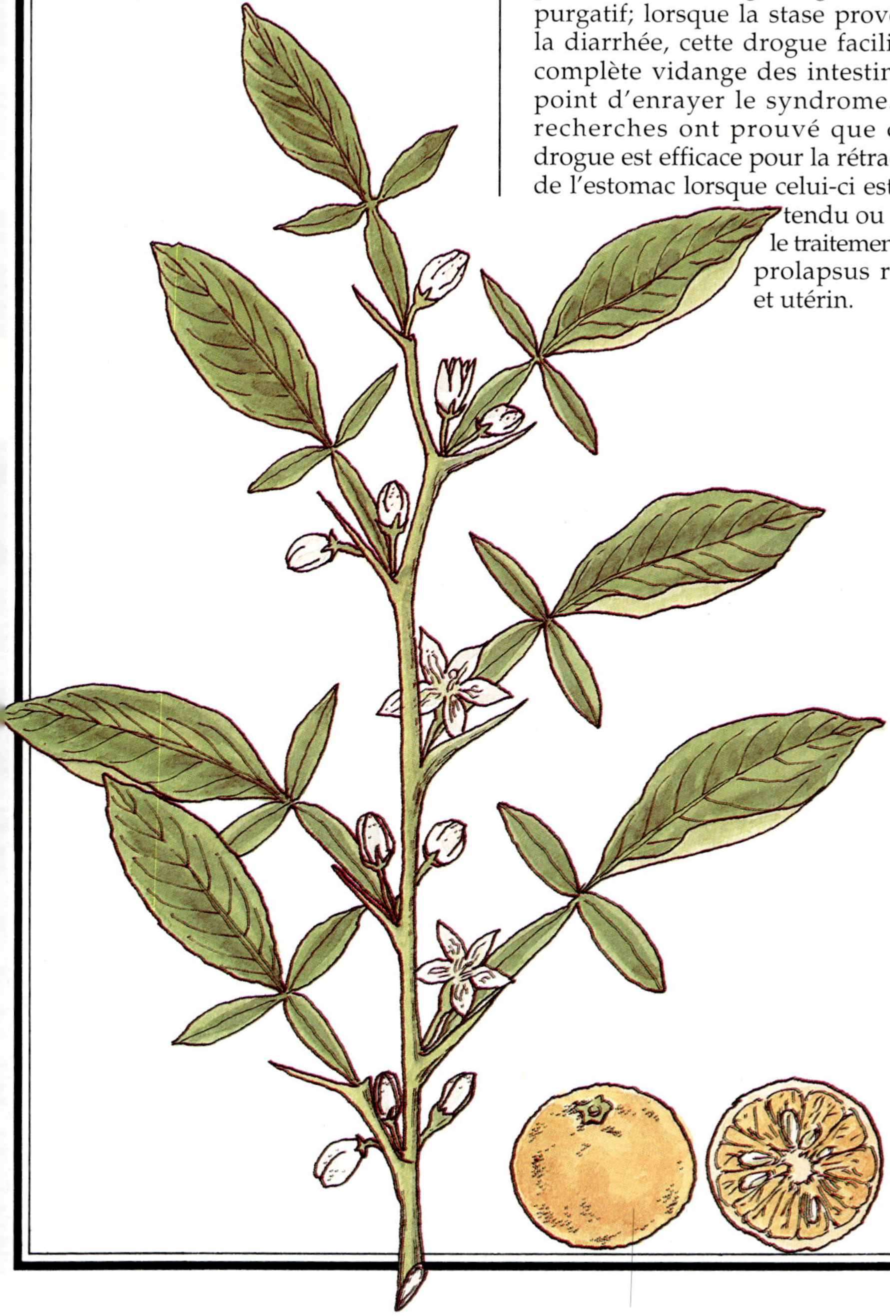

117

SAUSSUREA LAPPA
(Compositae)

SAUSSURÉE

木香

mu xiang

Régions: Inde, Yunnan
Parties utilisées: racines
Nature: âcre et amer; chaud
Affinités: rate; gros intestin
Effets: régularise l'énergie; analgésique; stomachique
Indications: douleurs et pressions abdominales; gargouillis abdominaux; inconforts de la dysenterie
Posologie: 1,5-8 g
Remarques: le jus de la racine fraîche est un remède efficace contre l'asthme.

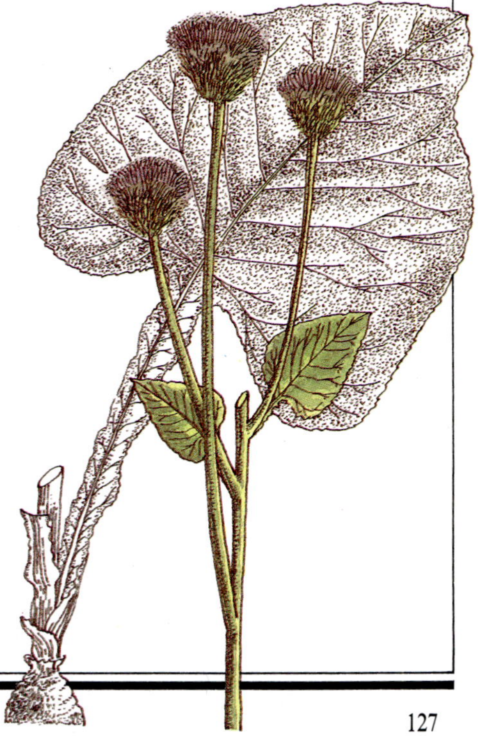

118

CYPERUS ROTUNDUS
(Cyperaceae)

SOUCHET À TIGE

香附

xiang fu

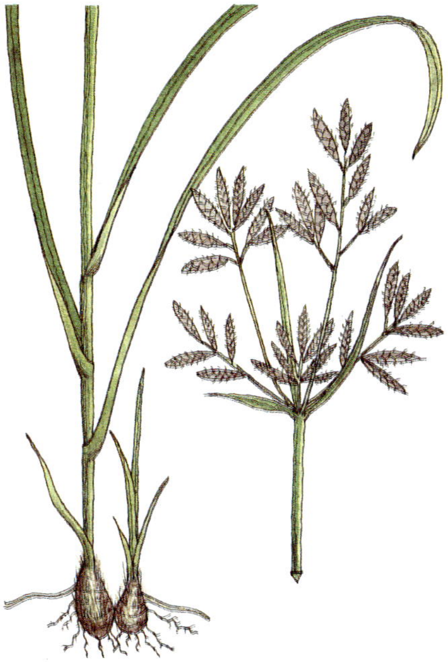

Régions: Asie, Australie, Amérique, Europe
Parties utilisées: racines et tubercules
Nature: âcre, légèrement amer et sucré; neutre
Affinités: foie, péricarde
Effets: règle l'énergie du foie; emménagogue; sédatif; analgésique
Indications: stagnation de l'énergie du foie: oppression dans la poitrine et douleurs intercostales, ardeurs d'estomacs, dyspepsie; aménorrhée; dysménorrhée.
Posologie: 5-10 g.

119

DIOSPYROS KAKI
(Ebenaceae)

KAKI JAPONAIS

柿蒂

shi di

Régions: Chine, Japon, Viêt-nam, Inde de l'Est
Parties utilisées: pédoncule
Nature: amer; neutre
Affinité: estomac
Effets: règle les énergies de l'estomac et de la rate; contrôle les hoquets et les toux
Indications: hoquet
Posologie: 4-6 g.
Remarques: pour un contrôle efficace du hoquet, à utiliser avec du clou de girofle et du gingembre frais; le fruit mûr séché est un stomachique et astringent; le jus du fruit vert frais abaisse la tension artérielle et figure dans les traitements de l'hypertension.

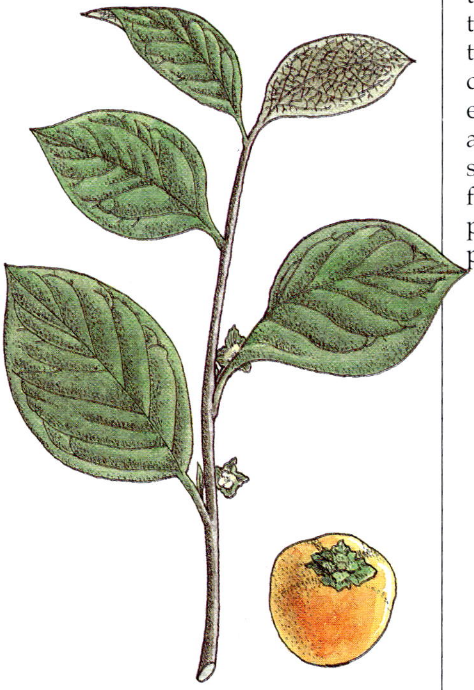

LES RÉGULATEURS SANGUINS OU «MAITRISER ET DISCIPLINER LE SANG»

Les drogues qui facilitent la circulation du sang, dissolvent les caillots et maintiennent souples et flexibles les vaisseaux sanguins sont appelés «régulateurs sanguins». Cette catégorie comprend également les herbes hémostatiques qui arrêtent et préviennent les hémorragies internes et externes. Elles sont utilisées dans les traitements d'affections dues à une mauvaise circulation — la «stase sanguine» — des blocages dans le système circulatoire, ou une hémorrhagie incontrôlée. Les drogues aidant à la circulation sanguine et à la dissolution des caillots ne devraient être utilisées quand les symptômes révèlent une stagnation ou un blocage du flot sanguin. Les herbes à action hémostatiques sont à employer dans les cas d'hémorragie, d'hématomes et autres «fuites» dans le système circulatoire. La même drogue, toutefois, peut être susceptible des deux actions, suivant le dosage employé. Ces drogues ont une forte affinité avec le cœur et/ou le foie, qui sont les deux organes contrôlant le flot sanguin. Elles sont parmi les plantes médecinales chinoises les plus utiles et les plus efficaces.

120

SALVIA MILTIORRHIZA
(Labiatae)

丹參
dan shen

Régions: nord-est de la Chine, Manchourie, Japon
Parties utilisées: racines
Nature: amer, légèrement froid
Affinité: cœur, péricarde
Effets: aide à la circulation; dissout les caillots; refroidit le sang; tonique sanguin; sédatif
Indications: aménorrhée; métrorrhagie; mastite; douleurs abdominales du post-partum; douleurs corporelles dues à une mauvaise circulation; douleurs aiguës dans la poitrine et l'abdomen; caillots de sang; palpitations cardiaques; insomnie.
Posologie: 5-6 g
Remarques: cette drogue est la plus couramment utilisée dans les traitements des désordres liés à des perturbations circulatoires chez la femme; c'est aussi un anti-phlogistique du foie; recommandé dans les affections coronariennes.

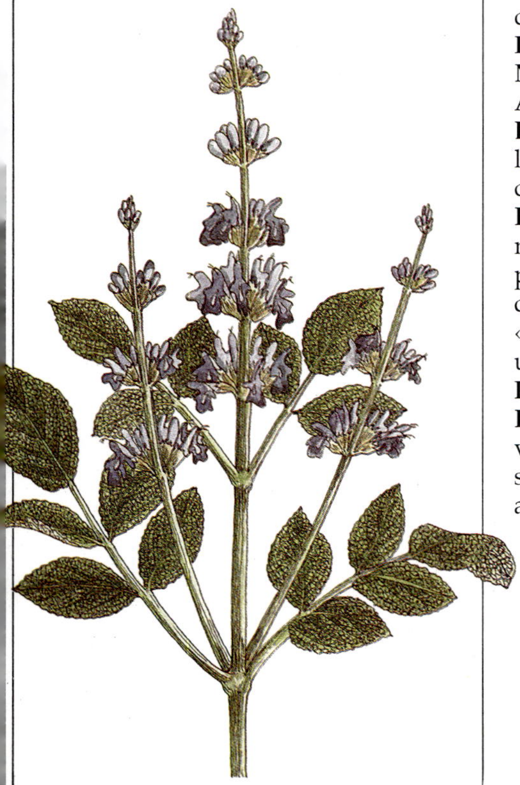

121

LIGUSTICUM WALLICHII
(Umbelliferae)

川芎
chuan xiong

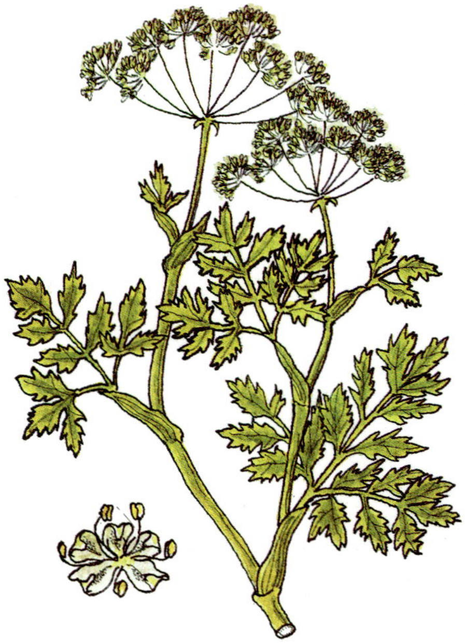

Régions: Sichuan, Yunnan, Guangdong
Parties utilisées: racines
Nature: âcre, tiède
Affinité: foie, vessie, péricarde
Effets: aide à la circulation; régularise l'énergie; emménagogue; analgésique; sédatif
Indications: aménorrhée; dysménorrhée; douleurs abdominales du post-partum; traumatisme; abscès douloureux; inconfort du type «vent-humide»; maux de tête dus à un froid
Posologie: 4-11 g
Remarques: cette drogue dilate les vaisseaux capillaires et autres vaisseaux sanguins et contribue ainsi à abaisser la tension artérielle.

122

PRUNUS PERSICA
(Rosaceae)

PÊCHE

桃仁
tao ren

Régions: Chine, Europe, Amérique du Nord
Parties utilisées: amande du noyau
Nature: aigre et sucré; neutre
Affinité: cœur, foie, gros intestin
Effets: aide à la circulation; dissout les caillots; laxatif; émollient; antitussif
Indications: aménorrhée; dysménorrhée; douleurs abdominales du post-partum; caillots de sang accumulés; déperdition de sang; traumatismes; douleur et oppression de la cage thoracique; constipation due à des intestins secs.
Posologie: 5-10 g
Remarques: cette drogue est également efficace contre l'hypertension et l'appendicite chronique; les fortes doses sont toxiques.

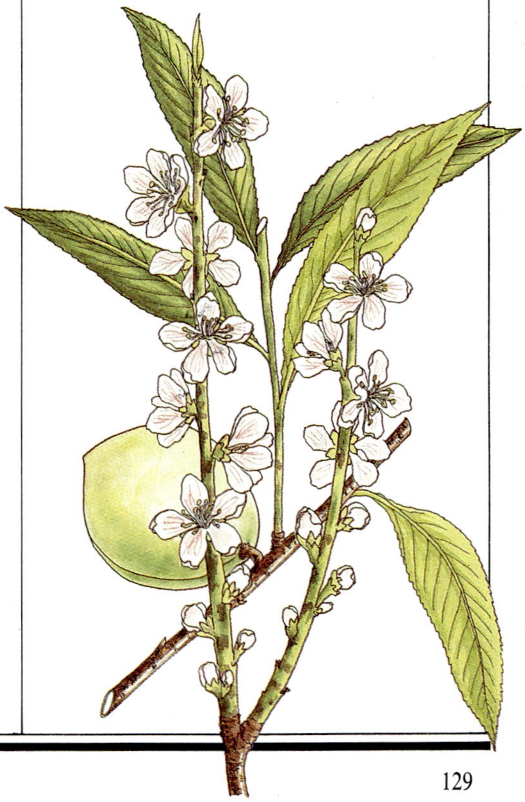

123

CARTHAMUS TINCTOR
(Compositae)

SAFRAN BÂTARD

紅花

hong hua

Régions: Chine, Indochine, Tibet
Parties utilisées: fleurs
Nature: âcre, tiède
Affinité: cœur, foie
Effets: aide à la circulation du sang; dissout les caillots; emménagogue; astringent
Indications: aménorrhée; dysménorrhée; douleurs abdominales du post-partum; caillots ou hématomes dans la région abdominale; traumatismes; raideur et douleurs aux articulations
Posologie: 2-5 g
Remarques: l'huile extraite de cette simple est utilisée dans les massages *tui na*; les femmes enceintes devraient s'abstenir de l'utiliser.

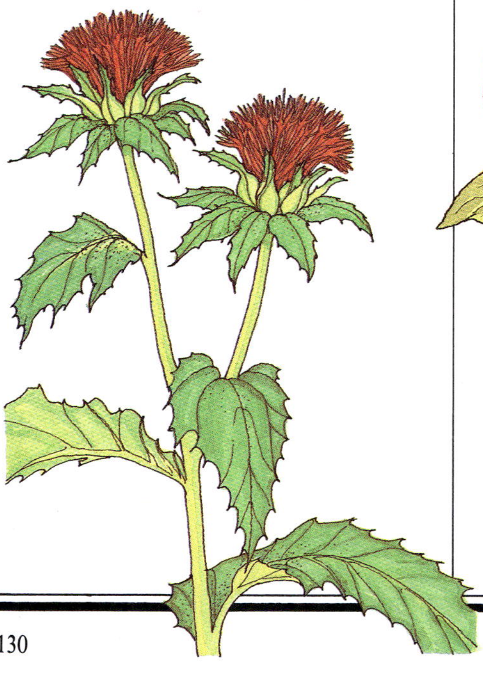

124

ACHYRANTHES BIDENTATA
(Amarantaceae)

牛膝

niu xi

Régions: Chine, Indochine, Inde, Sri Lanka, Malaisie, Indonésie
Parties utilisées: racines
Nature: amer et aigre; neutre
Affinité: foie, reins
Effets: aide à la circulation du sang; dissout les caillots; emménagogue; tonique du foie et des reins; fortifie les sinus et les os; diurétique
Indications: aménorrhée; dysménorrhée; traumatismes; raideur et douleurs dans le bas du dos et les reins; jambes et pieds faibles; sang dans les vomissures; glaires et saignements de nez; gencives douloureuses ou saigneuses; urétrites
Posologie: 5-10 g

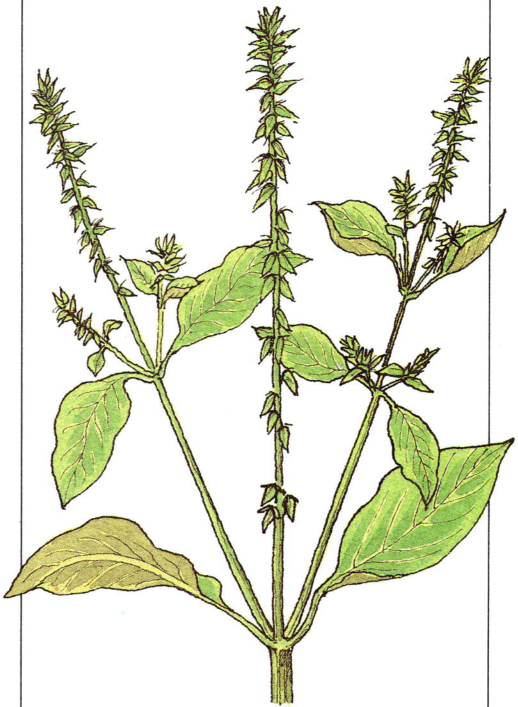

125

MANIS PENTADACTYLA
(Manidae)

PANGOLIN

穿山甲

chuan shan jia

Régions: Chine méridionale, Viêtnam, Taiwan
Parties utilisées: écailles
Nature: salé; légèrement froid
Affinité: foie, estomac
Effets: aide à la circulation du sang; emménagogue; aide à la lactation et aux sécrétions; réduit les enflures
Indications: aménorrhée; lactation insuffisante; inconforts du type «vent-humide»; raideur et douleur aux articulations; facilite la suppuration dans les maladies cutanées.
Posologie: 5-10 g
Remarques: cette drogue aide à la croissance des globules blancs, dont il est prouvé qu'ils produisent le puissant agent curatif l'interféron.

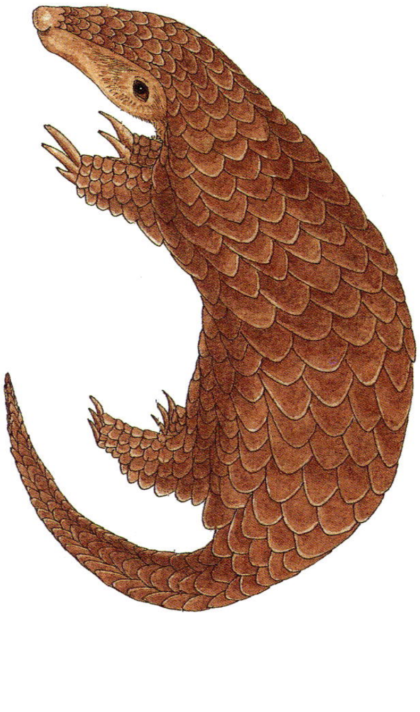

126
BOSWELLIA CARTERII
(Burseraceae)

LENTISQUE

乳香
ru xiang

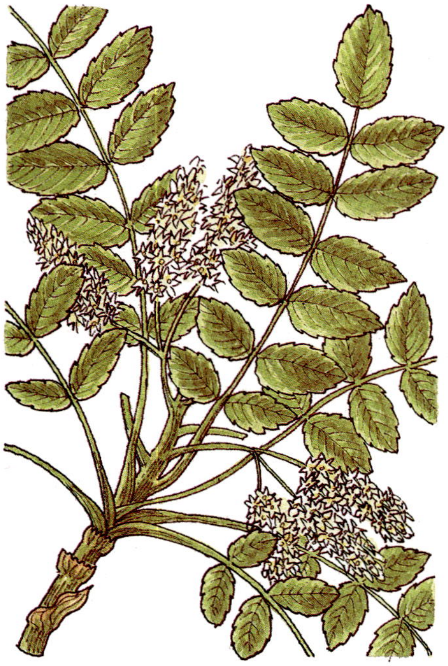

Régions: pourtour de la Méditerranée
Parties utilisées: exudations résineuses sous l'écorce
Nature: âcre et amer; tiède
Affinité: cœur, foie, rate
Effets: aide à la circulation; analgésique; antitussif; aide à la croissance musculaire
Indications: aménorrhée; dysménorrhée; traumatismes; douleurs dans le bas du dos; inconfort du «vent-humide»; applications externes sur les abscès persistants et les furoncles
Posologie: 3-6 g
Remarques: à utiliser dans les lotions gargarisantes contre l'haleine fétide.

127
CURCUMA AROMATICA
(Zingiberaceae)

CURCUMA

郁金
yu jin

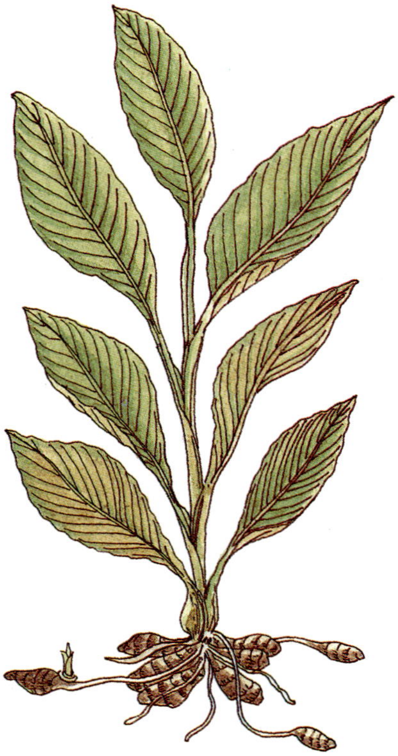

Régions: Inde, Indochine, Taiwan
Parties utilisées: racines
Nature: âcre et amer; froid
Affinité: cœur, poumon, foie
Effets: hémostatique; dissout les caillots; refroidissant du sang; fortifie et stimule la vésicule biliaire.
Indications: oppression et douleurs dans la poitrine; états semi-conscients; chocs traumatiques; hystérie; douleurs aiguës et violentes dans la cage thoracique; aménorrhée; dysménorrhée; sang dans les vomissures et les urines; saignements de nez; jaunisse
Posologie: 5-10 g
Remarques: une des drogues parmi celles stoppant les hémorragies et dissolvant les caillots.

128
AGRIMONIA PILOSA
(Rosaceae)

AIGREMOINE HIRSUTE

龍芽草
long ya cao

Régions: Chine, Japon, Corée, Taiwan, Europe
Parties utilisées: feuilles et tiges
Nature: amer; froid
Affinité: poumons, foie, rate
Effets: astringent, hémostatique
Indications: toutes formes d'hémorragie
Posologie: 10-30 g
Remarques: cette drogue accroît le nombre de thrombocytes (cellules provoquant la coagulation), ce qui augmente la capacité de coagulation de 40 à 50 %; elle renforce la résistance osmotique des membranes des vaisseaux sanguins; elle est cardiotonique.

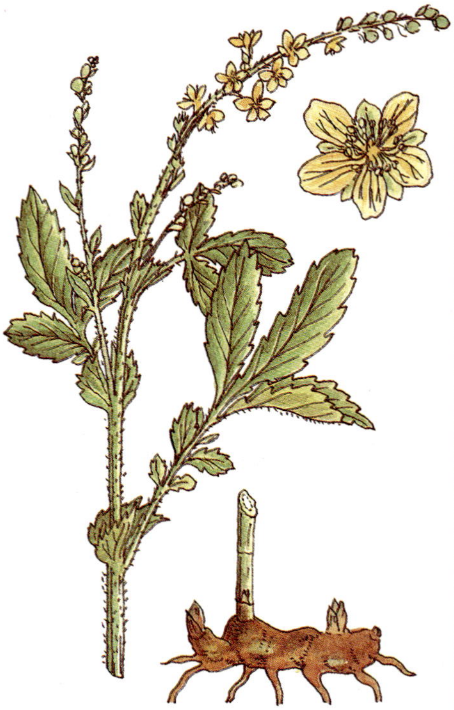

129

BLETILLA STRIATA
(Orchidaceae)

白及

bai ji

Régions: Chine, Indochine
Parties utilisées: tubercules
Nature: amer; aigre-doux, légèrement froid
Affinité: poumons, foie, estomac
Effets: astringent, hémostatique, réduit les enflures, aide à la cicatrisation
Indications: sang dans les vomissures, et les expectorations; saignements de nez; applications externes sur les lésions; dermatoses et abscès.
Posologie: poudre pure: 1-3 g décoction: 3-8 g
Remarques: en usage externe, cette drogue est réduite en poudre et incorporée à l'huile de sésame; elle est astringente et émolliente aux brûlures, abcès et autres lésions cutanées; en prise interne, elle est extrêmement efficace contre les hémorragies gastriques et pulmonaires.

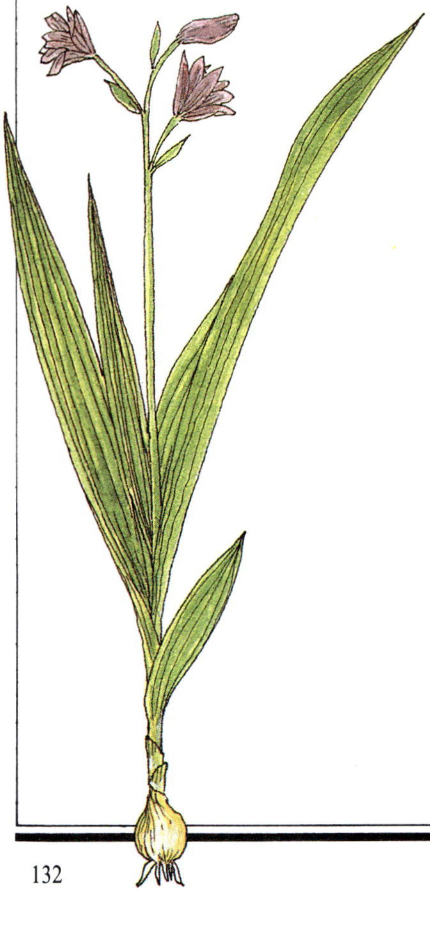

130

ARTEMISIA VULGARIS
(Compositae)

ARMOISE VULGAIRE

艾葉

ai ye

Régions: Chine, Asie, Europe
Parties utilisées: feuilles
Nature: amer et âcre; tiède
Affinité: foie, rate, reins
Effets: astringent, hémostatique, réchauffe les méridiens; analgésique, dissipe le froid interne.
Indications: sang dans les vomissures, les expectorations et les selles; saignements de nez; ménorragie (saignements vaginaux); flot menstruel excessif, saignements en cours de grossesse; dysménorrhée.
Posologie: 5-10 g
Remarques: cette plante entre comme composante principale dans le moxa des moxibustions.

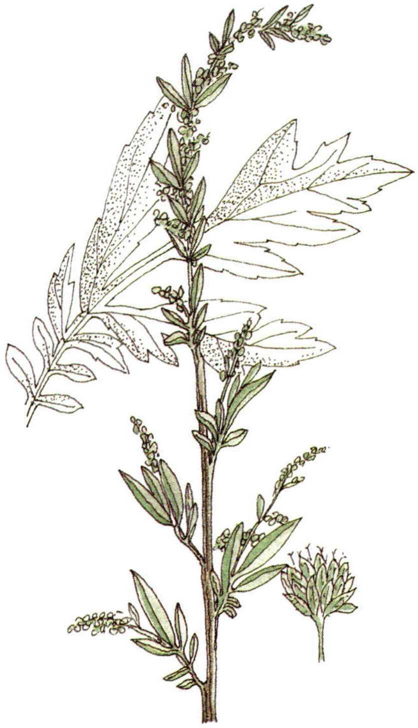

131

CIRSIUM JAPONICUM
(Compositae)

大薊

da ji

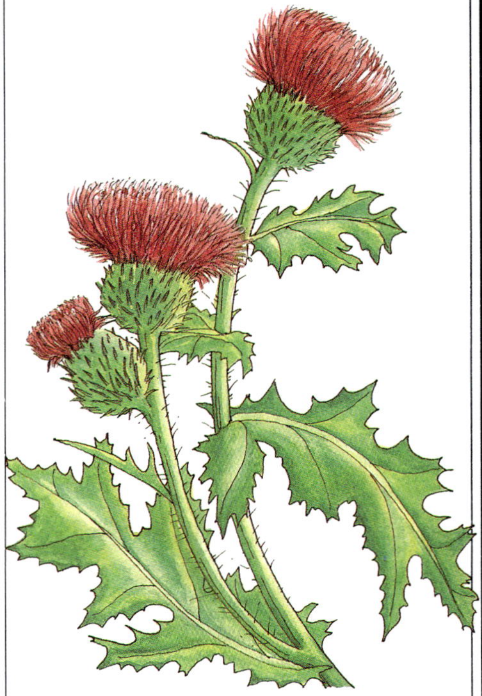

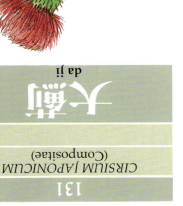

Régions: Chine, Japon, Viêt-nam
Parties utilisées: plante entière
Nature: sucré; froid
Affinité: foie
Effets: hémostatique, réfrigérant du sang
Indications: sang dans les vomissures, les expectorations et les urines (hématurie); ménorragie
Posologie: 10-15 g
Remarques: remède efficace contre l'hypertension; en usage externe, les feuilles réduites en poudre sont à appliquer sur les affections cutanées à symptômes écailleux.

132

THUJA ORIENTALIS
(Cupressaceae)

THUYA DORÉ DE CHINE

側柏葉

ce bai ye

Régions: Chine, Japon, Inde
Parties utilisées: feuilles et tiges
Nature: amer et aigre; légèrement froid
Affinité: poumons, foie, gros intestin
Effets: hémostatique, astringent; réfrigérant du sang, emménagogue, antipyrétique.
Indications: tous cas d'hémorragies.
Posologie: 5-10 g
Remarques: les graines sont utilisées comme sédatif contre l'insomnie, les palpitations cardiaques et les affections nerveuses; les feuilles fraîchement cueillies doivent être mises à macérer pendant 7 jours dans une solution alcoolique pour donner une potion qui, si elle est appliquée en massant le cuir chevelu, facilite la croissance capillaire.

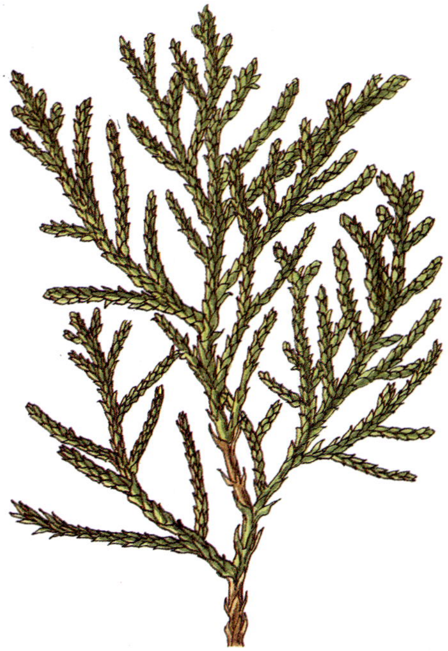

133

SOPHORA JAPONICA
(Leguminosae)

SOPHORA DU JAPON

槐花

huai hua

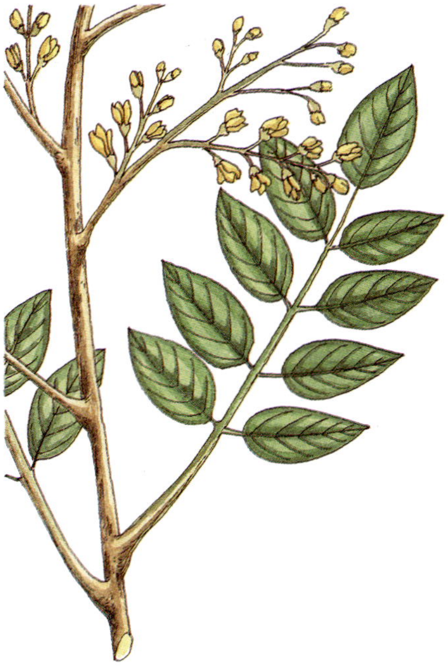

Régions: Chine, Corée, Viêt-nam
Parties utilisées: fleurs en corolle ou bouton
Nature: amer; légèrement froid
Affinité: foie, gros intestin
Effets: hémostatique; réfrigérant du sang; dissout les caillots et le cholestérol.
Indications: sang dans les selles; dysenterie doublée d'hémorragie, hémorroïdes ouvertes; ménorragie; sang dans les vomissures et les expectorations; saignements de nez.
Posologie: 9-15 g
Remarques: récemment, les parties florales ont été utilisées avec succès contre l'hypertension artérielle et comme traitement préventif de l'hémorragie cérébrale (10-15 g par jour en infusion); ce médicament renforce et tonifie les parois des vaisseaux capillaires et réduit ainsi les risques de rupture. Les graines ont une action efficace contre les hémorroides et les saignements intestinaux.

134

SANGUISORBA OFFICINALIS
(Rosaceae)

GRANDE PIMPRENELLE

地楡

di yu

Régions: Chine, Asie du Nord, Europe du Nord
Parties utilisées: racines
Nature: amer et aigre; légèrement froid
Affinité: foie, gros intestin
Effets: hémostatique; astringent; réfrigérant du sang
Indications: sang dans les selles; dysenterie doublée d'hémorragie, hémorroïdes ouvertes; ménorragie.
Posologie: 3-10 g
Remarques: les racines fraîchement récoltées sont réduites en poudre, laquelle est mélangée à de l'huile de sésame pour être appliquée sur les brûlures, prurits et eczémas.

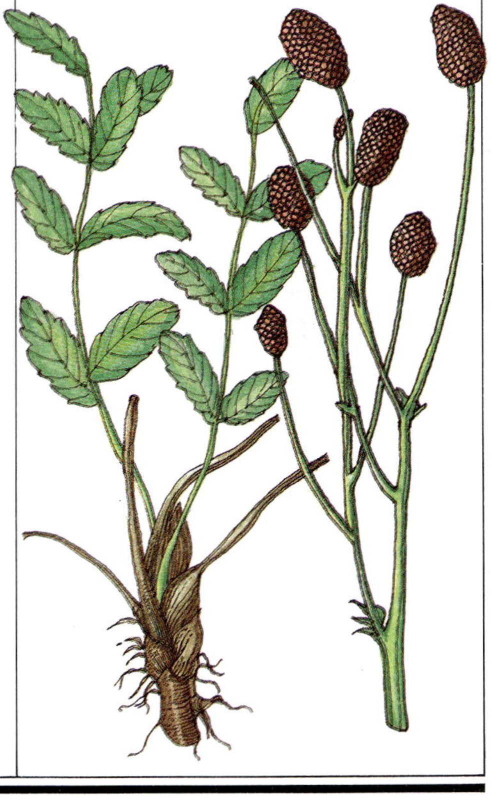

135

RUBIA CORDIFOLIA
(Rubiaceae)

GARANCE INDIENNE

茜草根

qian cao gen

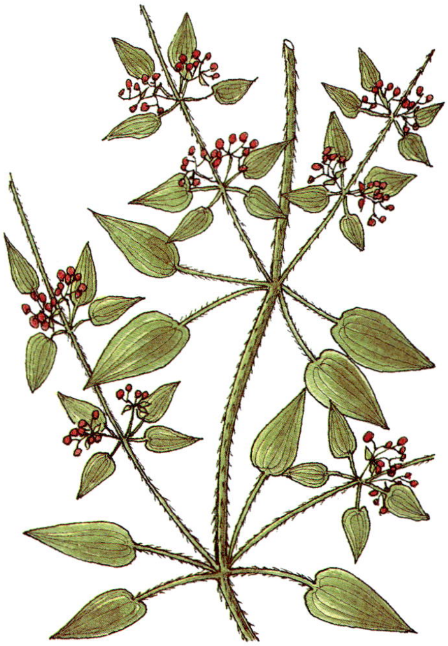

Régions: Chine, Inde, Afrique
Parties utilisées: racines
Nature: amer; froid
Affinité: foie
Effets: hémostatique; réfrigérant du sang; dissout les caillots et le cholestérol.
Indications: tous cas d'hémorragie; aménorrhée; hémorragie chez la post-parturiente; lésions par traumatismes.
Posologie: 5-10 g
Remarques: à petites doses cette drogue possède des propriétés hémostatiques et, à fortes doses (plus de 20g), celle de dissoudre les caillots; son action hémostatique est renforcée si elle est préalablement grillée au fond d'un poêle sans corps gras.

136

TYPHA LATIFOLIA
(Typhaceae)

ROSEAU DES ÉTANGS

香蒲

xiang pu

Régions: Chine du Nord, Europe du Nord, Amérique du Nord
Parties utilisées: pollen
Nature: sucré; neutre
Affinité: foie; péricarde
Effets: hémostatique; astringent; active la circulation et dissout les hématomes; action diurétique.
Indications: sang dans les selles, les vomissements et les expectorations; saignements de nez; ménorrhagie; lésions d'origine traumatique, douleur et gêne dans la région du cœur; douleurs abdominales chez la post-parturiente; dysménorrhée.
Posologie: 4-8 g
Remarques: absorbée sans préparation, cette plante active la circulation sanguine et dissout les caillots; grillée au charbon de bois, elle est un puissant hémostatique.

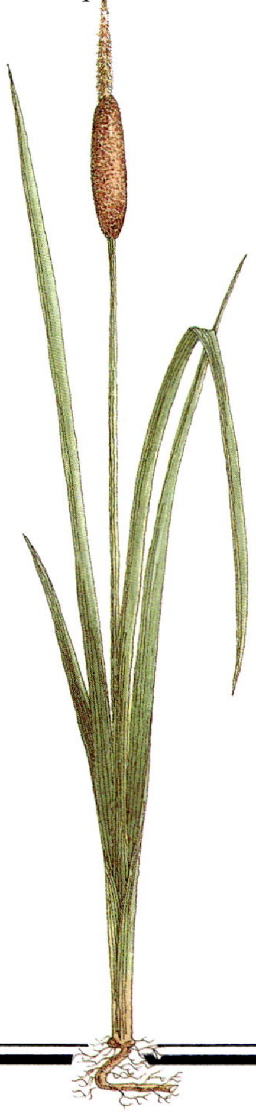

137

PANAX NOTOGINSENG
(Araliaceae)

三七

san qi

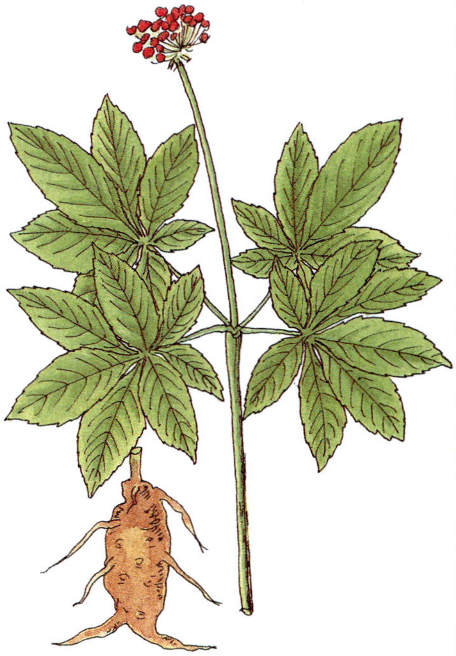

Régions: Yunnan, Sichuan, Japon
Parties utilisées: racines
Nature: sucré et légèrement amer; tiède
Affinité: foie; estomac
Effets: hémostatique; active la circulation et dissout les hématomes; analgésique.
Indications: sang dans les selles et les expectorations; saignements de nez; ménorrhagie; lésions d'origine traumatique.
Posologie: poudre pure: 1-2 g décoction: 5-10 g
Remarques: effet stypique important lorsque appliqué directement aux lésions et traumatismes; cicatrise en résorbant les hématomes; meilleur médicament contre les hémorragies internes et externes; peut être utilisé à forte dose sans danger.

STOMACHIQUES, DIGESTIFS, «GUIDES À LA DIGESTION»

Les stomachiques et les digestifs sont les produits naturels qui tonifient l'estomac, activent la digestion, aident l'assimilation des substances nutritives, et accélèrent le mouvement de la nourriture en excès dans l'estomac. Les troubles de la digestion nécessitant un traitement avec ces médicaments se signalent par des symptômes d'oppression et de ballonnement de l'abdomen, des renvois, des éjections de bile, des nausées et des vomissements, des perturbations intestinales, de la dyspepsie, et tous les symptômes de «vide» splénétique et stomachique. Les cas d'estomac ou de rate «vides» doivent être traités par une association de stomachiques naturels et de toniques de la rate. En cas de «froid» de la rate et de l'estomac, ils sont à prendre avec des médicaments «réchauffant» le milieu intérieur. Lorsque les troubles digestifs sont causés par un «excès d'humidité», combiner le traitement avec des produits «transformateurs d'humidité». Lorsque le désordre est attribuable à une stase d'énergie, utiliser ces produits en association avec des produits régulateurs d'énergie. Si les symptômes s'accompagnent de constipation, incorporer des cathartiques au traitement.

138

CRATAEGUS PINNATIFIDA
(Rosaceae)

AUBÉPINE

山楂
shan zha

Régions: Chine orientale, Japon
Parties utilisées: fruits
Nature: aigre et sucré; modérément tiède
Affinité: rate, estomac, foie
Effets: digestif; stomachique; aide au mouvement des aliments en excès; antidiarrhéique.
Indications: aliments non digérés stagnant dans l'estomac; consommation excessive de viandes et graisses; diarrhée; douleurs abdominales post-parturientes; douleurs et pressions dans le scrotum.
Posologie: 6-15 g
Remarques: ce médicament est particulièrement efficace pour activer la digestion et le mouvement des viandes et graisses; il dilate les vaisseaux sanguins et permet d'abaisser la tension artérielle; il dissout les dépôts de cholestérol sur les parois internes des vaisseaux.

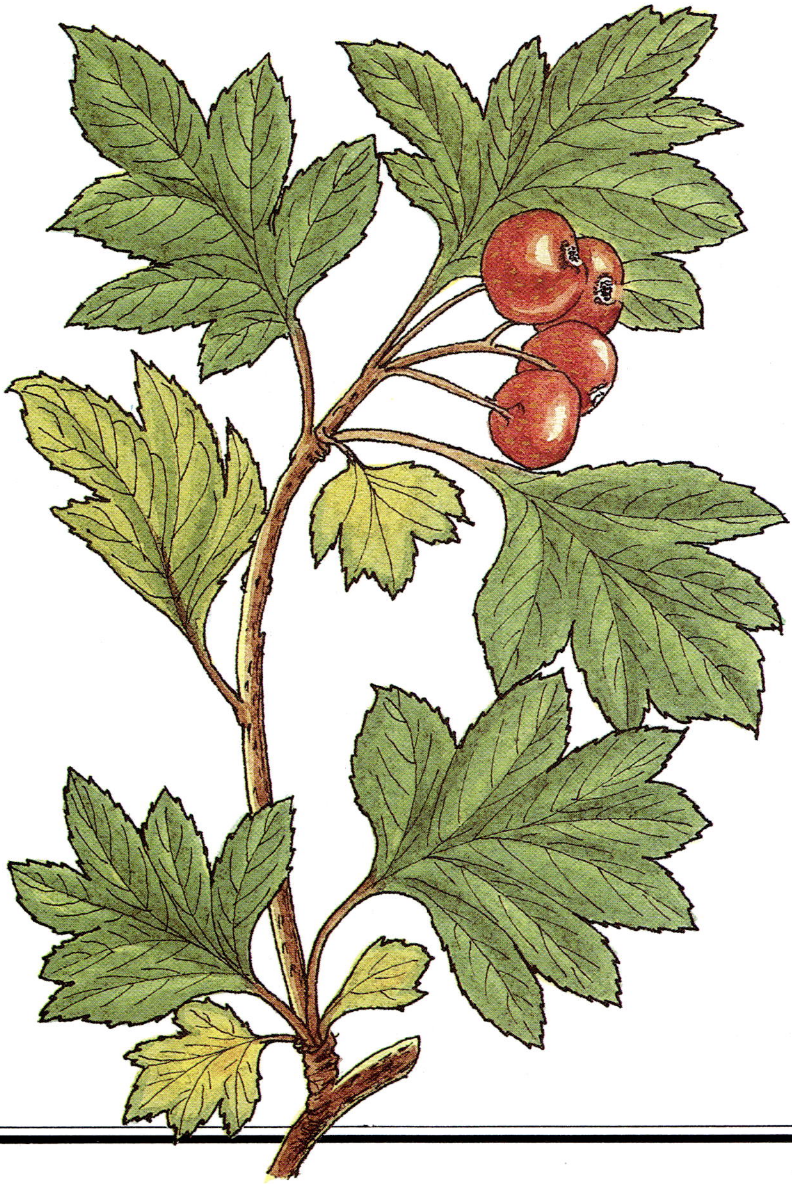

139

GALLUS GALLUS DOMESTICUS
(Phasianidae)

POULE

雞內金

ji nei jin

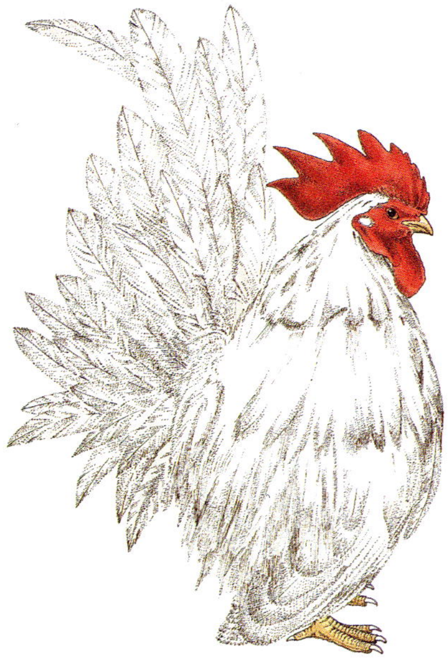

Régions: commun dans le monde entier
Parties utilisées: tissus gastriques du gésier
Nature: sucré; neutre
Affinité: rate, estomac, petit intestin, vessie
Effets: digestif; stomachique; aide au mouvement des aliments en excès dans l'estomac.
Indications: aliments non digérés stagnant dans l'estomac; consommation excessive de viandes et graisses; sensation de plénitude de l'abdomen; gastro-entérite; énurésie; spermatorrhée.
Posologie: 4-8 g
Remarques: grillé au charbon de bois et réduit en poudre, on en fait des compresses pour le traitement des aphtes par application directe sur les lésions.

140

HORDEUM VULGARE
(Gramineae)

ORGE CARRÉE

麥芽

mai ya

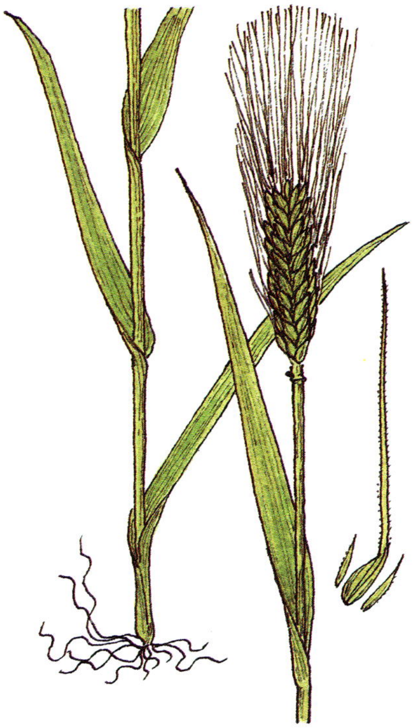

Régions: Chine, Europe, Amériques
Parties utilisées: pousses germées et séchées
Nature: salé; neutre
Affinité: rate, estomac
Effets: digestif; stomachique; fait cesser la lactation.
Indications: aliments non digérés stagnant dans l'estomac; sensation de plénitude de l'abdomen; perte d'appétit due à une rate et un estomac déficient; lactation excessive; sevrage.
Posologie: 10-20 g
Remarques: cette plante a des propriétés avortives qui facilitent les contractions de la parturiente. Ce produit est particulièrement efficace à activer la digestion et le mouvement des céréales et légumes dans le tractus digestif.

Expectorants Et Antispasmodiques Ou Médicaments Qui «Dissolvent Les Glaires Et Calment La Toux»

Les médicaments qui facilitent la montée des glaires et leur résorption sont appelés expectorants. Ceux qui calment la toux et adoucissent la gorge sont appelés antispasmodiques. Les expectorants ont généralement une action antispasmodique et vice versa, ce qui explique leur classement ici sous une même rubrique. Les expectorants sont employés non seulement pour combattre l'excès de glaires dû à la toux et aux rhumes, mais aussi la production de glaires liée à des états pathologiques divers tel le goitre, l'enflement des ganglions lymphatiques, l'épilepsie, certains symptômes d'évanouissement, etc.

Dans les applications cliniques de ces simples, il convient de veiller aux points suivants: des désordres internes et externes peuvent entraîner l'accumulation de glaires et de spasmes. Lorsqu'on sélectionne des expectorants et des antispasmodiques; à usage thérapeutique, ces médicaments doivent être combinés à d'autres types de simples adaptés aux causes primordiales du problème. Les glaires et les toux dues à des affections externes seront traitées en association avec des diaphoriques qui «dégagent l'organisme» en facilitant les excrétions. Les désordres de type «vide» doivent être traités en association avec des médicaments toniques. Quand il y a hémoptysie (présence de sang dans les crachats), éviter d'utiliser des expectorants de nature sèche ou très sèche, car ils auraient pour effet d'aggraver le phénomène. La toux spasmodique pouvant être un symptôme avant-coureur de la rubéole, éviter d'employer des antispasmodiques chauds ou astringents.

141
PINELLIA TERNATA
(Araceae)

半夏
ban xia

Régions: Chine méridionale, Japon
Parties utilisées: tubercules
Nature: âcre; tiède
Affinité: rate, estomac
Effets: expectorant; antiémétique; assèchement; prévient le durcissement de la rate.
Indications: nausée et vomissements; toux chronique; glaires surabondantes; gastro-entérite.
Posologie: 3-7 g
Remarques: les femmes enceintes ne devraient employer cette plante qu'avec précaution: fraîchement cueillie elle est légèrement toxique; mais séchée elle ne l'est pas. Les toxines sont neutralisées par le thé ou le vinaigre.

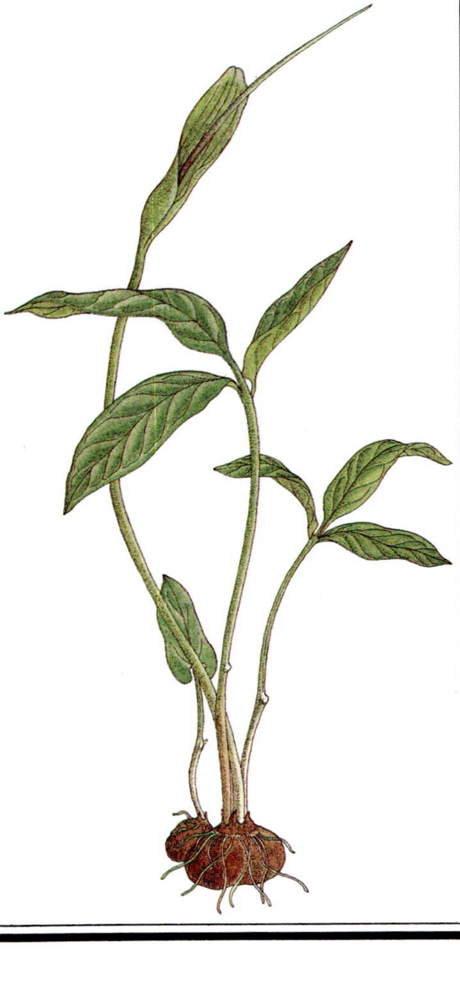

142
ARISAEMA CONSANGUINEUM
(Araceae)

天南星
tian nan xing

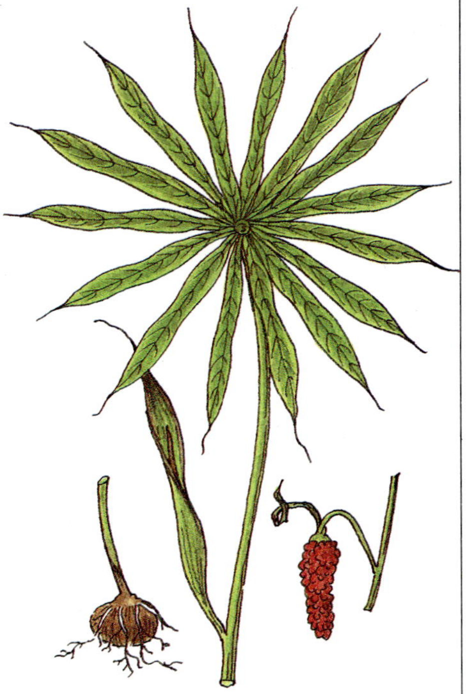

Régions: Chine du Nord, Corée, Japon
Parties utilisées: tubercules
Nature: âcre et amer; tiède
Affinité: poumons, foie, rate
Effets: expectorant; antiémétique; assèchement; antispasmodique; analgésique
Indications: toux, glaires lourdes et grumeleuses; gastrite; vertige et évanouissements dus à un exès de glaires; épilepsie; infections tétaniques.
Posologie: 3-10 g
Remarques: à l'état naturel cette plante est toxique mais elle cesse de l'être une fois séchée; les extraits de la plante fraîche doivent être mélangés à de la bile de bœuf ou avec *Pinellia ternata* afin de neutraliser les toxines.

143
PERILLA FRUTESCENS
(Labiatae)

紫蘇子
zi su zi

Régions: Chine méridionale, Taiwan, Indochine, Inde
Parties utilisées: graines
Nature: âcre; tiède
Affinité: poumons
Effets: antitussif; expectorant; prévention de l'asthme; laxatif.
Indications: glaires surabondantes; toux; asthme; constipation due à des intestins secs.
Posologie: 5-8 g
Remarques: les feuilles sont aussi utilisées comme diaphorétique et antitussif.

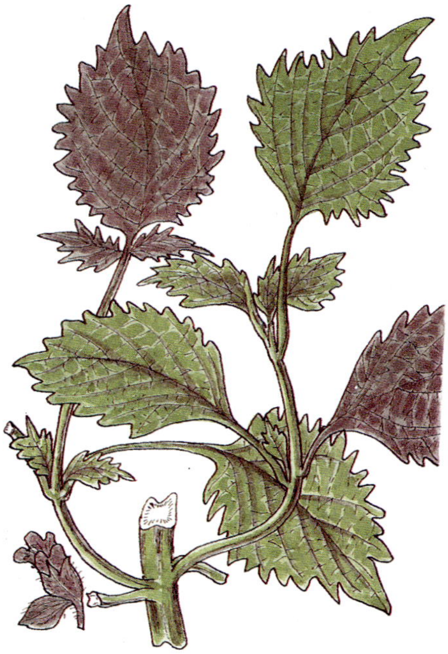

144

PLATYCODON GRANDIFLORUM
(Campanuiaceae)

桔梗

jie geng

Régions: Chine, Japon
Parties utilisées: racines
Nature: amer et âcre; neutre
Affinité: poumons
Effets: expectorant; broncho-dilatateur; draine le pus.
Indications: glaires surabondantes; toux; gorge irritée; ulcères aux poumons; phlegmons de la gorge.
Posologie: 3-5 g
Remarques: cette drogue induit la sécrétion de mucus dans la gorge, diluant ainsi les glaires accumulées et facilitant leur drainage.

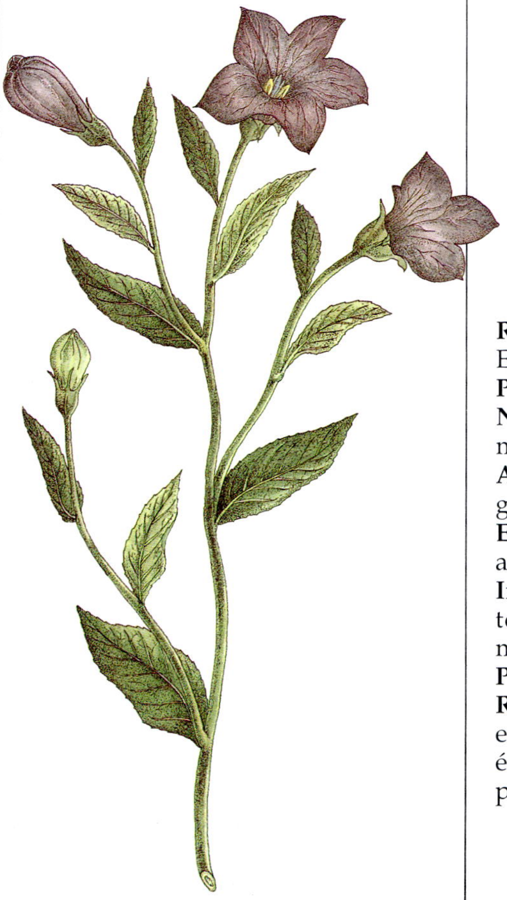

145

INULA BRITANNICA
(Compositae)

INULE DES PRAIRIES

旋覆花

xuan fu hua

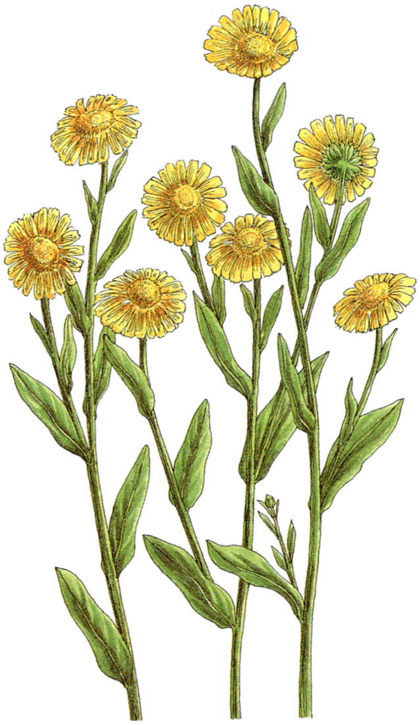

Régions: Chine, Japon, Sibérie, Europe
Parties utilisées: fleurs
Nature: amer, âcre et salé; modérément tiède
Affinité: poumons, rate, estomac, gros intestin
Effets: expectorant; antitussif, antiémétique.
Indications: glaires surabondantes; toux; renvois, nausée et vomissements.
Posologie: 3-10 g
Remarques: cette plante doit être empaquetée dans une gaze pour éviter que des fibres irritantes ne pénètre dans le brouet.

146

CYNANCHUM STAUNTONI
(Asclepiadaceae)

CYNANQUE

白前

bai qian

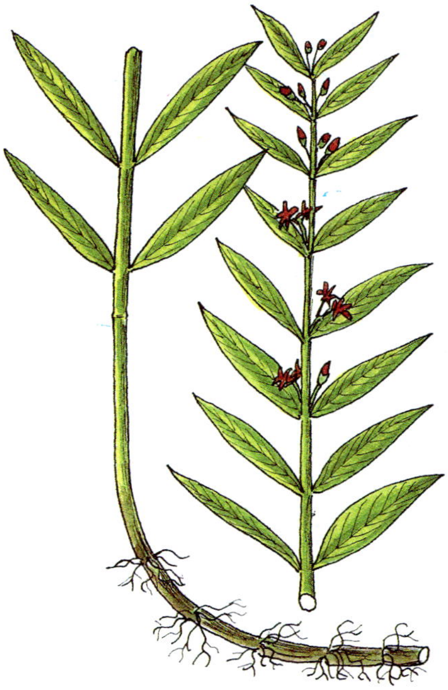

Régions: Chine méridionale
Nature: âcre et sucré; modérément tiède
Affinité: poumons
Effets: antitussif; expectorant; antiémétique.
Indications: glaires surabondantes; toux; crises d'asthme aiguës.
Posologie: 3-6 g

147

FRITILLARIA VERTICILLATA
(Liliaceae)

貝母
bei mu

Régions: Chine centrale, Japon
Parties utilisées: bulbe
Nature: amer et sucré; modérément froid
Affinité: cœur, poumons
Effets: antitussif; expectorant; antipyrétique; dégage les voies respiratoires et amollit les tissus durcis
Indications: toux chronique; gorge sèche; toux sèche; glaires jaunes et lourdes, abscès infectés; tumeur au poumon et au sein.
Posologie: poudre pure: 1-2 g; décoction: 5-10 g
Remarques: la variété du Sichuan est de qualité supérieure.

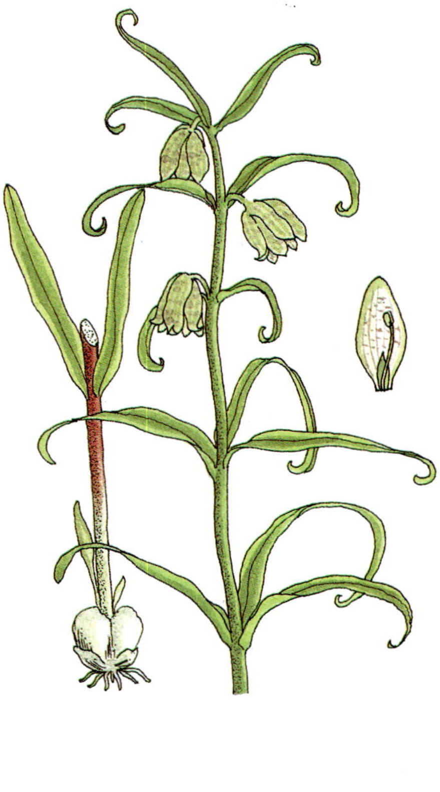

148

PEUCEDANUM DECURSIVUM
(Umbelliferae)

前胡
qian hu

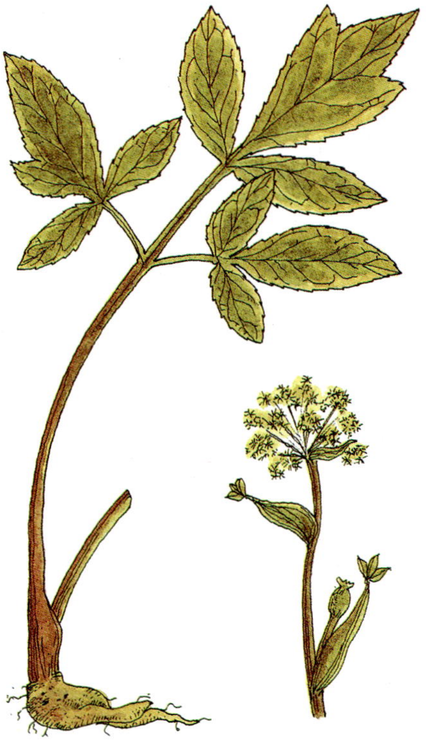

Régions: Chine orientale, Japon
Parties utilisées: racines
Nature: amer et âcre; modérément froid
Affinité: poumons
Effets: antitussif; expectorant; antiémétique; antipyrétique; diaphorétique.
Indications: accumulation de glaires lourdes; toux; asthme; bronchite
Posologie: 3-10 g
Remarques: induit la sécrétion de mucus dans les voies respiratoires pour diluer les glaires dures dans les bronches et faciliter leur expectoration.

149

TRICHOSANTHES KIRILOWII
(Cucurbitaceae)

瓜蔞
gua lou

Régions: Chine méridionale, Viêtnam
Parties utilisées: amande des graines
Nature: sucré; froid
Affinité: poumons, estomac, gros intestin
Effets: expectorant; broncho-dilatateur; émollient; laxatif.
Indications: toux due à un excès de chaleur dans les poumons; glaires lourdes et jaunes; tumeur au poumon; douleurs dans la poitrine et la cage thoracique; tumeur au sein; constipation due à des intestins secs.
Posologie: 10-15 g
Remarques: la racine est antipyré-

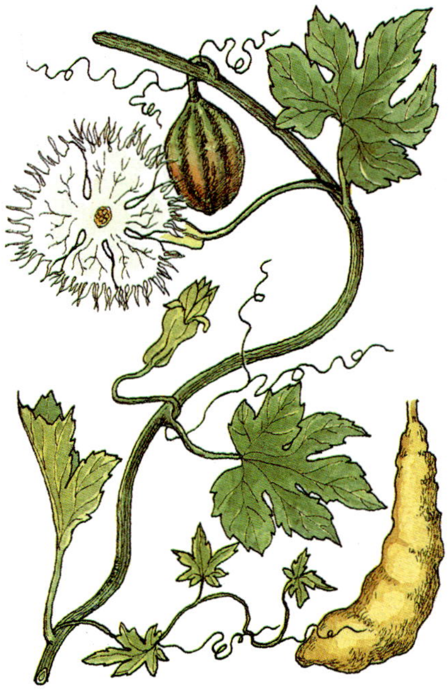

150

LEPIDIUM APETALUM
(Cruciferae)

葶藶子

ting li zi

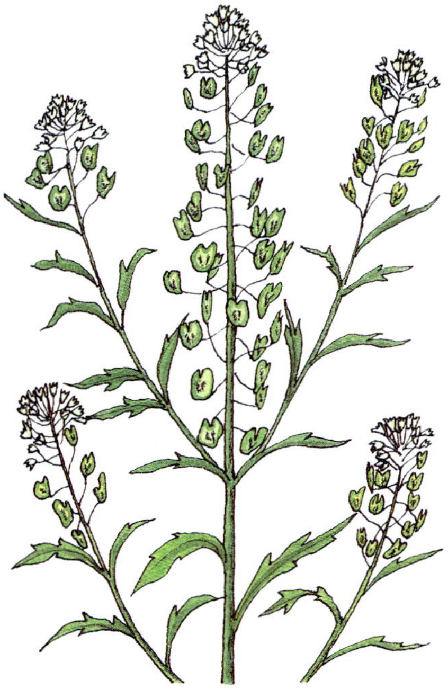

Régions: Nord-ouest de la Chine, Asie du Nord, Europe du Nord, Amérique du Nord
Parties utilisées: graines
Nature: âcre et amer; très froid
Affinité: poumons, vessie
Effets: expectorant; diurétique; résorbe les enflements; sédatif de l'asthme et de la bronchite
Indications: surabondance de glaires; toux; asthme; paralysie faciale; rétention d'eau dans la poitrine et l'abdomen.
Posologie: 4-10 g

151

SARGASSUM FUSIFORME
(Sargassaceae)

SARGASSE

海藻

hai zao

Régions: rivages de Chine et du Japon
Parties utilisées: plante entière
Nature: amer, salé; froid
Affinité: foie, estomac, reins
Effets: expectorant; diurétique; résorbe les goitres
Indications: enflement des ganglions lymphatiques; goitre; glaires grumeleuses et dures.
Posologie: 6-12 g
Remarques: cette plante contient 0,2% d'iode; elle est employée depuis des siècles dans le traitement des affections provoquées par une carence en iode.

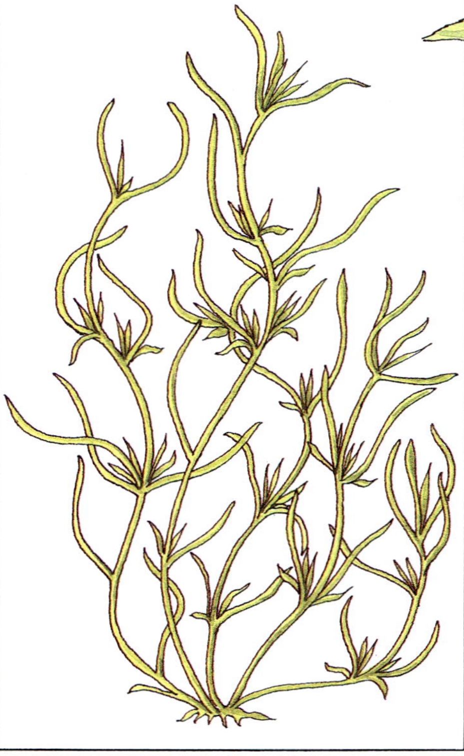

152

PRUNUS ARMENIACA
(Rosaceae)

ABRICOTIER

杏仁

xing ren

Régions: Nord-ouest de la Chine
Parties utilisées: amande du noyau
Nature: sucré et amer; tiède
Affinité: poumons, gros intestin
Effets: antitussif; sédatif de l'asthme et de la bronchite; laxatif.
Indications: toux; asthme; bronchite; constipation due à des intestins secs.
Posologie: 4-10 g
Remarques: légèrement toxique; les doses toxiques peuvent être neutralisées par une décoction de l'écorce rugueuse de l'arbre.

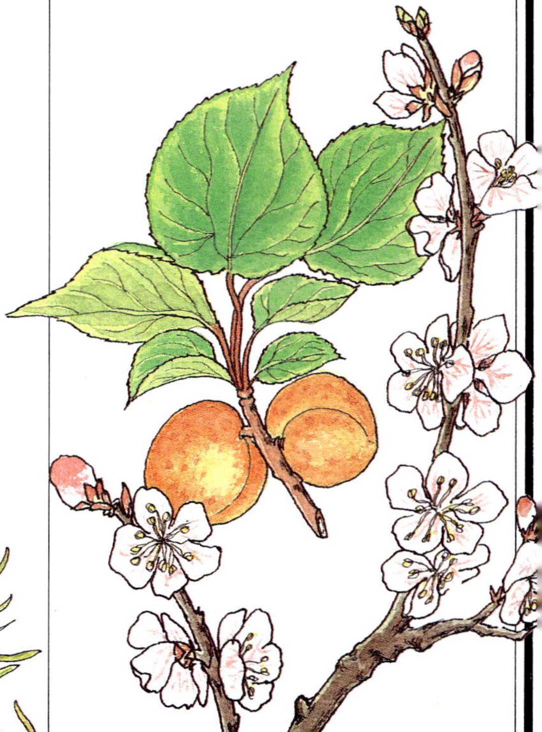

153

ARISTOLOCHIA DEBILIS
(Aristolochiaceae)

馬兜鈴
ma dou ling

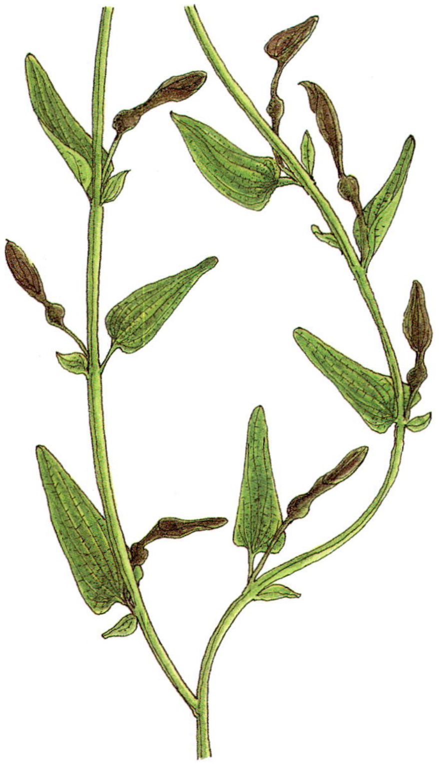

Régions: Chine septentrionale, Japon
Parties utilisées: fruits
Nature: amer et légèrement âcre; froid
Affinité: poumons, gros intestin
Effets: antitussif; expectorant
Indications: toux due à un excès de chaleur dans les poumons; glaires surabondantes; dyspnée; asthme; bronchite; toux chronique; sang dans les glaires
Posologie: 3-10 g
Remarques: légèrement toxique.

154

ERIOBOTRYA JAPONICA
(Rosaceae)

NÉFLIER DU JAPON

枇杷葉
pi pa ye

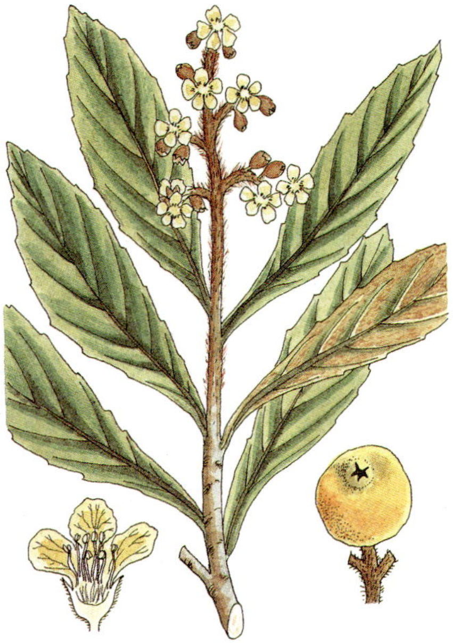

Régions: Chine du sud-ouest, Japon, Indonésie, Europe
Parties utilisées: feuilles
Nature: amer; neutre
Affinité: poumons, estomac
Effets: antitussif; expectorant; antiémétique
Indications: toux dues à un excès de chaleur dans les poumons; respiration difficile; renvois chroniques; nausée et vomissements; soif
Posologie: 10-15 g

155

TUSSILAGO FARFARA
(Compositae)

TACONNET

款冬花
kuan dong hua

Régions: Chine du Nord, Europe, Afrique
Parties utilisées: fleurs et boutons
Nature: âcre; tiède
Affinité: poumons
Effets: antitussif; expectorant
Indications: toux; asthme; toux chronique due à des poumons «vides»
Posologie: 10-15 g

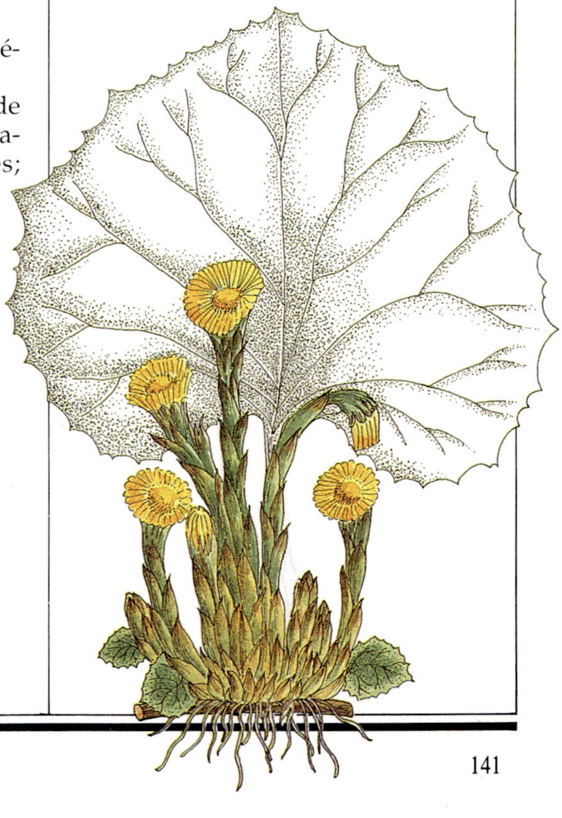

156

ASTER TATARICUS
(Compositae)

紫菀

zi wan

Régions: Chine du Nord, Sibérie, Japon
Parties utilisées: racines
Nature: âcre et amer; tiède
Affinité: poumons
Effets: antitussif; expectorant
Indications: toux; dyspnée; accumulation de glaires; toux chronique due à des poumons «vides»
Posologie: 4-15 g
Remarques: les effets principaux de cette plante sont expectorants et non pas antitussifs.

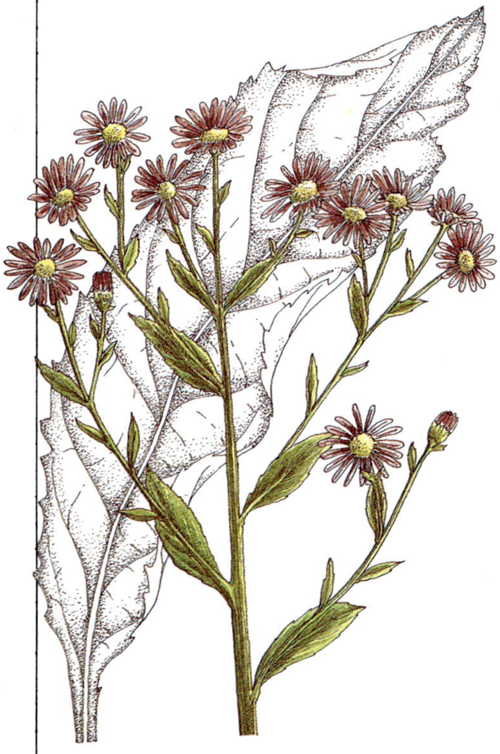

157

STEMONA TUBEROSA
(Stemonaceae)

百部

bai bu

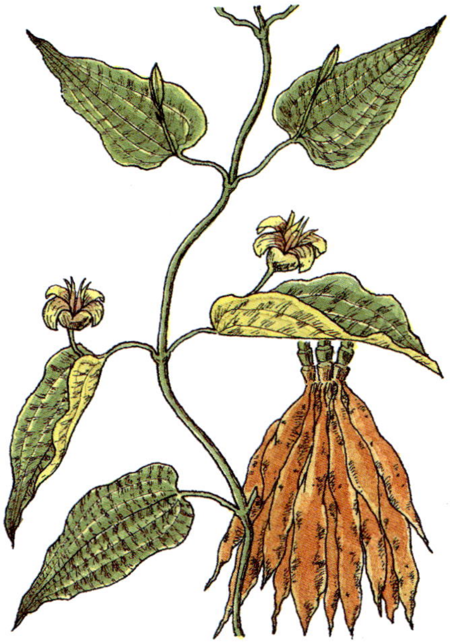

Régions: Chine centrale, Indochine, Taiwan, Inde
Parties utilisées: racines
Nature: sucré et amer; modérément froid
Affinité: poumons
Effets: antitussif; émollient des poumons; vermifuge; tue les poux
Indications: toux; toux sèche chronique; coqueluche; ténia; application externe sur les zones envahies par les poux
Posologie: 5-10 g
Remarques: des applications récentes ont prouvé l'efficacité de ce médicament contre la tuberculose .

158

DATURA METEL
(Solanaceae)

DATURA INNOCENTE

洋金花

yang jin hua

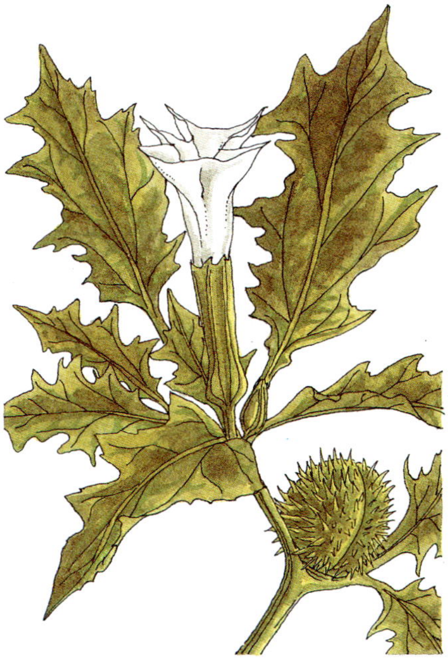

Régions: Chine méridionale, Asie méridionale, Amériques
Parties utilisées: fleurs
Nature: âcre; tiède
Affinité: poumons
Effets: antitussif; sédatif de l'asthme; analgésique
Indications: asthme; dyspnée; essoufflement; ardeurs d'estomac
Posologie: 0,1-0,25 g
Remarques: plante toxique. Les feuilles séchées sont fumées à la pipe pour apaiser les crises d'asthme sans glaires; ne doit pas être administrée aux enfants. Cette drogue fut employée traditionnellement comme anesthésique local avant l'intervention chirurgicale; les feuilles et les graines sont également utilisées comme anesthésiques.

Toniques Qui «Réparent Et Tonifient Le Vide»

Les produits naturels qui restaurent la force et tonifient les tissus affaiblis lorsque le corps est «vide» ou souffre de déficiences sont appelés toniques. Ils sont employés pour compenser les effets des affections ressortant au vide. Leur emploi clinique est de deux ordres. D'une part ils accroissent les résistances de l'organisme aux maladies lorsque ces résistances ont été affaiblies par un excès de «mauvais *qi* » ou «*qi* nuisible; ils sont ainsi associés à des médicaments qui dissipent le «mauvais *qi*», et combattent les affections causés par celui-ci ou par un «*qi* pur» déficient. Leur effet est dans ce cas de restaurer les énergies primordiales du corps. L'autre emploi clinique consiste à restituer l'énergie et à accélérer la convalescence du patient débile et vulnérable en raison d'une affection chronique. Les toniques occupent une place prépondérante dans l'herboristerie chinoise.

Les toniques sont principalement employés dans les affections ressortant au vide, qui se répartissent en quatre grands groupes: celles dues à une déficience d'énergie, à une faiblesse du sang, à une faiblesse du yang et à une faiblesse du yin. Les toniques sont donc subdivisés de manière correspondante en toniques de l'énergie, toniques nourriciers du sang, toniques yang et toniques yin. «Tonifier» et «nourrir» sont des termes interchangeables, même si «tonique» est le terme communément employé pour désigner les produits yang et énergétiques, tandis que «nourricier» est le terme convenant aux produits yin et nourriciers du sang.

En clinique, il importe de fournir le tonique adéquat en réponse à la carence qui lui correspond, c'est-à-dire d'utiliser les toniques yang pour compenser une déficience en yang, etc. Les carences d'énergie et les carences en yang sont liées (l'énergie ressort au yang) et leurs symptômes sont souvent simultanés. La dégénerescence des énergies vitales et le déséquilibre en sont les principaux indicateurs. De même, les désordres dus à une déficience du sang et à une déficience du yin coincident souvent (le sang ressort au yin), et leurs principaux symptômes comprennent les domages internes aux fluides vitaux du corps et à l'équilibre des fluides. En conséquence les toniques énergétiques et les toniques yang sont souvent associés dans les thérapies, tout comme le sont les toniques nourriciers du sang et les toniques yin. En cas de carence sanguine et carence énergétique associées, ou de carences yin et yang cumulées, les deux types de tonique seront employés.

Chez les convalescents d'affections «pleines», les toniques réparateurs ne devraient être employés qu'avec mesure, afin d'éviter la rétention des «pleins néfastes».

Les toniques énergétiques qui «tonifient le *qi*»

Ces toniques sont employés pour traiter des maux causés par la déficience en *qi* ou en énergie. Leur action principale est de tonifier l'énergie des poumons et celle de la rate, organes vulnérables aux déficiences d'énergie. La rate règle la digestion et l'assimiliation, et quand elle est affectée de «vide», les symptômes les plus courants sont la lassitude, des intestins lâches, un manque d'appétit, des douleurs abdominales, des hernies, un prolapse rectal. Les poumons règlent le *qi*. Quand ils sont vides, les symptômes les plus courants sont un manque d'énergie, une respiration faible et laborieuse, une réticence à parler, des mouvements lents, des sueurs froides. Les toniques énergétiques sont employés pour soigner tous les désordres et symptômes ci-dessus.

En thérapie, les toniques de l'énergie sont souvent employés ensemble avec ceux nourriciers du sang, parce que le *qi* est le général du sang, et règle sa production et sa circulation. Ainsi, quand le *qi* est déficient, le sang souffre à son tour. En cas de déficience extrême du sang, par exemple à la suite d'une hémorragie profuse, des toniques de l'énergie sont employés avec des toniques nourriciers du sang afin de faciliter un renouvellement du sang. Un excès ou un usage prolongé des toniques de l'énergie sont susceptibles d'entraîner des sensations d'oppression dans la poitrine et l'abdomen, accompagnées de perte d'appétit.

159

PANAX GINSENG
(Araliaceae)

GINSENG

人參
ren shen

Régions: Chine du Nord-Est, Corée du Nord
Parties utilisées: racines
Nature: sucré; neutre
Affinité: rate, poumons
Effets: très tonique pour les énergies primordiales; tonique des poumons et de la rate; nourrit les fluides vitaux; aphrodisiaque
Indications: déficience d'énergie: pouls faible, asthme dû à des poumons «vides», dyspepsie; perte d'appétit; prolapse du rectum; hypertension, insomnie; palpitations cardiaques; diabète
Posologie: symptômes ordinaires: 2-8 g; manifestations aiguës: 15-20 g
Remarques: il est strictement proscrit de boire du thé et de consommer des navets lorsqu'on prend du ginseng; le ginseng règle la pression artérielle et la glycémie; il active la production d'hormones sexuelles chez les hommes comme chez les femmes; il active également la production de sang et tonifie le *qi*.

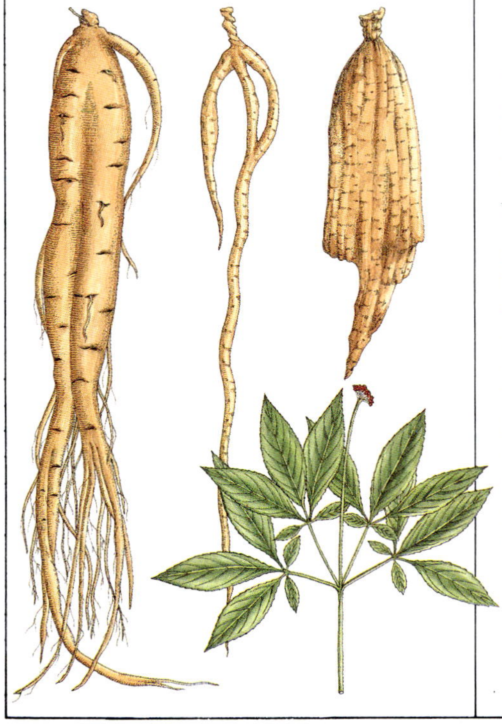

160

CODONOPSIS TANGSHEN
(Campanulaceae)

黨參
dang shen

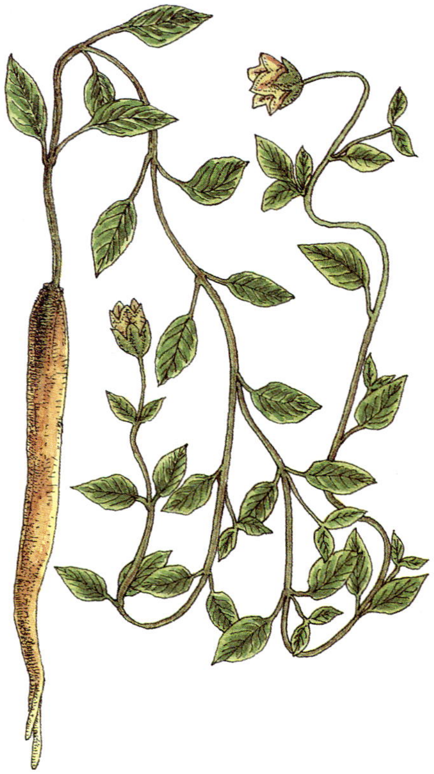

Régions: Chine du Nord-Est, Corée du Nord
Parties utilisées: racines
Nature: sucré; tiède
Affinité: rate, poumons
Effets: tonique de la rate et des poumons; stomachique
Indications: déficience d'énergie: fatigue, respiration faible et difficile, perte d'appétit, dyspesie, enflure au visage; prolapse du rectum
Posologie: 10-15 g
Remarques: d'action semblable à celle du ginseng, sans être aussi forte que lui, cette plante supplée au ginseng là où celui-ci est absent où trop onéreux.

161

ASTRAGALUS MEMBRANACEUS
(Leguminosae)

黃蓍
huang qi

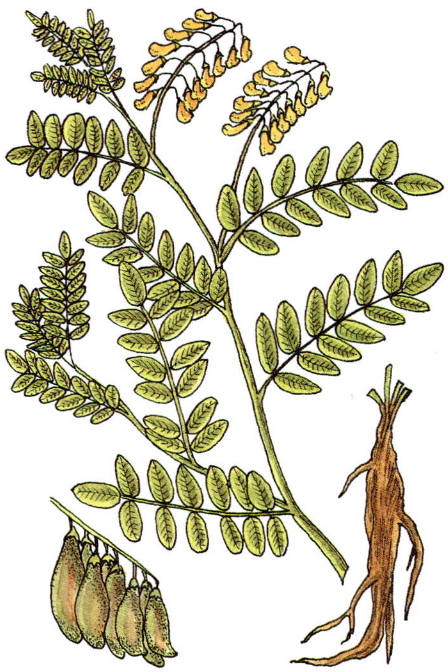

Régions: Chine du Nord, Mongolie, Manchourie
Parties utilisées: racines
Nature: sucré; modérément tiède
Affinité: rate, poumons
Effets: tonifie l'énergie; diurétique; bloque la transpiration, active la supuration des abcès.
Indications: déficience d'énergie: fatigue, prolapse du rectum, de la matrice ou autres organes; sueur profuse due à des maux ressortant au «vide»; abcès persistants; enflements du visage; diabète
Posologie: 8-15 g
Remarques: cette drogue est également cardiotonique, elle abaisse la tension artérielle et le taux de glycémie, améliore la circulation dans les chairs et la peau.

162

ATRACTYLODES MACROCEPHALA
(Compositae)

白朮
bai zhu

Régions: Chine, Corée, Japon
Parties utilisées: racines
Nature: sucré et amer; tiède
Affinité: rate, estomac
Effets: tonique de la rate; sècheresse; diurétique; freine la transpiration.
Indications: estomac et rate vides: sensation de plénitude après une petite prise d'aliments, fatigue, diarrhée, phlegmes et enflements dus à une surabondance d'humidité; transpiration profuse due à des maux de «vide-froid»
Posologie: 3-10 g
Remarques: cette drogue est un sédatif des foetus agités.

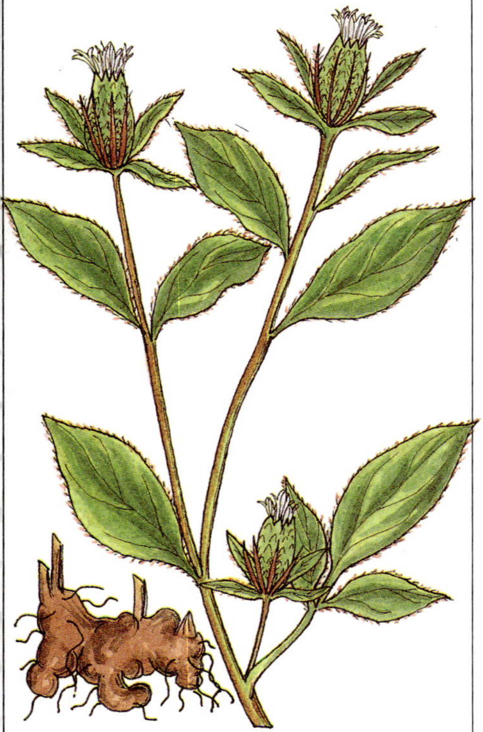

163

DIOSCOREA OPPOSITA
(Dioscoreaceae)

PATATE DOUCE

山藥
shan yao

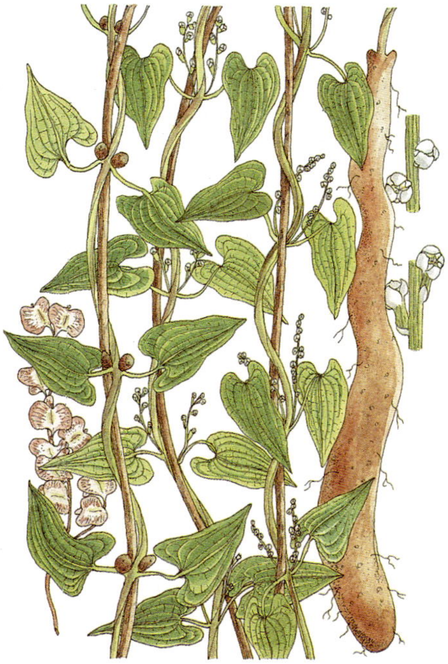

Régions: Chine, Japon
Parties utilisées: racines (tubercules)
Nature: sucré; neutre
Affinité: rate, poumons
Effets: tonique de la rate, de l'estomac et des poumons; stomachique; digestif.
Indications: estomac et rate «vides»: perte d'appétit, fatigue, diarrhée, leucorrhée; toux chronique; émissions nocturnes; spermatorrhée; mictions fréquentes et peu abondandes.
Posologie: 10-30 g
Remarques: cette drogue qui réduit le taux de glycémie est employée dans les traitements des diabètes.

164

ZIZIPHUS JUJUBA
(Rhamnaceae)

JUJUBIER

大棗
da zao

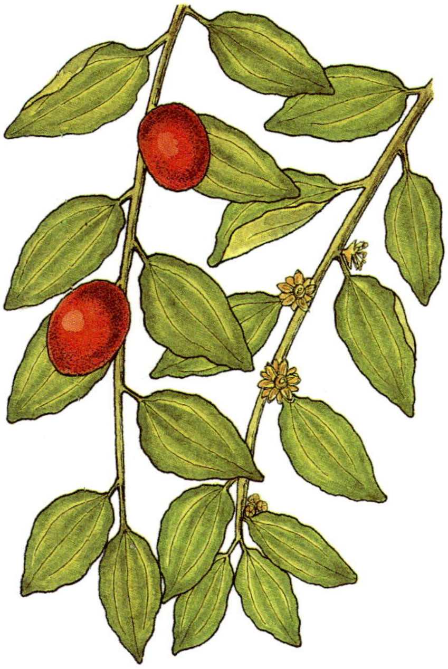

Régions: Chine, Japon, Inde, Afghanistan
Parties utilisées: fruits
Nature: sucré; neutre
Affinité: rate
Effets: tonique de la rate et de l'estomac et des poumons; fortifiant; sédatif.
Indications: estomac et rate «vides»: déficience d'énergie; fatigue; hystérie.
Posologie: 3-5 fruits
Remarques: cette plante est employée comme adjuvant dans de nombreuses préparations toniques où elle agit comme frein métabolique permettant de prolonger les effets des autres médicaments plus actifs.

165

GLYCYRRHIZA URALENSIS
(Leguminosae)

RÉGLISSE DE L'OURAL

甘草

gan cao

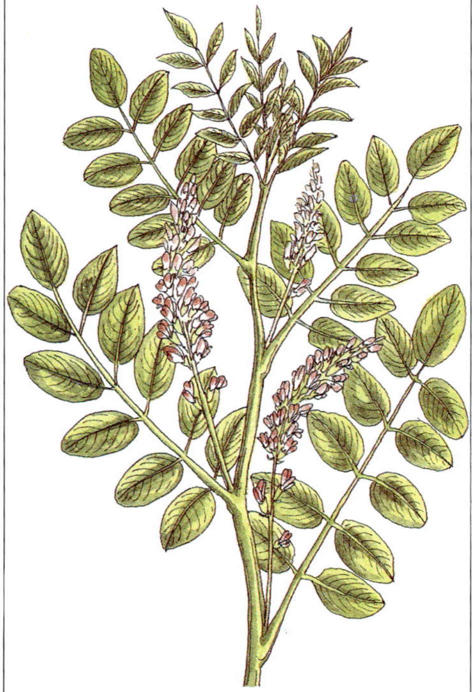

Régions: Chine du Nord, Mongolie, Sibérie
Parties utilisées: racines
Nature: sucré; neutre
Affinité: pénètre les 12 méridiens et les organes
Effets: tonique; antipyrétique; antidote; émollient des poumons; expectorant; analgésique
Indications: estomac et rate «vides»: déficience sanguine et énergétique; abscés toxiques; gorge irritée et enflée; toux; asthme; douleurs abdominales aiguës.
Posologie: 2-10 g
Remarques: cette plante est la plus communément employée en herboristerie chinoise; elle figure dans presque toutes les ordonnances. Elle est bénéfique à tous les organes; son arôme améliore le goût de toutes les potions; elle ralentit et prolonge les effets des potions toniques fortes; elle fournit l'antidote des empoisonnements par les champignons vénéneux; elle est employée comme émollient des ulcères peptiques.

166

PLACENTA HUMAIN SÉCHÉ

胎盤

tai pan

Régions: monde entier
Parties utilisées: placenta séché
Nature: sucré et salé; tiède
Affinité: cœur, rate, reins
Effets: tonifie l'énergie, le sang et l'essence vitale
Indications: déficience sanguine et énergétique extrême; fatigue et affaiblissement général; asthme dû à une déficience des poumons.
Posologie: 3-5 g
Remarques: correctif puissant de l'impuissance sexuelle, de la stérilité et de la neurasthénie.

Les toniques yang sont utilisés dans les traitements des déficiences yang. Les reins abritent l'énergie yang primordiale, ce qui explique que la plupart des maux ressortant à une déficience du yang se portent sur les reins, et les toniques yang ont pour fonction principale de tonifier et réchauffer cet organe. Les symptômes les plus courants d'une déficience du yang des reins sont la peur du froid, des mains et des pieds froids, l'impuissance sexuelle, la spermatorrhée, les émissions nocturnes, l'éjaculation précoce, l'incontinence urinaire, etc. La puissance sexuelle ressort au yang et a son centre autour des reins et des glandes surrénales. Ainsi les aphrodisiaques chinois les plus renommés sont des toniques du yang. Les toniques aphrodisiaques, cependant, ne devraient pas être employés hors des cas de déficience du yang. Employés chez des personnes à constitution yang forte ou à yin déficient, ils ne feront qu'aggraver le déséquilibre yin/yang en sappant davantage l'énergie yin déjà faible.

Les autres organes affectés par la déficience yang sont la rate et le cœur. Les maux dus à une déficience en yang splénétique sont semblables à ceux d'une «rate vide» décrits ci-dessus dans la section «toniques énergétiques». Les déficiences en yang cardiaque, qui se manifestent par des symptômes de sudation profuse, pâleur, un pouls faible et irrégulier, endommagent le sang et la circulation sanguine, et doivent être traitées par des drogues qui «réchauffent le sang», ainsi qu'avec des toniques énergétiques. Le foie et les poumons sont rarement atteints par des maux de déficience yang: au contraire, le yang en excès est le déséquilibre le plus fréquent de ces deux organes.

Les toniques yang sont généralement réchauffants et désséchants et doivent être employés avec précaution chez les patients souffrant de déficience yin chronique ou d'«un feu surabondant».

167

CERVUS NIPPON
(Cervidae)

DAIM TACHETÉ

鹿茸
lu rong

Régions: Nord-est et nord-ouest de la Chine
Parties utilisées: bois veloutés
Nature: sucré et salé; tiède
Affinité: foie, reins
Effets: tonifie le yang rénal; tonique des 13e et 14e méridiens (méridiens de la vie et de la conception); tonique nourricier de la liqueur séminale, de la moëlle osseuse et des tendons; aphrodisiaque.
Indications: déficience yang rénal (sécrétion d'hormones sexuelles insuffisante): impuissance sexuelle, sperme dilué et aqueux, extrémités des membres froides, lumbago, urines claires et profuses, anémie, perte de poids, croissance lente chez l'enfant, os et tendons faibles, dysménorrhée, leucorrhée; déficiences des 13e et 14e méridiens.
Posologie: poudre pure: 0,3-1 g
décoction: 3-5 g
Remarques: ce produit est l'un des plus courants et renommés des toniques sexuels du *ben cao*; les jeunes bois dans leur enveloppe veloutée avec le sang séché encore visible dans les cartilages sont les plus estimés; l'essence la plus puissante est obtenue en buvant le sang frais et les sécrétions directement du bois fraîchement coupé.

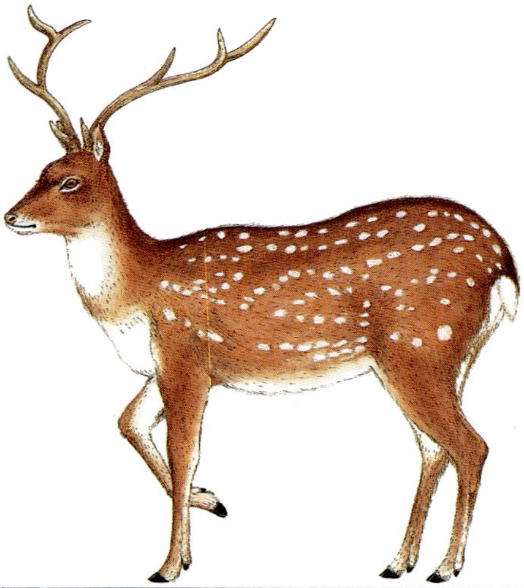

168

EPIMEDIUM SAGITTATUM
(Berberidaceae)

淫羊藿
yin yang huo

Régions: Chine, Japon
Parties utilisées: feuilles
Nature: âcre; tiède
Affinité: foie, reins
Effets: tonifie le yang rénal; enraye les maux ressortant au «vent humide» (rhumatismes); aphrodisiaque.
Indications: déficience du yang rénal; impuissance sexuelle, spermatorrhée, éjaculation précoce, lumbago, extrémités des membres froides, peur du froid; inconfort rhumatismal d'un excès de «vent humide»; spasmes; engourdissements
Posologie: 10-15 g
Remarques: ce produit dilate les capillaires et les vaisseaux sanguins plus gros; elle abaisse la tension artérielle; elle entre dans la composition des «vins de printemps»; elle enraye les phénomènes d'absence et de distraction en activant l'afflux sanguin au cerveau.

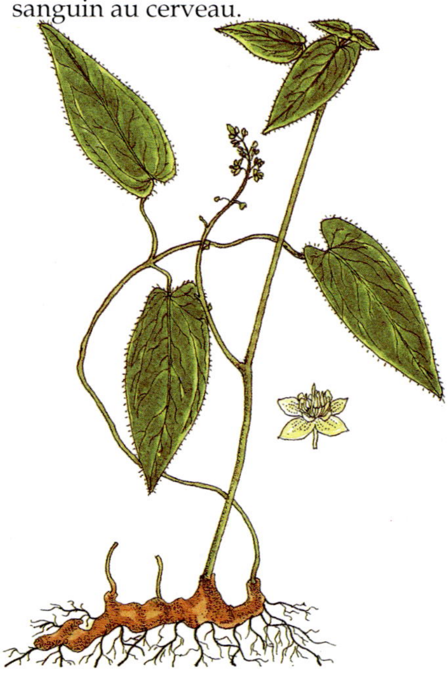

169

CISTANCHE SALSA
(Orobanchaceae)

肉蓯蓉
rou cong rong

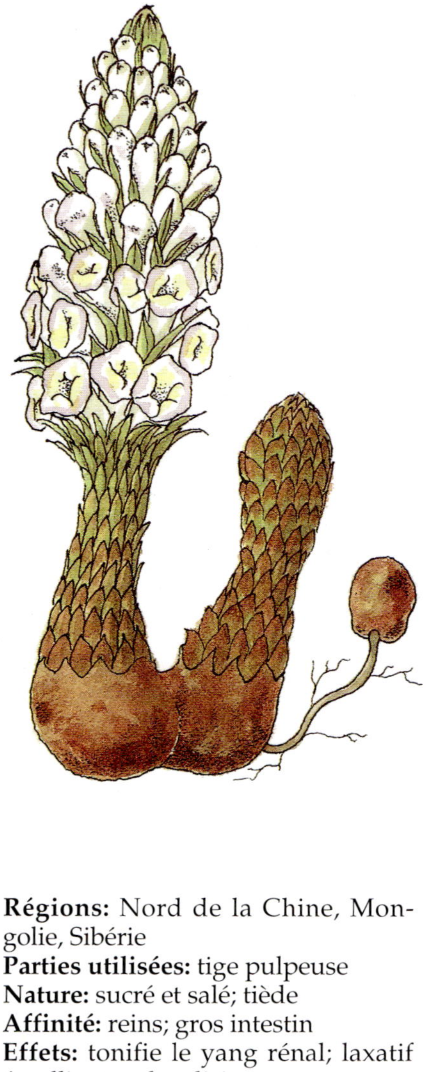

Régions: Nord de la Chine, Mongolie, Sibérie
Parties utilisées: tige pulpeuse
Nature: sucré et salé; tiède
Affinité: reins; gros intestin
Effets: tonifie le yang rénal; laxatif émollient; aphrodisiaque.
Indications: déficience du yang rénal; impuissance sexuelle, spermatorrhée, éjaculation précoce, lumbago, os et tendons faibles; constipation due à des intestins secs.
Posologie: 10-15 g
Remarques: tonifie le yin et le yang; abaisse la tension artérielle.

170

ALPINIA OXYPHYLLA
(Zingiberaceae)

CARDAMOME NOIRE

益智仁

yi zhi ren

Régions: Chine du Sud
Parties utilisées: graines
Nature: âcre; tiède
Affinité: rate; reins
Effets: tonifie le yang rénal; nourrit les os et les tendons; inhibe les mictions excessives; antidiarrhéique; astringent; stomachique.
Indications: déficience du yang rénal; impuissance sexuelle, éjaculation précoce, mictions fréquentes et profuses, incontinence urinaire; symptômes de rate froide; diarrhée, salivation profuse, froid et douleurs dans l'abdomen.
Posologie: 3-10 g

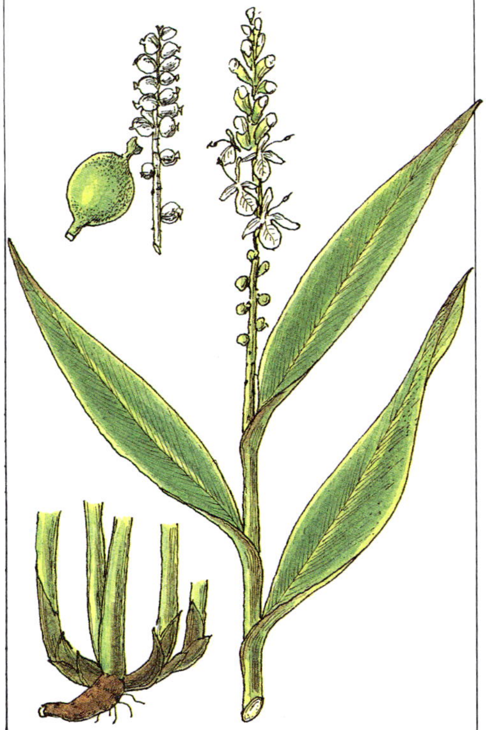

171

TRIBULUS TERRESTRIS
(Zygophylaceae)

TRIBULE TERRESTRE

刺蒺藜

ci ji li

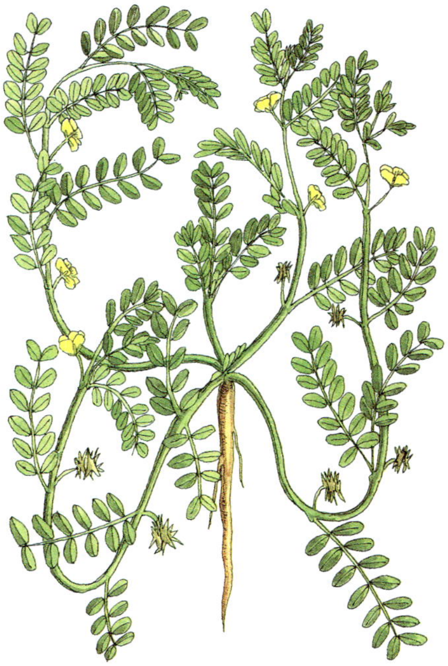

Régions: Chine, Australie, Afrique, Amérique du Sud
Parties utilisées: fruits mûrs
Nature: sucré; tiède
Affinité: foie; reins
Effets: tonifie le yang rénal; nourrit les os, les tendons et les cartilages; tonique hépatique: améliore la vision.
Indications: déficience du yang rénal; impuissance sexuelle, éjaculation précoce, spermatorrhée; mictions fréquentes et profuses, sifflement dans l'oreille, lumbago, leucorrhée; vision trouble due à une insuffisance hépatique.
Posologie: 10-15 g
Remarques: cette drogue active les contractions de l'accouchement.

172

CUSCUTA JAPONICA
(Convulvulaceae)

菟絲子

tu si zi

Régions: Chine, Japon
Parties utilisées: graines
Nature: âcre et sucré; neutre
Affinité: foie; reins
Effets: tonifie le yang rénal; nourrit les os, les tendons et les cartilages; tonique hépatique: améliore la vision.
Indications: déficience du yang rénal; impuissance sexuelle, éjaculation précoce, spermatorrhée; mictions fréquentes et profuses, sifflements dans l'oreille, lumbago, leucorrhée; vision trouble due à une insuffisance hépatique.
Posologie: 10-15 g

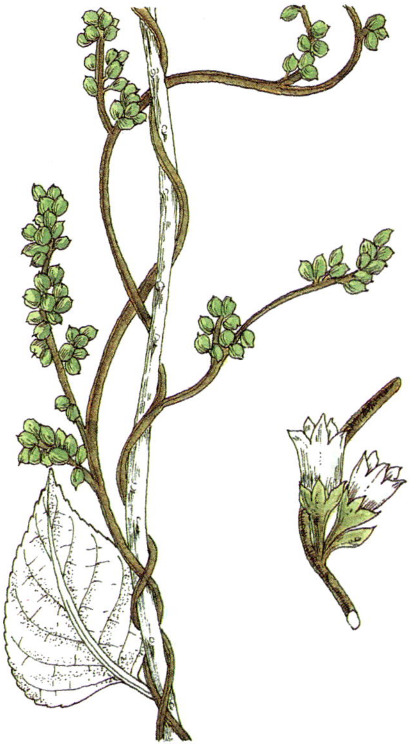

173

CNIDIUM MONNIERI
(Umbelliferae)

蛇床子

she chuang zi

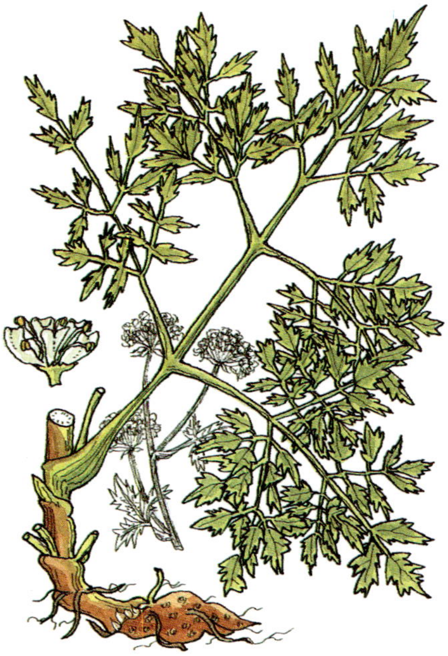

Régions: Chine, Viêt-nam, Laos, Europe de l'Est
Parties utilisées: fruits
Nature: âcre et amer; tiède
Affinité: reins
Effets: tonifie le yang rénal; antirhumatismal; antiseptique; aphrodisiaque; astringent; stimulant
Indications: déficience du yang rénal; impuissance sexuelle et stérilité féminine, application externe sur les démangeaisons et infections vaginales, abscès et vers annelés, etc.
Posologie: 5-10 g
Remarques: en décoction, cette plante présente une solution antiseptique très efficace contre les démangeaisons vaginales, les mycoses génitales, les parasites, etc.

174

DIPSACUS ASPER
(Dipsacaceae)

CARDÈRE

續斷

xu duan

Régions: Chine centrale
Parties utilisées: racines
Nature: amer; légèrement tiède
Affinité: foie, reins
Effets: tonifie le yang rénal et hépatique; nourrit les os, les tendons et les cartilages; active la croissance des muscles; hémostatique
Indications: déficience du yang rénal; déficience hépatique; lumbago; extrémités des membres froides; lésions traumatiques aux os et aux tendons; ménorragie; saignements en cours de grossesse.
Posologie: 10-15 g
Remarques: hémostatique efficace dans les désordres des menstruations; élimine le pus des abscès et des plaies.

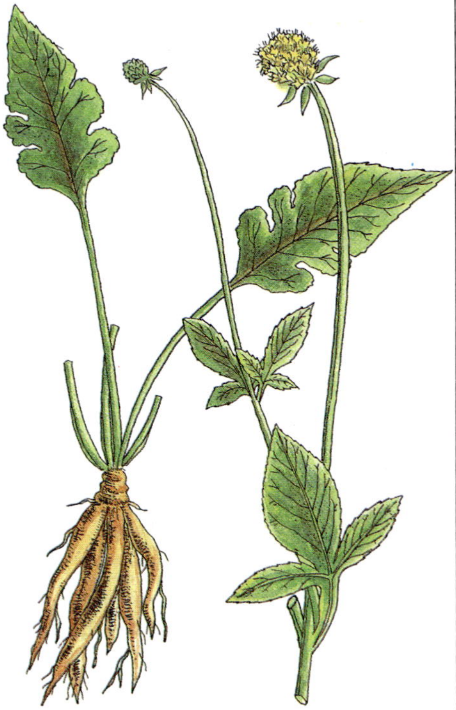

175

EUCOMMIA ULMOIDES
(Eucommiaceae)

杜仲

du zhong

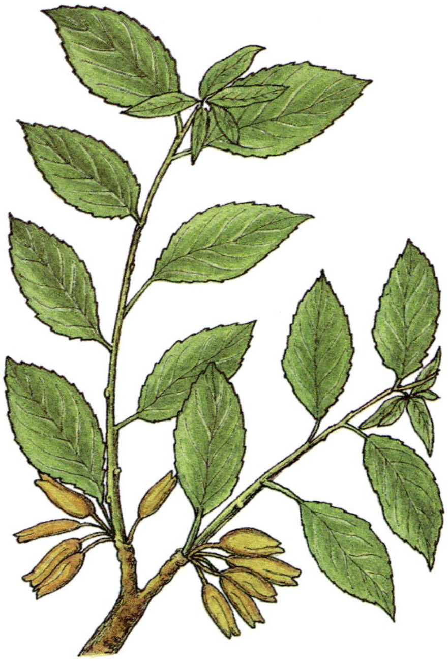

Régions: Chine centrale
Parties utilisées: écorce
Nature: sucré; tiède
Affinité: foie, reins
Effets: tonifie les reins et le foie; nourrit les os, les tendons et les cartilages; sédatif du foetus agité
Indications: déficience rénale; déficience hépatique; lumbago; vertiges; migraines; faiblesse et fatigue; impuissance; mictions fréquentes; faiblesse; vertiges, foetus agité et lumbago chez la femme enceinte
Posologie: 10-15 g
Remarques: cette drogue abaisse la tension artérielle; empêche les fausses couches; un remède particulièrement efficace contre les lumbagos causés par une déficience rénale.

Les Toniques Du Sang

Les toniques du sang sont utilisés pour «nourrir le sang» dans des maladies causées par une insuffisance sérologique. Les symptômes les plus courants des maux de sang «vide» sont la lividité du teint, la pâleur des lèvres, des ongles décolorés, des vertiges, des sifflements dans l'oreille, des palpitations cardiaques, le manque de concentration, l'insomnie, etc. La dysménorrhée est un symptôme supplémentaire rencontré chez la femme.

Lorsque apparaît une déficience du sang conjointement à une déficience en énergie, les toniques de l'énergie et du sang doivent alors être employés dans la thérapie. Si une déficience en yin est aussi présente, des toniques du yin sont également à employer. Pour l'essentiel, les toniques sanguins et les toniques du yin ont des effets semblables, ceux-ci étant plus spécifiques au sang tandis que ceux-là concernent l'organisme dans son entier.

Les toniques sanguins sont par nature «humides» et visqueux. Nombre d'entre eux ont des teneurs en huile et en eau importantes. Les patients souffrant de stases, d'oppression abdominale et d'un manque d'appétit lié à un excès d'humidité doivent les employer avec précaution. Si la rate est «vide», associer les toniques sanguins aux stomachiques et les simples digestives.

176

REHMANNIA GLUTINOSA
(Scrophulariaceae)

熟地黃

shu di huang

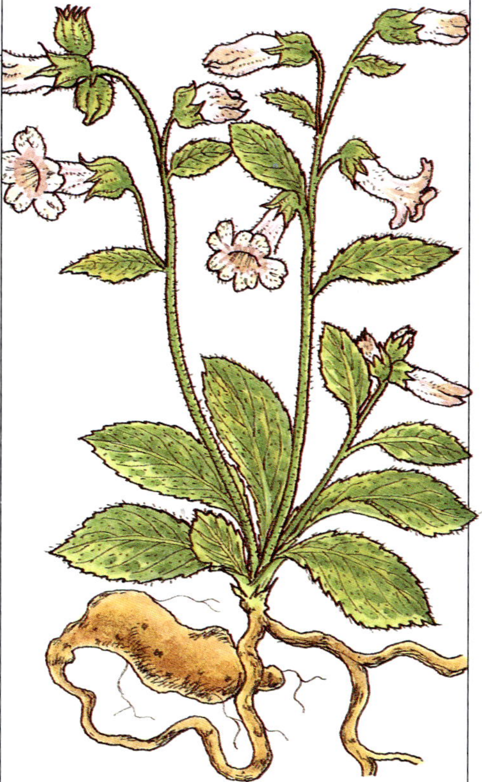

Régions: Chine centrale
Parties utilisées: racines (cuites à la vapeur)
Nature: sucré; modérément tiède
Affinité: cœur, foie, reins
Effets: tonifie le sang; nourrit le yin; hémostatique
Indications: déficience sanguine, vertige, palpitation cardiaque; insomnie, dysménorrhée, ménorragie; déficience du yin rénal; sueurs nocturnes; spermatorrhée, diabète
Posologie: 10-30 g
Remarques: la racine fraîche est un réfrigérant du sang et nourrit le yin (voir la section consacrée aux antipyrétiques); la racine cuite à la vapeur est employée exclusivement pour tonifier le sang et nourrir le yin.

177

POLYGONUM MUOTIFLORUM
(Polygonaceae)

何首烏

he shou wu

Régions: Sud-ouest de la Chine, Japon, Taiwan
Parties utilisées: racines, tiges et feuilles
Nature: amer et aigre; modérément tiède
Affinité: foie, reins
Effets: tonifie le foie et les reins; enrichit le sang et le sperme; laxatif émollient; antidote
Indications: déficience sanguine, teint livide, vertige, insomnie, chevelure précocement blanche; insuffisance rénale: lumbago, os, cartilages et tendons faibles, constipation due à des intestins secs, gonflement des ganglions lymphatiques; abscès et ulcères
Posologie: 7-15 g
Remarques: l'utilisation contemporaine fait apparaître que cette drogue est efficace contre l'hypertension et le durcicement des vaisseaux.

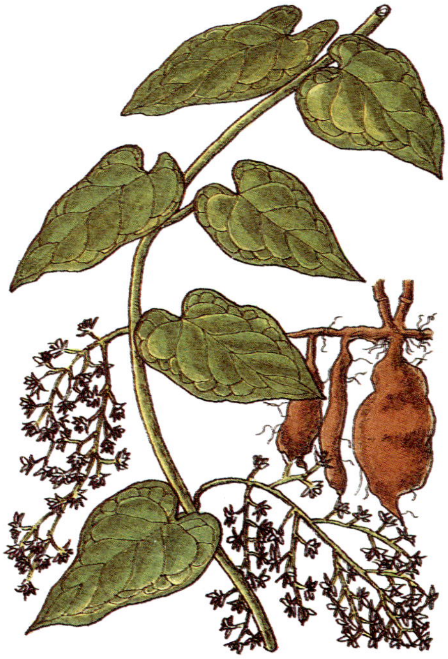

178

ANGELICA SINENSIS
(Umbelliferae)

當歸
dang gui

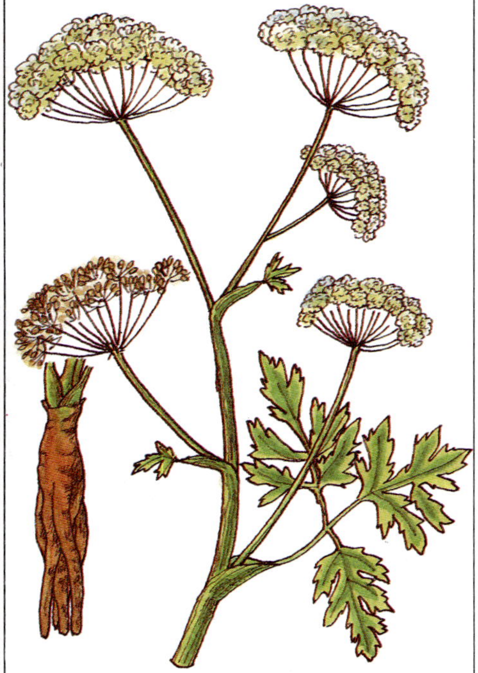

Régions: Centre de la Chine
Parties utilisées: racines
Nature: sucré et âcre; tiède
Affinité: foie, rate
Effets: tonique sanguin; emménagogue; active la circulation; analgésique; sédatif; laxatif
Indications: désordres menstruel: dysménorrhée, ménorragie, aménorrhée; insuffisance sanguine; cicatrisation douloureuse des lésions d'origine traumatique, douleurs abdominales post-natales; douleurs rhumatismales.
Posologie: 10-15 g
Remarques: cette plante est la plus importante de celles employées à corriger les désordres menstruels.

179

EQUUS ASINUS
(Equidae)

PEAU D'ÂNE

阿膠
e jiao

Régions: monde entier
Parties utilisées: glue obtenue de la peau
Nature: sucré; neutre
Affinité: poumons, foie, reins
Effets: tonique sanguin; hémostatique; nourrit le yin; émollient des poumons.
Indications: déficience sanguine; teint livide, vertige, palpitations cardiaques, sangs dans les mictions, les selles ou les crachats; ménorragie; insomnie et agitation dues à un excès de chaleur.
Posologie: 10-15 g

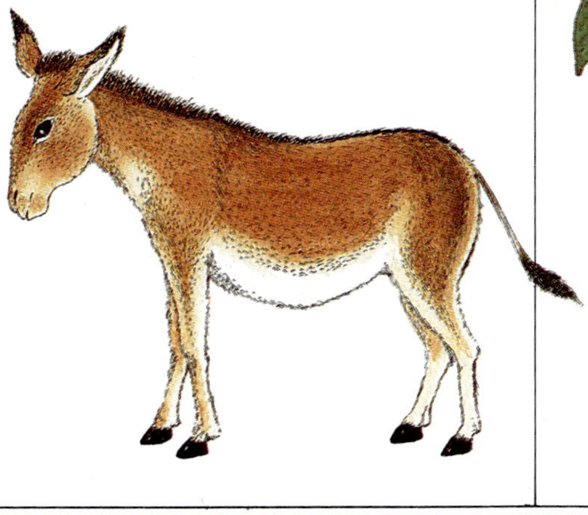

180

EUPHORIA LONGAN
(Sapindaceae)

LONGANE

龍眼肉
long yan rou

Régions: Chine méridionale, Japon
Parties utilisées: pulpe séchée des fruits
Nature: sucré; tiède
Affinité: cœur, rate
Effets: cardiotonique; sédatif; tonique sanguin; digestif
Indications: insuffisance cardiaque et splénétique; manque de concentration; insomnies; palpitations cardiaques; faiblesse, fatigue dues à une insuffisance sanguine
Posologie: 10-15 g
Remarques: les noyaux peuvent être moulus et être appliqués en compresse sur les abscès, les prurits ou les plaies comme styptiques.

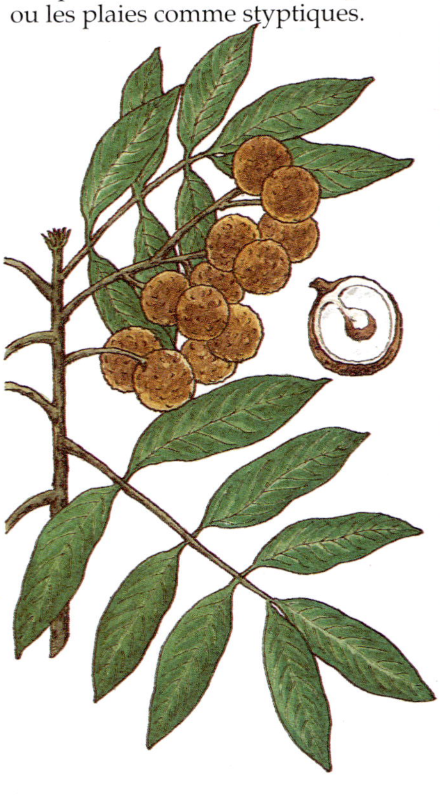

LES TONIQUES DU YIN

Les toniques du yin s'appliquent aux maux du «yin vide». Ils nourrissent le yin rénal, le yin pulmonaire, le yin gastrique et le yin hépatique, et sont utilisés contre les maux ressortant à une insuffisance («vide») de certains organes. La plupart des symptômes de ces maux sont les suivants: (1) déficience du yin pulmonaire: toux sèche, crachats sanguinolents, chaleur corporelle «vide», soif, irritabilité. (2) insuffisance du yin gastrique: lèvres rubis, langue cramoisie, pèlement du manteau lingual, déficience en fluide, perte d'appétit. (3) déficience du yin hépatique: yeux désséchés, vision trouble, vertiges, maux de tête. (4) déficience du yin rénal: bouffées de chaleur l'après-midi, sueurs nocturnes, spermatorrhée.

La plupart des toniques yin sont doux, froids, humides et de nature «visqueuse». Les patients affectés de déficience du yang splénétique et du yang rénal (pour ces symptômes, lire la section sur «les toniques yang») doivent employer les toniques du yin avec précaution et en association avec d'autres herbes.

181

ADENOPHORA TETRAPHYLLA
(Campanulaceae)

沙參
sha shen

Régions: Chine, Japon
Parties utilisées: racines
Nature: sucré; modérément froid
Affinité: poumons, estomac
Effets: émollient des poumons; antitussif; stomachique; expectorant

Indications: déficience du yin pulmonaire: toux sèche; toux chronique; chaleur corporelle; voix faible et étouffée; déficience du yin gastrique: soif, salivation insuffisante, lèvres rubis
Posologie: 8-15 g

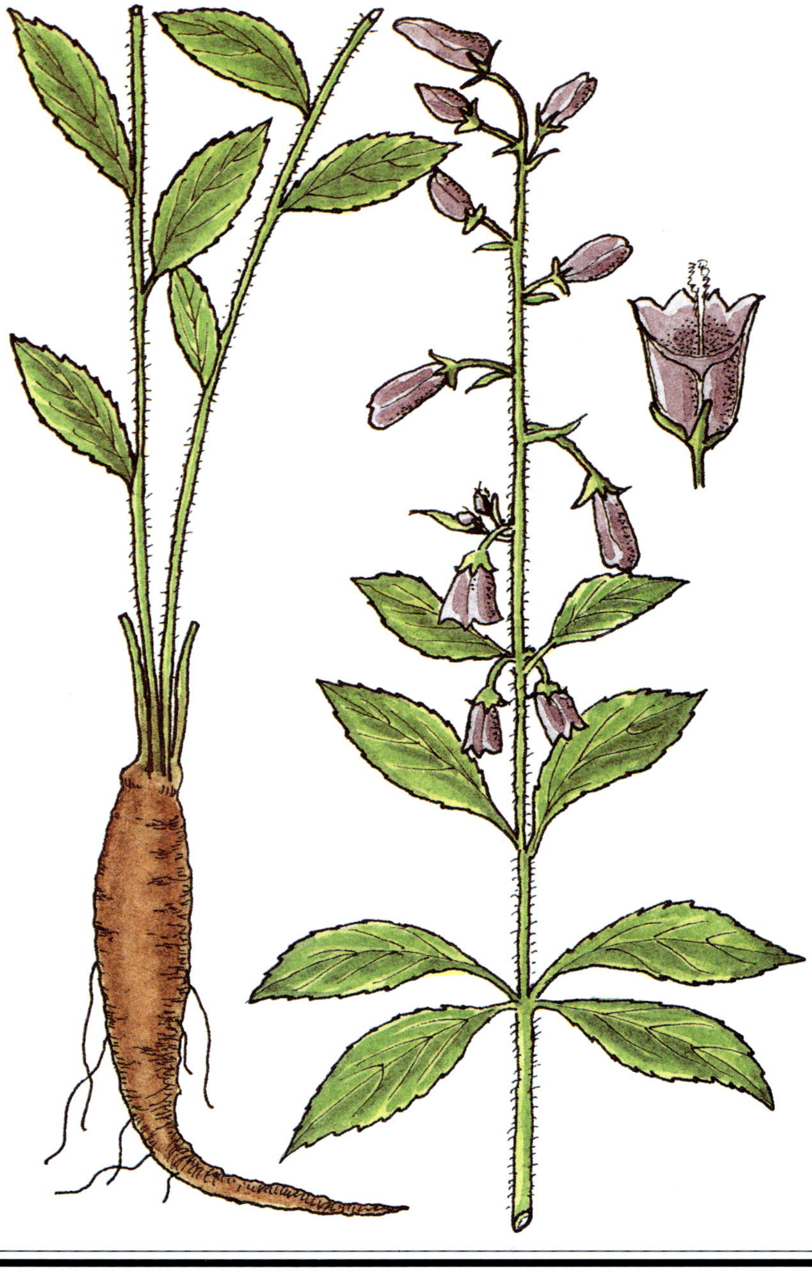

182

LIRIOPE SPICATA
(Liliaceae)

麥門冬
mai men dong

Régions: Chine, Japon
Parties utilisées: tubercules de la racine
Nature: sucré et modérément amer; modérément froid
Affinité: cœur, poumons, estomac
Effets: réfrigérant du cœur; émollient des poumons; stomachique; émollient; antitussif
Indications: déficience du yin pulmonaire: toux sèche; crachats sanguinolents; irritabilité; soif due à une déficience en fluide.
Posologie: 4-10 g
Remarques: active la lactation.

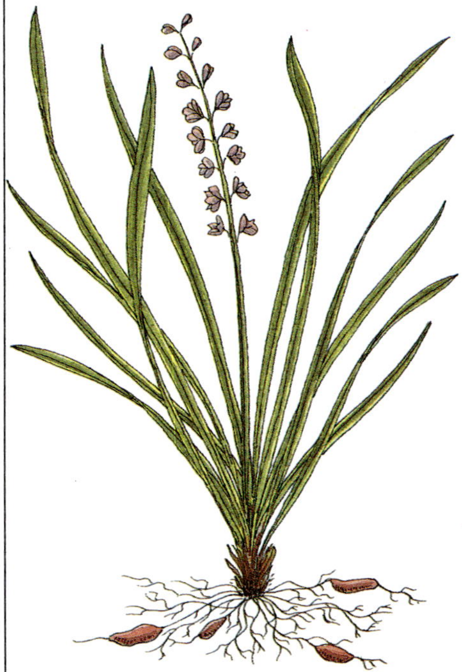

183

LYCIUM CHINENSE
(Solanaceae)

LYCIET DE CHINE

枸杞子
gou qi zi

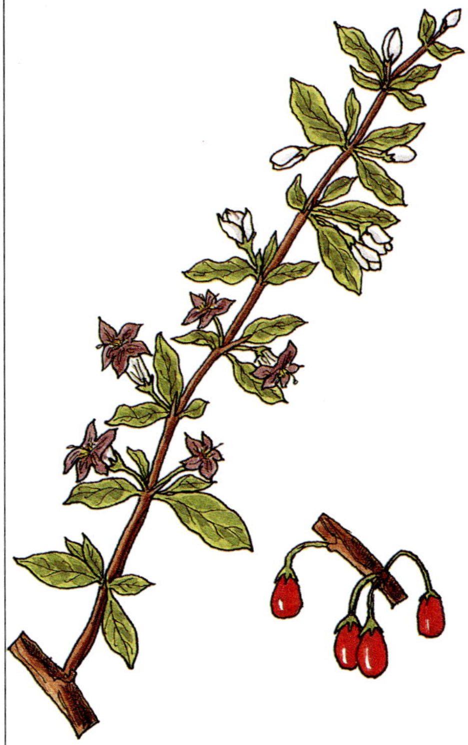

Régions: Chine, Japon
Parties utilisées: fruits
Nature: sucré; neutre
Affinité: foie, reins
Effets: tonique des reins: enrichit le sperme; tonique hépatique: améliore la vision
Indications: déficience du yin hépatique: vision trouble; vertiges; maux de tête; déficience du yin rénal: spermatorrhée, lumbago.
Posologie: 4-10 g
Remarques: cette plante est un remède efficace contre certaines formes atténuées de diabète.

184

ECLIPTA PROSTRATA
(Compositae)

旱蓮草
han lian cao

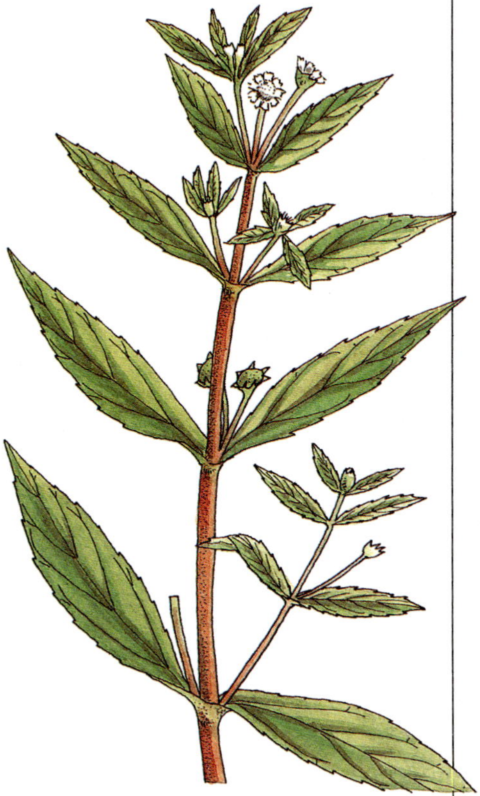

Régions: Chine, Japon, Taiwan, Indochine
Parties utilisées: plante entière
Nature: sucré et aigre; froide
Affinité: foie, reins
Effets: tonique du yin; tonique du yin rénal; réfrigérant du sang; hémostatique; astringent
Indications: déficience du yin hépatique: vision trouble; vertige; maux de tête; déficience du yin rénal; spermatorrhée; cheveux blancs précoces; saignements dus à une déficience en yin; sang dans les crachats, les urines et la bile; ménorragie.
Posologie: 10-15 g
Remarques: un extrait de la plante fraîchement coupée appliqué sur le cuir chevelu active la croissance capillaire; en prise interne, elle assombrit la teinte des cheveux, de la barbe et des sourcils.

185

CHINEMYS REEVESII
(Testudinidae)

TORTUE TERRESTRE

龜板

gui ban

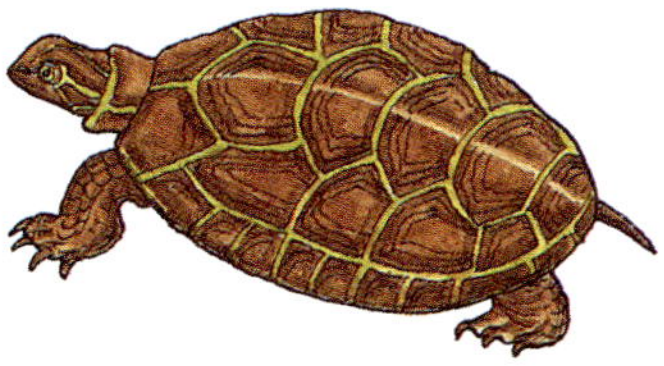

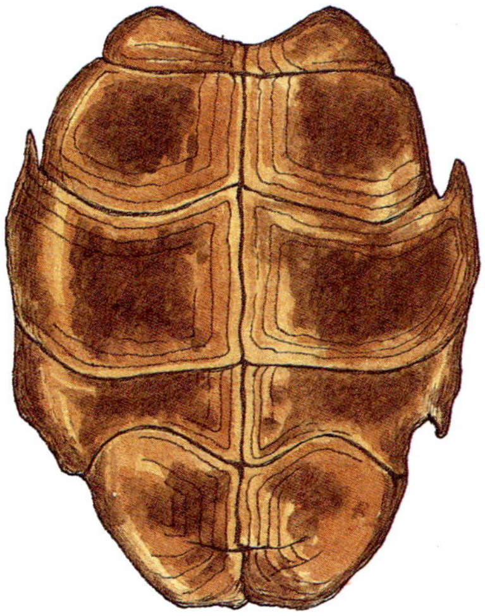

Régions: monde entier
Parties utilisées: carapace inférieure
Nature: salé et sucré; neutre
Affinité: rein, cœur, foie
Effets: tonique du yin; tonique des reins; nourrit les tendons, les os et les cartilages
Indications: déficience du yin hépatique: voix faible et assourdie; bouffées de chaleur l'après-midi, sueurs nocturnes, lumbago, tendons, os et cartilages faibles; déficience yin due à des coups de chaleur; fermeture retardée de la fontanelle chez les nouveau-nés; ménorragie.
Posologie: 10-25 g
Remarques: active les contractions dans les cas d'accouchement tardif ou difficile; active la croissance des os et des cartilages chez les nouveau-nés.

186

TRIONYX SINENSIS
(Trionychidae)

TORTUE À CARAPACE MOLLE

鱉甲

bie jia

Régions: monde entier
Parties utilisées: carapace supérieure
Nature: salé; neutre
Affinité: foie, rate, rein
Effets: tonique du yin; dégage les voies obstruées et amollit les tumeurs; antipyrétique
Indications: déficience du yin rénal; bouffées de chaleur l'après-midi; sueurs nocturnes; déficience du yin causée par un excès de yang; déficience du yin causée par un excès de chaleur; pancréas gonflé et infecté; douleurs dans la cage thoracique; aménorrhée; tumeurs
Posologie: 10-20 g

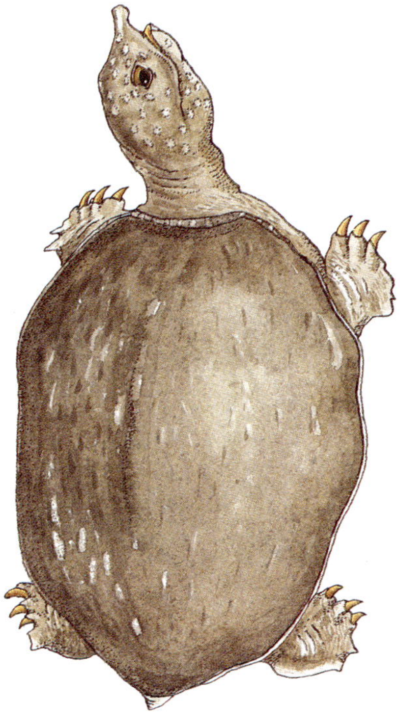

LES ASTRINGENTS QUI «RETIENNENT ET CONTIENNENT»

Les médicaments qui contractent les fibres des tissus et empêchent ainsi toute fuite de liquide sont appelés «astringents». Ils sont employés dans des affections entraînant des pertes de liquide, accompagnés de symptômes tels que sudation profuse, sueurs nocturnes, diarrhée et dysenterie chronique, spermatorrhée, saignements abondants, etc. Toute perte chronique de fluide est néfaste aux énergies primordiales du corps, et s'il lui est laissé libre cours, elle peut entraîner des maux graves.

L'effet pharmacodynamique primaire des astringents est de bloquer la transpiration, de stopper la diarrhée, de renforcer et d'augmenter la viscosité du sperme («solidifier» le sperme), retenir l'urine, stopper la leucorrhée, favoriser l'hémostase, calmer la toux, et autres fonctions de préservation des fluides du corps. En cas de maladies externes et de maux «pleins» qui n'ont pas été totalement enrayés, et dans les prémisses de la dysenterie et dans les cas de toux sèche et pénible, les astringents ne devraient pas être employés, car ils pourraient alors empêcher l'évacuation du «*qi* néfaste» en excès.

187

CORNUS OFFICINALIS
(Cornaceae)

CORNOUILLER

山茱萸

shan zhu yu

Régions: Chine orientale, Corée, Japon
Parties utilisées: fruits
Nature: aigre; modérément tiède
Affinité: foie, reins
Effets: tonique du foie et des reins; astringent; hémostatique
Indications: déficience rénale: impuissance, spermatorrhée, éjaculation précoce, lumbago, vertige, sueurs nocturnes, incontinence urinaire; insuffisance hépatique: vertige, vision trouble, maux de tête.
Posologie: 5-10 g

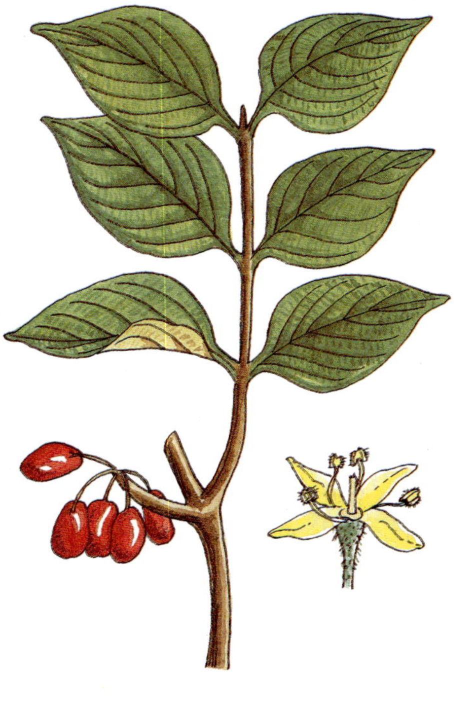

188

SCHISANDRA CHINENSIS
(Magnoliacesae)

五味子

wu wei zi

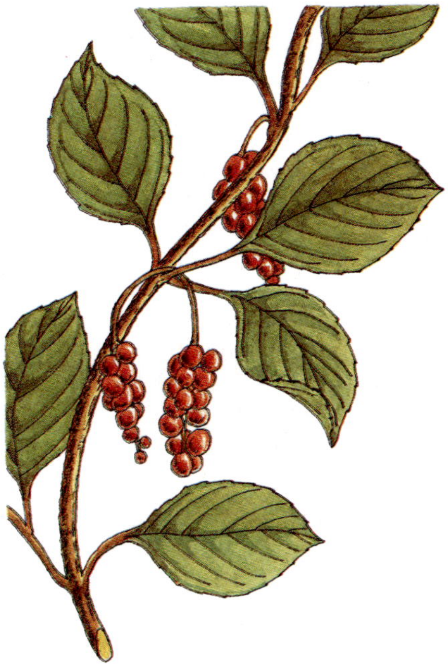

Régions: Chine du Nord-Est, Mandchourie, Japon
Parties utilisées: baies sèches
Nature: aigre; tiède
Affinité: poumons, reins
Effets: astringent; tonique des reins; émollient; antidiarrhéique; antitussif
Indications: toux chronique, asthme; soif; sueur profuse due à des maux ressortant au «vide»; spermatorrhée; émissions nocturnes; mictions profuses et fréquentes; diarrhée chronique.
Posologie: 2-5 g
Remarques: cette drogue est à la fois un astringent et un émollient, suivant l'état de l'équilibre des fluides chez le patient:. en cas de fluide en excès, il assèche; en cas de carence en fluide, il humidifie.

189

TERMINALIA CHEBULA
(Combretaceae)

CHÉBULE

訶子

he zi

Régions: Indochine, Malaisie
Parties utilisées: fruits
Nature: amer et aigre; neutre
Affinité: poumons, gros intestin
Effets: astringent; antidiarrhéique; hémostatique
Indications: diarrhée et dysenterie chroniques; prolapse du rectum; asthme et toux dues à des poumons vide; leucorrhée; ménorragie.
Posologie: 3-8 g
Remarques: cette drogue est un astringent puissant, particulièrement pour le colon.

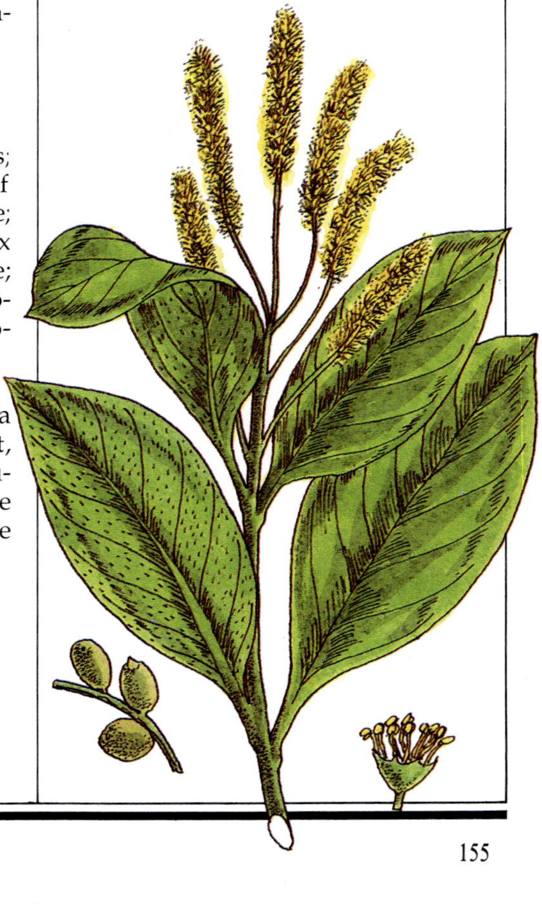

190

RHUS CHINENSIS
(Anacardiaceae)

SUMAC

五倍子

wu bei zi

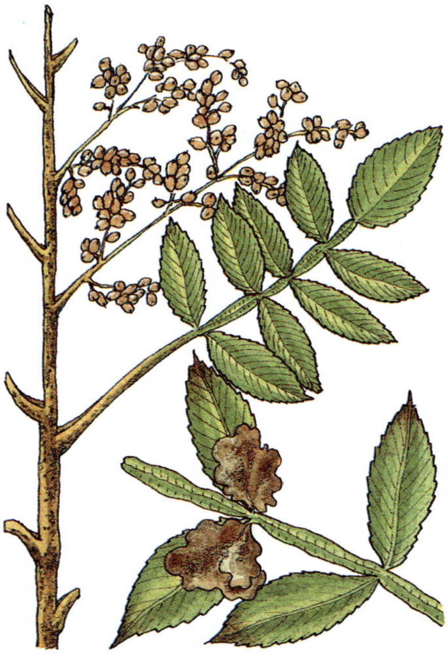

Régions: Chine
Parties utilisées: excrétions dures et granuleuses déposées sur les feuilles et les tiges par la larve de l'insecte aphidien *Melaphis chinensis*
Nature: aigre; froid
Affinité: poumons, reins, gros intestin
Effets: astringent des poumons et du gros intestin; antipyrétique; hémostatique
Indications: toux chronique; diarrhée et dysenterie chroniques; transpiration profuse due à des maux ressortant au «vide»; hémorroïdes sanguinolentes; spermatorrhée
Posologie: 1-3 g
Remarques: cette drogue est un astringent puissant; contient 70% de tannin.

191

PAPAVER SOMNIFERUM
(Papaveraceae)

OEILLETTE

罌粟殼

ying su ke

Régions: Chine, Inde, Méditerranée
Parties utilisées: capsules sèches et vides dont le latex de l'opium a déjà été retiré
Nature: amer; neutre
Affinité: poumons, gros intestin, reins
Effets: astringent des poumons et du gros intestin; analgésique, antitussif
Indications: toux chronique; diarrhée et dysenterie chroniques; ardeurs d'estomac; prolapse du rectum; asthme; symptômes liés au manque d'opium
Posologie: 4-10 g
Remarques: l'opium extrait est également employé en médecine; son action est narcotique, sédative, hypnotique, antispasmodique, astringente et analgésique.

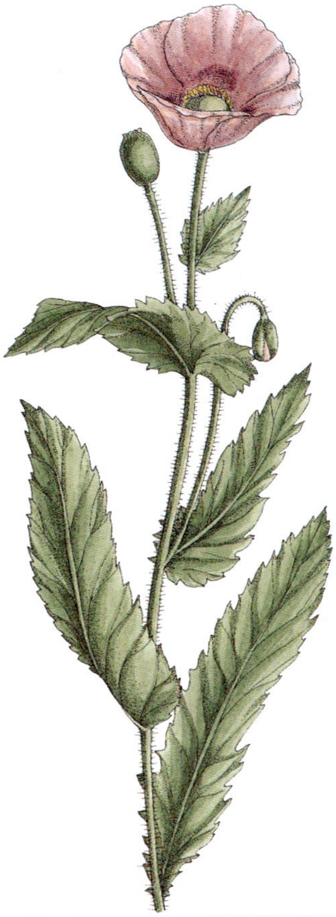

192

EURYALE FEROX
(Nymphaeaceae)

芡實

qian shi

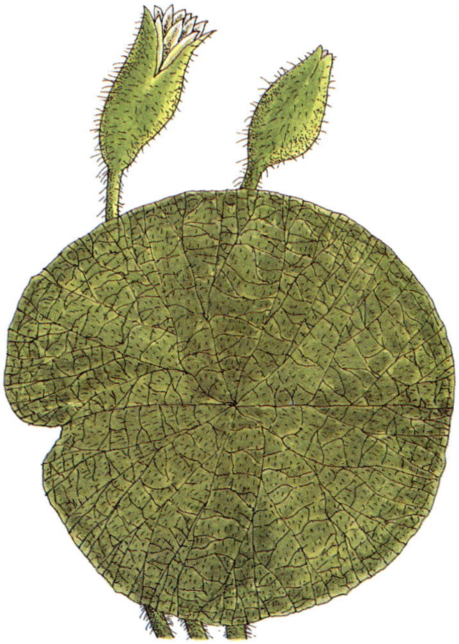

Régions: Chine, Japon, Inde
Parties utilisées: graines
Nature: sucré et aigre; neutre
Affinité: rate; reins
Effets: astringent; analgésique; tonique des reins et de la rate
Indications: déficience rénale; spermatorrhée; impuissance sexuelle; éjaculation précoce; émissions nocturnes; incontinence urinaire; déficience de la rate: diarrhée chronique; dyspepsie; leucorrhée due à un excès d'humidité.
Posologie: 10-30 g

193
PARATENODERA SINENSIS
(Mantidae)

MANTE RELIGIEUSE

桑螵蛸
sang piao xiao

Régions: monde entier
Parties utilisées: sac à œufs
Nature: sucré et salé; neutre
Affinité: foie; reins
Effets: tonique du yang rénal; astringent
Indications: déficience du yang rénal; impuissance sexuelle; spermatorrhée; éjaculation précoce; incontinence urinaire, énurésie
Posologie: 3-10 g

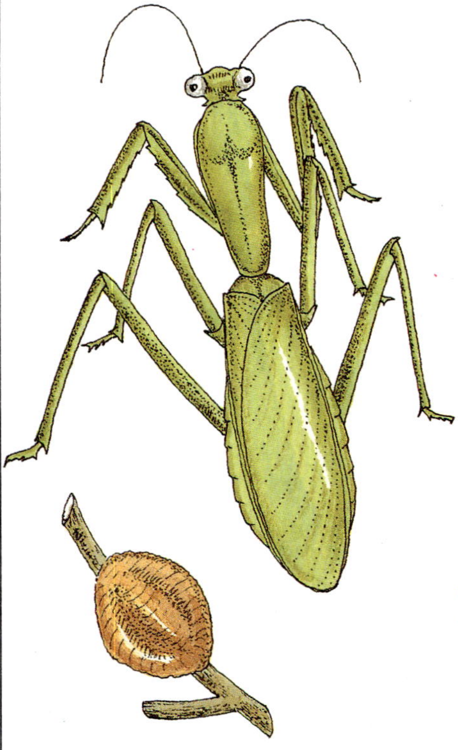

194
RUBUS COREANUS
(Rosaceae)

MÛRE

覆盆子
fu pen zi

Régions: Chine centrale, Europe
Parties utilisées: baies vertes
Nature: aigre et sucré; modérément tiède
Affinité: foie; reins
Effets: tonique des reins; astringent
Indications: déficience des reins; impuissance; spermatorrhée; éjaculation précoce; incontinence urinaire, énurésie
Posologie: 5-10 g
Remarques: cette drogue améliore la vision dans les cas de symptômes d'insuffisances hépatique et rénale.

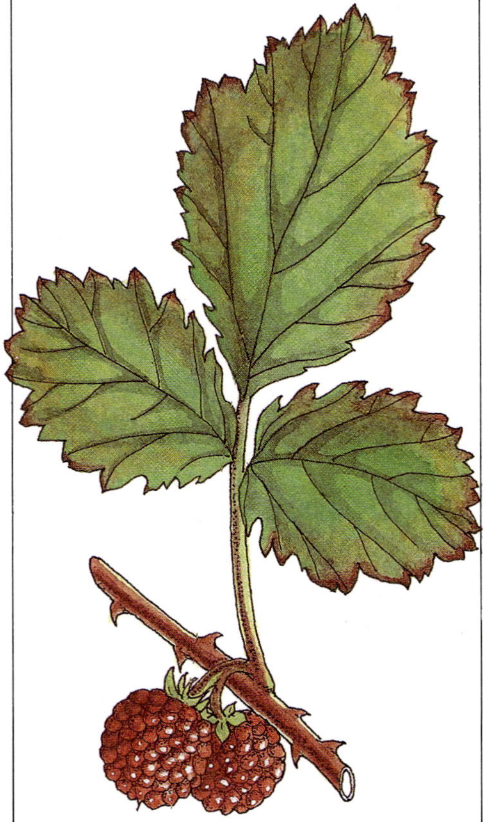

195
SEPIA ESCULENTA
(Sepiidae)

SEICHE

海螵蛸
hai piao xiao

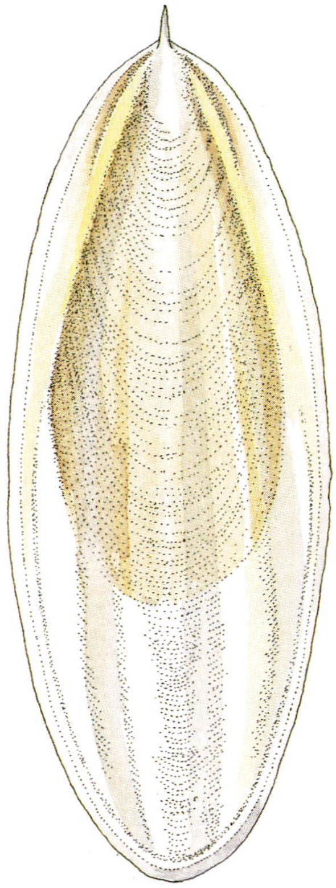

Régions: monde entier
Parties utilisées: os de seiche
Nature: salé; modérément tiède
Affinité: foie; reins
Effets: astringent; hémostatique; neutralise l'acidité de l'estomac; styptique des abcès et des prurits
Indications: ménorragie; abscès sanguinolents, prurits, abrasions et plaies; spermatorrhée; leucorrhée; ulcère gastrique; remontées de bile
Posologie: 4-10 g
Remarques: astringent puissant: un usage prolongé ou excessif peut provoquer de la constipation.

Vermifuges ou «Qui chasse les vers»

Les drogues qui tuent ou expulsent les vers intestinaux sont appelés anthelmintiques. Les vers pénètrent dans le corps par la peau ou sous forme d'œuf dans la nourriture contaminée. Certains ne peuvent être détectés que par l'examen des selles qui révèlera des œufs. D'autres types de ver sont révélés par des douleurs ou des pressions abdominales, de la perte de poids, la perte d'appétit ou une faim insatiable, un désir d'absorber des aliments rares ou des matériaux non alimentaires, un teint jaunâtre, des enflements sur le corps, et des démangeaisons à l'anus. Le traitement des vers intestinaux doit toujours être suivi de soins préventifs adaptés pour minimiser les risques de séquelles ou de contagion.

Les simples anthelmintiques doivent être employés en tenant compte des points suivants:

— Toute infection par les vers parasites avec des symptômes accompagnateurs de stases abdominales doit être traitée en association avec les digestifs.
— Les anthelmintiques sont beaucoup plus efficaces lorsqu'administrés à jeun, cela afin d'assurer un contact direct avec les vers. Si le patient souffre aussi de constipation chronique, combiner le traitement avec des cathartiques ou des laxatifs afin de garantir une élimination complète des vers et de leurs œufs.
— Les posologies des anthelmintiques doivent être soigneusement respectées, particulièrement dans le cas des plantes particulièrement vénéneuses, car des risques d'intoxication existent.
— Lorsque sont présents de la fièvre ou des douleurs abdominales aiguës, l'administration des anthelmintiques doit être interrompue.
— Ces drogues doivent être utilisées avec précaution chez la femme enceinte, les patients affaiblis et les vieillards.

196

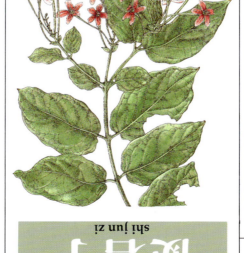

QUISQUALIS INDICA
(Combretaceae)

使君子

shi jun zi

Régions: Chine méridionale, Inde, Indochine
Parties utilisées: fruits
Nature: sucré; tiède
Affinité: rate; estomac
Effets: anthelmintique; digestif
Indications: douleurs et pressions abdominales dues à une stagnation causée par un ténia; ballonnements abdominaux et enflements aux membres provoqués chez l'enfant par des parasites intestinaux
Posologie: 4-8 g (un fruit par année d'âge chez l'enfant)
Remarques: drogue importante dans les traitements des infections parasitaires chez l'enfant.

197

ARECA CATECHU
(Palmae)

ARÉQUIER

檳榔

bing lang

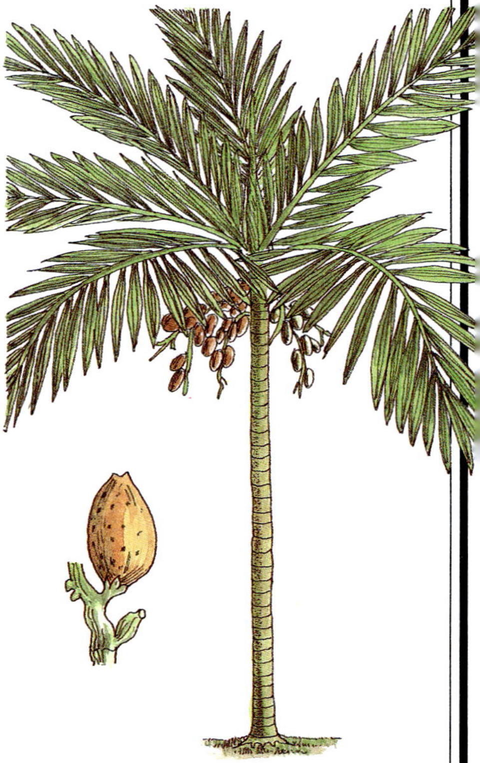

Régions: Indochine, Inde, Taiwan
Parties utilisées: noix de bétel
Nature: âcre et amer; tiède
Affinité: estomac; gros intestin
Effets: anthelmintique; digestif; diurétique
Indications: tous types de vers intestinaux; accumulations stagnante d'aliments non digérés; évacuation irrégulière; gonflement des pieds et des jambes
Posologie: 4-10 g
Remarques: également employée contre le paludisme.

198

CUCURBITA MOSCHATA
(Cucurbitaceae)

POTIRON MUSQUÉ

南瓜子
nan gua zi

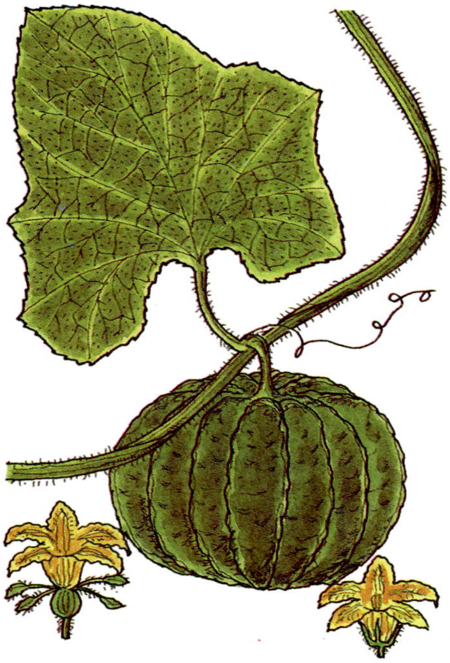

Régions: monde entier
Parties utilisées: graines
Nature: sucré; tiède
Affinité: (affinités naturelles non déterminées)
Effets: anthelmintique
Indications: vers intestinaux; ballonnements et douleurs abdominales
Posologie: 30-50 g
Remarques: cette plante est d'introduction relativement récente dans l'herboristerie chinoise, ce qui explique que ses affinités n'aient point encore été déterminées; son emploi doit être normalement suivi de cathartiques.

199

DRYOPTERIS CRASSIRHIZOMA
(Dryopteridaceae)

貫衆
guan zhong

Régions: monde entier
Parties utilisées: rhizomes
Nature: amer; modérément froid
Affinité: foie, estomac
Effets: anthelmintique, antipyrétique; antidote; hémostatique
Indications: tous types de vers intestinaux; douleurs et pressions dans l'abdomen; abscès enflamés et infectés en raison d'un excès de chaleur; inflammations de la glande thyroïde; ménorragie
Posologie: 8-15 g
Remarques: modérément toxique; efficace contre les rhumes contagieux.

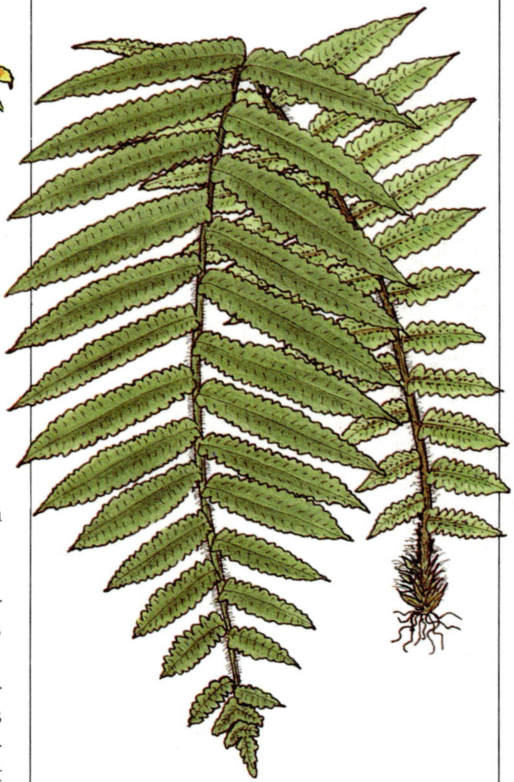

200

ALLIUM SATIVUM
(Liliaceae)

AIL CULTIVÉ

大蒜
da suan

Régions: monde entier
Parties utilisées: bulbes
Nature: âcre; tiède
Affinité: estomac, gros intestin
Effets: anthelmintique, antiseptique; antidote; stomachique; tonique
Indications: ankylostomes, vers à tête d'épingle; diarrhée et dysenterie; tuberculose; quintes de toux; application externe dans le cas d'abscès et de vers annelés sur la tête.
Posologie: 3-5 gousses d'ail frais
Remarques: des extraits de plantes de cette famille ont récemment gagné en popularité en Occident; il est patent que les pays où l'on consomme de grandes quantités d'ail ont une population de cancéreux moindre qu'ailleurs; cette plante est beaucoup plus efficace lorsqu'elle est utilisée fraîche.

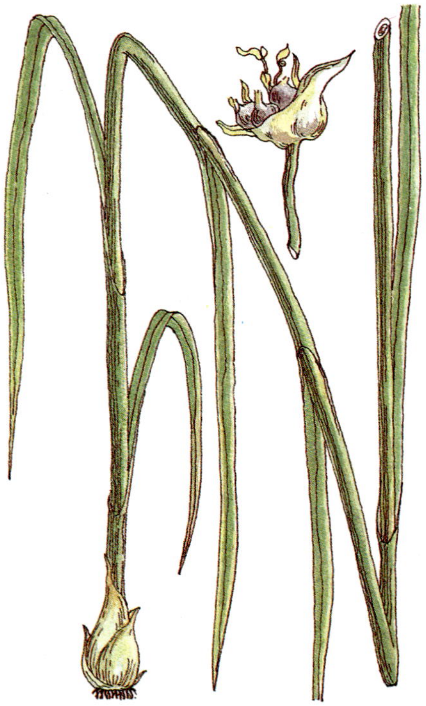

Préparations Médicales A Base De Plantes

Nous donnons ci-après des exemples d'ordonnances tirés de traités de médecine chinoise, représentatifs des divers remèdes naturels prescrits dans les traitements d'affections courantes. Ces remèdes sont efficaces contre les maux se rangeant dans les limites de leur catégorie. Les patients souffrant de maladies complexes avec manifestations pathologiques aiguës devraient consulter un médecin chinois qualifié pour se faire prescrire des médicaments s'appliquant à leur cas spécifique.

Les ordonnances se rangent dans les trois grandes catégories des substances préventives, curatives et toniques. Divers exemples de chaque type sont donnés suivant la catégorie d'affection.

Les plantes sont nommées par leur nom latin d'origine; leur numéro de référence dans le corps de l'ouvrage est indiqué entre parenthèses. Les substances sans numéro ne figurent pas dans la liste des 200 produits établie dans cet ouvrage, mais sont couramment disponibles. Le nom chinois est donné ici en caractères pour faciliter la préparation des prescriptions dans les pharmacies chinoises. Les proportions des ingrédients sont en grammes.

De manière générale, les préparations en décoction doivent être bouillies à petit feu dans un pot en terre ou en céramique, avec couvercle. Si le goût s'avère désagréable, un peu de sucre ou de miel l'adoucira. La dose quotidienne se prépare en une fois; elle est habituellement à diviser en deux ou trois portions. Il est toujours préférable de consommer les préparations le jour même.

Prescriptions Préventives

RHUMES CONTAGIEUX

Dryopteris crassizhizoma (199) [貫衆]

6 mois - 2 ans	3 g
3 ans - 6 ans	5 g
7 ans - 10 ans	7 g
après 10 ans	10 g

Préparation
Porter à ébullition avec 3 tasses d'eau dans un pot de terre ou de céramique couvert jusqu'à réduction à 1 tasse et demi. Feu doux. Filtrer avec une gaze et consommer en deux doses à jeun. A prendre pendant 4 à 5 jours pendant la période de contagion.

Remarques
Remède aux affections «vent-chaleur»

Lonicera japonica (47) [金銀花] 6g
Chrysanthemum morifolium (14) [菊花] 6g
Euphoria longan (180) [龍眼葉] (feuilles) 4g

Préparation
Porter à ébullition 4 tasses d'eau dans un pot recouvert jusqu'à réduction à 2-3 tasses. Feu doux. Filtrer avec une gaze. Sucrer avec sucre ou miel. Boire en plusieurs fois dans la journée.

Remarques
Remède aux affections «vent-chaleur»

Elsholtzia splendens (8) [香薷] 10 g

Préparation
Porter à ébullition avec 3 tasses d'eau dans un pot recouvert jusqu'à réduction à 1 tasse et demi. Filter. Boire comme un thé.

Remarques
Remède aux affections «vent-chaleur»

Allium fistulosum (9) [葱白] (4-5 tiges et radicelles)
Zingiber officinale (93) [乾薑] 20 g (sucre brut pour adoucir le goût)

Préparation
Porter à ébullition avec 3 tasses d'eau dans un pot recouvert jusqu'à réduction à 2 tasses. Filter. Boire à jeun.

Remarques
Remède aux affections «vent-chaleur»

PAROTIDITE (oreillons)

Baphicacanthus cusia [板藍根] 50 g
Lonicera japonica (47) [金銀花] 20 g

Préparation
Porter à ébullition dans 5 tasses d'eau dans un pot couvert jusqu'à réduction à 3 tasses. Filtrer. Boire en plusieurs fois pendant la journée. 4 à 5 jours.

MÉNINGITE

Phyllostachys (33) [竹葉] 20 g
Gypsum fibrosum (29) [石膏] 30 g

Préparation
Porter à ébullition dans 5 tasses d'eau dans un pot couvert jusqu'à réduction à 2 tasse et demi. Filtrer. Boire à jeun en deux prises par jour. 4 à 5 jours en période contagieuse.

ENCÉPHALITE

Baphicacanthus cusia [板藍根] 30 g
Isatis tinctoria (44) [大青葉] 20 g

Préparation
Porter à ébullition dans 5 tasses d'eau dans un pot couvert jusqu'à réduction à 3 tasses. Filtrer. Boire en plusieurs prises dans la journée comme un thé pendant 4 à 5 jours.

HÉPATITE

Artemisia capillaris (77) [茵陳蒿] 20 g
Ziziphus jujuba (164) [大棗] 7 à 8 fruits

Préparation
Porter à ébullition dans 4 tasses d'eau dans un pot couvert jusqu'à réduction à 2 tasses. Filtrer. Boire en plusieurs prises dans la journée comme un thé pendant la période contagieuse.

INSOLATION

Phyllostachys (33) [竹葉] 10 g
Gypsum fibrosum (29) [石膏] 10 g
Gardenia jasminoides (31) [梔子] 10 g
Lonicera japonica (47) [金銀花] 10 g
Crataegus pinnatifida (138) [山楂] 10 g
Glycyrrhiza uralensis (165) [甘草] 10 g

Préparation
Porter à ébullition dans 4 tasses d'eau dans un pot couvert jusqu'à réduction à 2 tasses. Filtrer. Boire en plusieurs prises dans la journée comme un thé.

PRESCRIPTIONS CURATIVES

HYPERTENSION ARTÉRIELLE

Lonicera japonica (47) [金銀花] 30 g
Chrysanthemum moriflorium (14) 30 g
[菊花]
Morus alba (13) [桑葉] 12 g
Crataegus pinnatifida (138) 20 g
[山楂]
Cirsium japonicum (131) 20 g
[大薊]

Préparation
Porter à ébullition dans 5 tasses d'eau dans un pot couvert jusqu'à réduction à 3 tasses. Filtrer. Boire à jeun en deux prises par jour.

Gastrodia elata (109) [天麻] 10 g
Uncaria rhynchophylla (110) 10 g
[鈎藤]
Haliotis gigantea (108) [石決明] 20 g
Eucommia ulmoides (175) 20 g
[杜仲]
Loranthus yadoriki [桑寄生] 10 g
Achyranthes bidentata (124) 10 g
[牛膝]
Gardenia jasminoides (31) 10 g
[梔子]
Scutellaria baicalensis (60) 10 g
[黃芩]
Leonurus artemisia [益母草] 10 g
Polygonum multiflorum (177) 10 g
[何首烏] (feuilles)
Poria cocos (73) [茯苓] 10 g

Préparation
Porter à ébullition dans 5 tasses d'eau dans un pot couvert jusqu'à réduction à 2 tasses. Filtrer. Boire à jeun en deux prises quotidiennes.

CONSTIPATION

Indications
Constipation du type «plein-chaud»; sensation d'abdomen plein avec pression; chaleur, haleine fétide; flatulences fétides; bouffées de chaleur; revêtement lingual épais et jaune; maux de tête.

Rheum officinale (19) [大黃] 6 g
Poncirus trifoliata (116) 10 g
[枳實]
Mirabilite (20) [芒硝] 10 g
Magnolia officinalis (71) 10 g
[厚朴]

Préparation
Porter à ébullition les 2e et 3e ingrédients dans 3 tasses d'eau dans un pot couvert jusqu'à réduction à 1 tasse et demi. Ajouter le premier ingrédient et faire bouillir pendant 15 minutes. Puis ajouter le dernier ingrédient et mélanger. Filtrer. Diviser en trois doses. Si aucun mouvement intestinal après la première dose, prendre une deuxième dose, etc.

Indications
Constipation type «vide-froid»; syndrome courant chez les personnes affaiblies ou âgées; désir d'évacuer les selles sans en avoir la force; revêtement lingual mince et pâle; insomnie.

Codonopsis tangshen (160) 30 g
[黨參]
Astragalus membranaceus (161) 15 g
[黃耆]
Cistanche salsa (169) [肉蓯蓉] 15 g
Angelica sinensis (178) [當歸] 10 g
Cannabis sativa (23) 10 g
[火麻仁] (graines)

Si l'insomnie fait partie des symptômes, ajouter les ingrédients suivants:

Ziziphus jujuba (104) [酸棗仁] 15 g
Thuja orientalis (132) 10 g
[側柏葉] (graines)

Préparation
Porter à ébullition dans 5 tasses d'eau dans un pot couvert jusqu'à réduction à 3 tasses. Filtrer. Diviser en deux doses et boire à jeun.

Indications
Constipation du type «sec»; douleurs et pressions dans la tête; sécheresse des muqueuses nasales; soif avec désir d'eau; lèvres sèches, craquelées; paumes des mains et plantes des pieds chaudes; constipation chronique; syndrome courant chez les personnes âgées ou souffrant d'une déficience du yin; survient parfois chez la post-parturiente.

Rehmannia glutinosa (38) 30 g
[乾地黃]
Scrophularia ningpoensis (45) 12 g
[玄參]
Liriope spicata (182) [麥門冬] 10 g
Anemarrhena asphodeloides (30) 8 g
[知母]
Cannabis sativa (23) 10 g
[火麻仁] (graines)
Trichosanthes kirilowii (169) 10 g
[瓜蔞] (racines)
Trichosanthes kirilowii (169) 10 g
[天花粉] (graines)

Si des troubles respiratoires font partie des symptômes, ajouter:

Codonopsis tangshen (160) 15 g
[黨參]
Atractylodes macrocephala (162) 10 g
[白朮]

En cas de déficience sérologique parmi les symptômes, ajouter:

Angelica sinensis (178) 12 g
[當歸]
Ligustrum lucidum 10 g
[女貞子] (graines)

Préparation
Porter à ébullition dans 5 tasses d'eau dans un pot couvert jusqu'à réduction à 2 tasses au plus. Filtrer. Ajouter 30 à 40 g de miel. Diviser en deux doses et boire à jeun.

ACNÉ ET BOUTONS

Schizonepeta tenuifolia (4) 8 g
[荊芥]
Ledebouriella seseloides (5) 8 g
[防風]
Angelica anomala (7) [白芷] 8 g
Bupleurum falcatum (16) 8 g
[柴胡]
Gardenia jasminoides (31) 8 g
[梔子]
Paeonia lactiflora (43) [芍藥] 8 g
Forsythia suspensa (48) [連翹] 8 g
Scutellaria baicalensis (60) 8 g
[黃芩]
Poncirus trifoliata (116) 8 g
[枳實] (écorce)
Ligusticum wallichii (121) 8 g
[川芎]

Platycodon grandiflorum (144) 8 g
[桔梗]
Angelica sinensis (178) [當歸] 8 g
Glycyrrhiza uralensis (165) 8 g
[甘草]

Préparation
Porter à ébullition dans 5 tasses d'eau dans un pot couvert jusqu'à réduction à 3 tasses au plus. Filtrer. Prendre 2 doses par jour à jeun. Eviter les aliments âcres et «chauds».

MAUX DE DENTS

Asarum sieboldii (6) [細辛] 3 g
Rheum officinale (19) [大黄] 5 g
Gypsum fibrosum (29) [石膏] 20 g
Gardenia jasminoides (31) 10 g
[梔子]
Paeonia lactiflora (43) [芍藥] 6 g
Scrophularia ningpoensis (45) 10 g
[玄參]
Prunus mume 3 g

Préparation
D'abord faire bouillir le no 29 pendant une demi-heure à feu doux dans 4 tasses d'eau dans un pot couvert. Puis ajouter les autres ingrédients à l'exception du no 19. Faire réduire jusqu'à 1 tasse et demi environ. Ajouter ensuite le no 19 et continuer à laisser cuire pendant 15 min. Filtrer. Laisser refroidir et prendre en une dose.

INDIGESTION due à une consommation excessive de viandes et graisses

Crataegus pinnatifida (138) 15 g
[山楂]
Citrus reticulata (115) [陳皮] 6 g
Poncirus trifoliata (116) 8 g
[枳實]
Coptis sinensis (59) [黃連] 4 g

Préparation
Faire bouillir dans 3 tasses d'eau dans un pot couvert, jusqu'à réduction à 1 tasse. Filtrer. Prendre en une dose; boire à petites gorgées.

TROUBLES NERVEUX

Hystérie, irritabilité, hypertension, épilepsie, dépression maniaque, sautes d'humeur, etc.

Glycyrrhiza uralensis (165) 12 g
[甘草]
Triticum aestivum (106) 30 g
[小麥]
Ziziphus jujuba (164) 10 morceaux
[大棗]

Préparation
Faire bouillir dans 3 tasses d'eau dans un pot couvert, jusqu'à réduction à 1 tasse. Filtrer. Prendre en une dose; boire à petites gorgées.

ENGELURES

Cinnamomum cassia (2) 10 g
[桂枝]
Paeonia lactiflora (43) [芍藥] 10 g
Angelica sinensis (178) 12 g
[當歸]
Glycyrrhiza uralensis (165) 5 g
[甘草]
Ziziphus jujuba (164) 10 morceaux
[大棗]
Zingiber officinale (93) [乾薑] 5 g

Préparation

Faire bouillir dans 4 tasses d'eau dans un pot couvert jusqu'à réduction à 1 tasse et demi. Filtrer. Prendre en 2 doses par jour à jeun pendant une semaine environ.

DYSMÉNORRHÉE

Saussurea lappa (117) [木香] 3 g
Cyperus rotundus (118) 6 g
[香附]
Foeniculum vulgare (96) 2 g
[茴香]
Paeonia lactiflora (43) [芍藥] 6 g
Curcuma aromatica (127) 6 g
[郁金]
Angelica sinensis (178) 10 g
[當歸]
Melia azedarach 6 g
[川楝子] (graines)
Corydalis ambigua [延胡索] 6 g
Citrus medica [佛手柑] 3 g

Si les seins sont douloureux et gonflés, ajouter:

Bupleurum falcatum (178) 10 g
[柴胡]
Poncirus trofoliata (116) 6 g
[枳殼] (écorce)
Nº 43 et Nº 178 en supplément, 6 g de chaque

Si la constipation figure parmi les symptômes, ainsi que des urines sombres, ajouter:

Trichosanthes kirilowii (149) 12 g
[瓜蔞]
Plantago asiatica (75) 10 g
[車前子]
Areca catechu (197) [檳榔] 5 g
Citrus reticulata (115) [橘皮] 6 g

Préparation
Faire bouillir dans 4 tasses d'eau dans un pot couvert jusqu'à réduction à 1 tasse et demi. Filtrer. Prendre en 2 doses par jour à jeun le premier jour où les douleurs apparaissent.

MUCOSITÉS

Mucosités accumulées en excès; mucosités épaisses logées dans la gorge.

Platycodon grandiflorum (144) 20 g
[桔梗]
Polygala tenuifolia (105) 12 g
[遠志]
Citrus reticulata (115) [陳皮] 10 g
Glycyrrhiza uralensis (165) 20 g
[甘草]

Préparation
Moudre les simples en une poudre fine. Cuire à feu doux dans 1 tasse et demi de miel au dessus d'une petite flamme pendant une demi-heure en remuant régulièrement. Laisser refroidir. Ingérer à la petite cuillère, 2 à 3 fois par jour pendant 5 à 7 jours.

Remarques
Cette prescription contribue à «transformer» les mucosités et à faciliter l'expectoration; elle forme un sirop épais et très visqueux pouvant être conservé dans un bocal hermétique pendant longtemps. A utiliser pendant 5 à 7 jours d'affilée pour dégager les poumons et les bronches. Vivement recommandé pour les gros fumeurs.

GUEULE DE BOIS

Hovenia dulcis [枳椇子] 20 g
Pueraria lobata (15) 10 g
[葛根粉] (racine)
Pueraria lobata (15) 10 g
[葛花] (fleurs)

Preparation
Faire bouillir 4 tasses dans un récipient couvert jusqu'à décoction à 1 tasse et demi environ. Filtrer. Prendre deux doses à jeun.

IMPUISSANCE

Cistanche salsa (169) [肉蓯蓉] 30 g
Cuscuta japonica (172) [菟絲子] 30 g
Schisandra chinensis (188) 30 g
[五味子]
Polygala tenuifolia (105) 30 g
[遠志]
Cnidium monnieri (173) 45 g
[蛇床子]

Préparation
Moudre les ingrédients en une poudre très fine. En fabriquer des pilules au miel, ou une pâte ressemblant à la pâte à gâteau puis rouler la pâte en tube et en retirer des pincées.

Prendre 10 g de pilules deux fois par jour à jeun avec vin ou liqueur (pas de glace). A prendre deux fois par jour pendant 2 à 3 mois.

Remarques
Il est déconseillé de s'adonner à une grande activité sexuelle en cours de traitement. Il est recommandé d'essayer la pratique taoïste de la rétention comme faisant partie de la thérapeutique.

Lyceum chinense (183) 30 g
[枸杞子]
Schisandra chinensis (188) 30 g
[五味子]
Plantago asiatica (75) [車前子] 30 g
Cuscuta japonica (172) [菟絲子] 50 g
Rubus coreanus (194) [覆盆子] 30 g

Préparation
Moudre les ingrédients en une poudre très fine. En fabriquer des pilules au miel, ou une pâte ressemblant à la pâte à gâteau puis rouler la pâte en tube et en retirer des pincées. Dosage comme ci-dessus.

Cervus nippon (167) [鹿茸] 100 g
Bombyx mori 100 g
[原蠶蛾] (ver à soie)

Préparation
Préparer les ingrédients comme indiqué ci-dessus. Prendre 5 grammes de pilules deux fois par jour à jeun avec vin ou liqueur (pas de glace). A prendre pendant un mois.

Remarques
Celui-ci est le plus fort des trois prescriptions de cordial données ici pour l'impuissance. S'il en résulte une surstimulation, cet effet peut être contrecarré en buvant du thé froid.

ÉJACULATION PRÉCOCE

Nelumbo nucifera (36) 100 g
[荷葉] (étamines)
Euryale ferox (192) [芡實] 100 g
Os fossilisés (102) [龍骨] 100 g
(de dinosaures et reptiles)
Ostrea rivularis (103) 100 g
[牡蠣]
Rhus chinensis (190) 100 g
[五倍子]
Poria cocos (73) [茯苓] 100 g

Préparation
Moudre les ingrédients en une poudre fine et les mélanger. Prendre 10 g dans un grand verre d'eau chaude deux fois par jour (matin et soir) et à jeun. Continuer pendant 1 ou 2 mois.

Paratenodera sinensis (193) 10 g
[桑螵蛸]
Polygala tenuifolia (105) 5 g
[遠志]
Acorus gramineus (99) 5 g
[石菖蒲]
Os fossilisés (102) [龍骨] 20 g
(de dinosaures et reptiles)
Panax ginseng (159) [人參] 3 g
Poria cocos (73) [茯苓] 10 g
Angelica sinensis (178) 10 g
[當歸]
Chinemys reevesii (185) 15 g
[龜板]

Préparation
Faire bouillir les ingrédients dans 5 tasses d'eau dans un récipient couvert jusqu'à réduction à 1 tasse et demi environ. Filtrer. Prendre en deux doses quotidiennes à jeun. Continuer pendant plusieurs semaines si nécessaire.

VIN DE PRINTEMPS, ORDONNANCE DE YANG SEN

Cervus nippon (167) 150 g
[鹿茸]
Cervus nippon (167) 150 g
[鹿膠] (colle)
Equus asinus (179) 150 g
[阿膠] (colle)
Chinemys reevesii (185) 150 g
[龜膠] (colle)
Angelica sinensis (178) 60 g
[當歸]
Rehmannia glutinosa (176) 150 g
[熟地黃]
Astragalus membranaceus (161) 80 g
[黃耆]
Panax ginseng (159) 20 g
[人參] (premier choix)
Rubus coreanus (194) 20 g
[覆盆子]
Lycium chinense (183) 60 g
[枸杞子]
Placenta humain séché (166) 60 g
[胎盤]
Ligustrum japonicum 60 g
[女貞子] (graines)
Cynomorium songaricum 60 g
[鎖陽]
Lézard moucheté rouge
[蛤蚧] (1 mâle et 1 femelle)
Hippocampe 2 ou env. 60 g
[海馬]

Préparation
Faire macérer les ingrédients dans un grand pot de céramique contenant 6 litres d'une liqueur forte, telle que cognac, vin chinois *gao liang*, vodka, etc. pendant 6 mois ou davantage. Le récipient doit être hermétiquement clos. Au bout de 6 mois, verser la moitié de la mixture, filtrer complètement à travers une gaze ou un papier filtre. Remplir le récipient avec trois bouteilles de liqueur. Refermer et laisser macérer pendant 6 mois de plus. Recommencer l'opération avec la totalité du récipient la deuxième fois. Pour rendre la liqueur agréable, ajouter des morceaux de sucre cristallisé à la liqueur ainsi filtrée.

Dosage
Boire 30 à 60 g avant de se coucher; plus en hiver, moins en été.

Remarques
Cette recette serait celle que Yang Seng aurait lui-même élaborée.

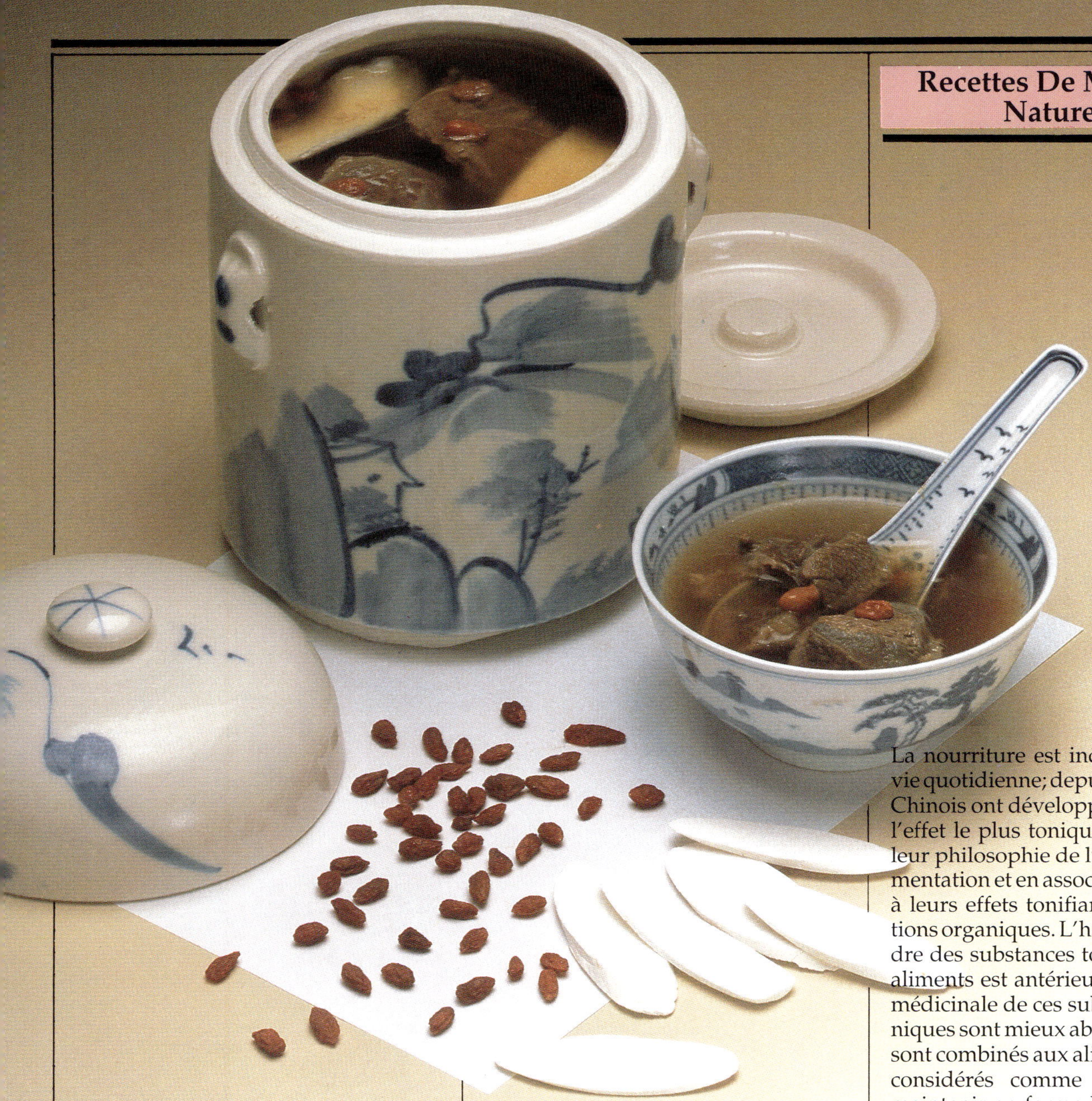

Ragoût de lyciet et de bœuf

Recettes De Médecine Naturelle

La nourriture est indispensable à la vie quotidienne; depuis l'antiquité les Chinois ont développé l'art d'en tirer l'effet le plus tonique en appliquant leur philosophie de l'équilibre à l'alimentation et en associant les aliments à leurs effets tonifiants sur les fonctions organiques. L'habitude de prendre des substances toniques avec les aliments est antérieure à l'utilisation médicinale de ces substances. Les toniques sont mieux absorbés lorsqu'ils sont combinés aux aliments et ils sont considérés comme un moyen de maintenir en forme les fonctions organiques. Les toniques médicinaux sont, selon un dicton chinois, inférieurs aux toniques alimentaires.

Les recettes qui suivent sont une sélection de recettes de médecine naturelle qui doivent leur popularité à leur goût autant qu'à leur efficacité. Les ingrédients qui ne sont pas des plantes ordinaires peuvent être achetés dans les herboristeries chinoises, avec les autres plantes et prescriptions dont il est question plus haut. Les recettes de médecine naturelle et leur rôle dans l'évolution de la médecine chinoise traditionnelle sont décrites dans le chapitre 1.

Les quantités indiquées dans les recettes conviennent pour 4 à 5 personnes.

薏苡仁燉雞

RAGOÛT D'ORGE PERLÉ (LARMES DE JOB) ET DE POULET (78)

Effets thérapeutiques:
Nutritif; tonique, diurétique; soulage les douleurs arthritiques dans les articulations.

Ingrédients:
— 1,2 – 1,4 kg poulet
— 310 g champignons frais, coupés en lamelles
— 3 – 5 ciboules, finement hachées
— 3 – 5 tranches de gingembre, finement hachées
— 1 orange fraîche, pressée
— 30 g d'orge perlé *Coix lacryma-jobi* (78), moulu, non décortiqué
— sel, poivre et vin
— 10 tasses d'eau (2,5 litres)

Préparation:
Ecraser ou moudre grossièrement l'orge perlé, avec l'enveloppe.

Couper le poulet entier en morceaux de 2 cm, os compris, avec un gros hâchoir. Bien laver; placer dans une grande cocotte avec 10 tasses d'eau.

Ajouter l'orge perlé et le gingembre. Porter à ébullition, couvrir, baisser le feu et laisser mijoter pendant deux heures, ou jusqu'à ce que le poulet soit tendre.

Pour les enfants très jeunes, les personnes âgées ou les malades, retirer le poulet, filtrer le bouillon pour enlever la purée d'orge puis remettre le poulet dans le bouillon; sinon, laisser la purée dans le ragoût.

Ajouter champignons, ciboules, sel et poivre selon le goût, un doigt de vin; puis réchauffer et servir.

淮山枸杞子燉牛展

RAGOÛT DE LYCIET ET DE BŒUF (183)

Effets thérapeutiques:
Tonique pour l'énergie yang; aphrodisiaque; favorise la sécrétion d'hormones; développe la force et l'endurance.

Ingrédients:
— 500 g filet de bœuf coupé en dés de 2 cm
— 60 g de beurre
— 2 grosses carottes coupées en morceaux de 1 cm
— 3 oignons, coupés en tranches
— 1 tasse de petits pois frais
— 1tasse de sauce tomate
— 30 g lyciet *Lycium chinense* (183)
— 3 $^{1}/_{2}$ tasses d'eau ($^{3}/_{4}$ litre)

Préparation:
Saupoudrer les morceaux de bœuf de poivre et de sel.

Faire chauffer le beurre dans une poêle chinoise (wok), ajouter le bœuf et faire sauter jusqu'à ce qu'il soit doré.

Ajouter les oignons et faire sauter 1-2 minutes de plus.

Ajouter la sauce tomate, 3 tasses d'eau et le lyciet; couvrir et laisser mijoter pendant 2 heures.

Une demi-heure avant la fin de la cuisson, ajouter les carottes et les petits pois; saler et poivrer selon le goût.

Pour épaissir le bouillon, dissoudre 2 c. à café de maïzena dans 1/2 tasse d'eau et incorporer au ragoût 10 minutes avant la fin de la cuisson.

Consommer les plantes avec le bœuf et les autres ingrédients.

海松子蛋湯

ŒUFS AU BOUILLON DE PIGNONS CORÉENS

Effets thérapeutiques:
Tonique; nutritif; développe la force et l'endurance.

Ingrédients:
— 15 g pignons coréens *Pinus koraiensis*, écrasés
— 6 tasses d'eau (1 $^{1}/_{2}$ litre)
— 5 œufs de poule
— 5 gros champignons noirs séchés, trempés et coupés en lamelles
— 5 ciboules fraîches, finement hachées
— 1 c. à soupe vinaigre
— sel, poivre et vin
— 500 g de morceaux de poulet (pour le bouillon)

Préparation:
Faire bouillir les pignons dans 6 tasses d'eau; puis mijoter à feu doux jusqu'à ce que le liquide soit réduit à environ 4 tasses; passer à l'étamine, conserver le bouillon et jeter le reste.

Porter 3 tasses d'eau à ébullition avec une c. à soupe de vinaigre; casser les œufs un par un et les placer doucement dans l'eau frémissante en les faisant pocher pendant 1 minute environ; les sortir doucement avec une écumoire; les rincer à l'eau froide et les mettre de côté.

Ajouter les os et les morceaux de poulet au bouillon de pignons; faire bouillir pendant 30-60 minutes. Retirer les os et conserver le bouillon.

Porter le bouillon de poulet et pignons à ébullition; saler, poivrer et ajouter du vin selon le goût. Ajouter les champignons et les ciboules. Placer doucement les œufs dans le bouillon et laisser frémir pendant une minute.

Placer un œuf et quelques champignons dans des bols à soupe individuels; arroser de bouillon et servir.

當歸咖喱飯

RIZ AU CURRY À L'ANGÉLIQUE (178)

Effets thérapeutiques:
Favorise la circulation du sang; améliore le teint; développe le métabolisme; tonifie l'énergie yin.

Ingrédients:
— 310 g de bœuf maigre, ou de poulet désossé
— 3 oignons, coupés en tranches
— 1 grosse carotte, coupée en morceaux de 1 cm
— 1 grosse pomme de terre, coupée en morceaux de 1 cm
— 1 tasse de petits pois frais
— 1 $^{1}/_{2}$ c. à soupe de poudre de curry
— 2 c. à soupe de farine
— 3 c. à soupe de beurre
— sel et poivre
— 15 g *Angelica sinensis*, en tranches fines (178)
— 5 tasses d'eau (1 $^{1}/_{4}$ litre)

Préparation:
Faire bouillir l'angélique dans 2 tasses d'eau, jusqu'à ce que le liquide soit réduit environ de la moitié et mettre de côté; ne pas jeter la pulpe.

Couper le bœuf ou le poulet en morceaux de 2 cm.

Faire chauffer 1 c. à soupe de beurre dans une casserole; ajouter la farine et bien mélanger pour enlever les grumeaux. Ajouter le curry puis 3 tasses d'eau en mélangeant bien à chaque fois. Ajouter carottes et pommes de terre, couvrir et laisser mijoter à feu doux.

Dans une autre poêle, faire chauffer 1 c. à soupe de beurre et faire sauter

le bœuf ou le poulet jusqu'à ce qu'il soit juste à point. Mettre sur un plat.

Ajouter une autre c. à soupe de beurre dans la poêle et faire sauter les oignons jusqu'à ce qu'ils soient tendres; les sortir et les mettre de côté.

Quand les carottes et les pommes de terre sont cuites, ajouter la viande cuite et les oignons à la casserole et porter de nouveau à ébullition. Puis ajouter le bouillon à l'angélique avec la pulpe et les petits pois; ramener à ébullition et touiller pendant 1-2 minutes; saler et poivrer.

Servir avec du riz ou des nouilles.

何首烏鯉魚湯

SOUPE AU *POLYGONUM MULTIFLORUM* ET À LA CARPE (177)

Effets thérapeutiques:
Tonique; stimulant; favorise la production d'hormones.

Ingrédients:
- 1 carpe (ou un autre poisson telle truite ou daurade), de 30 cm de long environ
- sel, poivre blanc
- selon le goût, huile pimentée et vin
- 15 g *Polygonum multiflorum* (177)
- 8 tasses d'eau (2 litres)

Préparation:
Porter le *Polygonum multiflorum* à ébullition dans 2 tasses d'eau, puis faire mijoter à feu doux jusqu'à ce que le liquide soit réduit de la moitié environ; mettre de côté le bouillon et la pulpe.

Vider le poisson mais ne pas l'écailler; prendre soin de ne pas percer la vésicule biliaire afin que la bile ne se répande pas sur la chair. Bien rincer à l'eau froide. Enlever la tête (ne pas la jeter); couper le poisson en deux dans le sens de la longueur, puis couper chaque moitié en deux.

Porter 6 tasses d'eau à ébullition, ajouter 1 à 2 c. à café de sel et les morceaux de poisson, tête comprise; laisser mijoter à feu doux, couvert, jusqu'à ce que les arêtes et les écailles soient tendres, (1 h 30 environ).

Quand le poisson est cuit, ajouter le bouillon et la pulpe de *Polygonum multiflorum* à la soupe, porter à nouveau à ébullition et enlever du feu.

Assaisonner avec du poivre blanc, de l'huile pimentée et du vin. Servir.

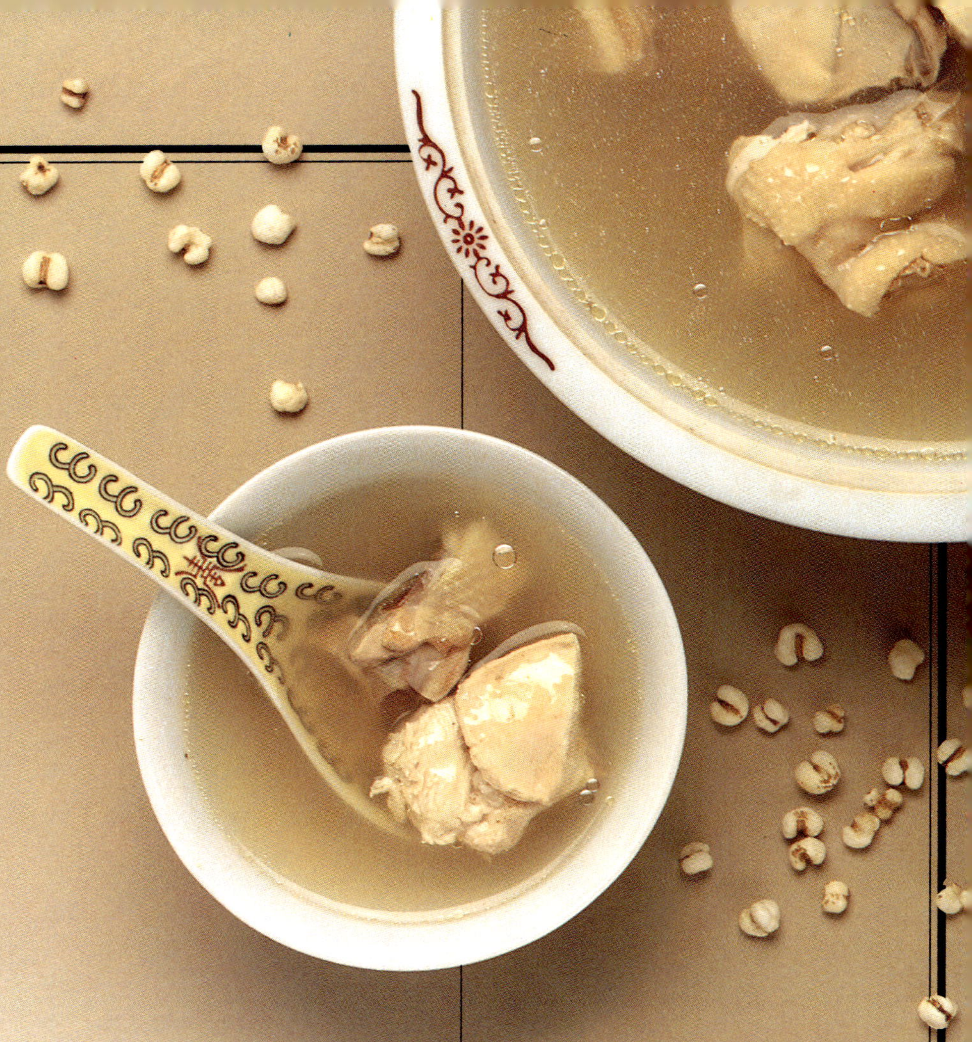

茴香牛肉

BŒUF AU FENOUIL (96)

Effets thérapeutiques:
Antitussif; expectorant; carminatif; stomachique.

Ingrédients:
- 410 g de filet de bœuf, coupé en cubes de 2 cm
- 90 g graines de sésame blanc
- 2 c. à soupe de beurre
- sauce au soja, sucre et vin
- 15 g fenouil *Foeniculum vulgare* (96)
- 1 tasse d'eau

Préparation:
Faire sauter les graines de sésame dans une poêle sans huile jusqu'à ce qu'elles soient dorées; les réduire en poudre fine dans un mortier ou un robot de cuisine.

Rouler les morceaux de bœuf dans la poudre de sésame en les recouvrant complètement. Mettre de côté pendant 1 ou 2 heures.

Faire sauter le fenouil puis le réduire en une poudre fine (ou l'acheter en poudre chez l'herboriste).

Faire chauffer 2 c. à soupe de beurre dans une poêle; ajouter le bœuf et faire sauter 20-30 secondes. Ajouter alors 1 tasse d'eau, porter à ébullition et assaisonner selon le goût avec la sauce au soja, le sucre et le vin; couvrir et laisser mijoter à feu doux pendant 30 minutes.

Verser le bœuf et le bouillon dans une soupière, ajouter le fenouil moulu, bien mélanger et servir.

川芎蛤蜊湯

SOUPE AU *LIGUSTICUM WALLICHII* ET AUX PALOURDES (121)

Effets thérapeutiques:
Sédatif, analgésique; emménagogue; réchauffe le système énergétique par temps froid.

Ingrédients:
- 310 g palourdes (sans coquilles)
- 3 carottes, coupées en morceaux de 2 cm
- 3 pommes de terre, coupées en morceaux de 2 cm
- 3 ciboules, finement hachées

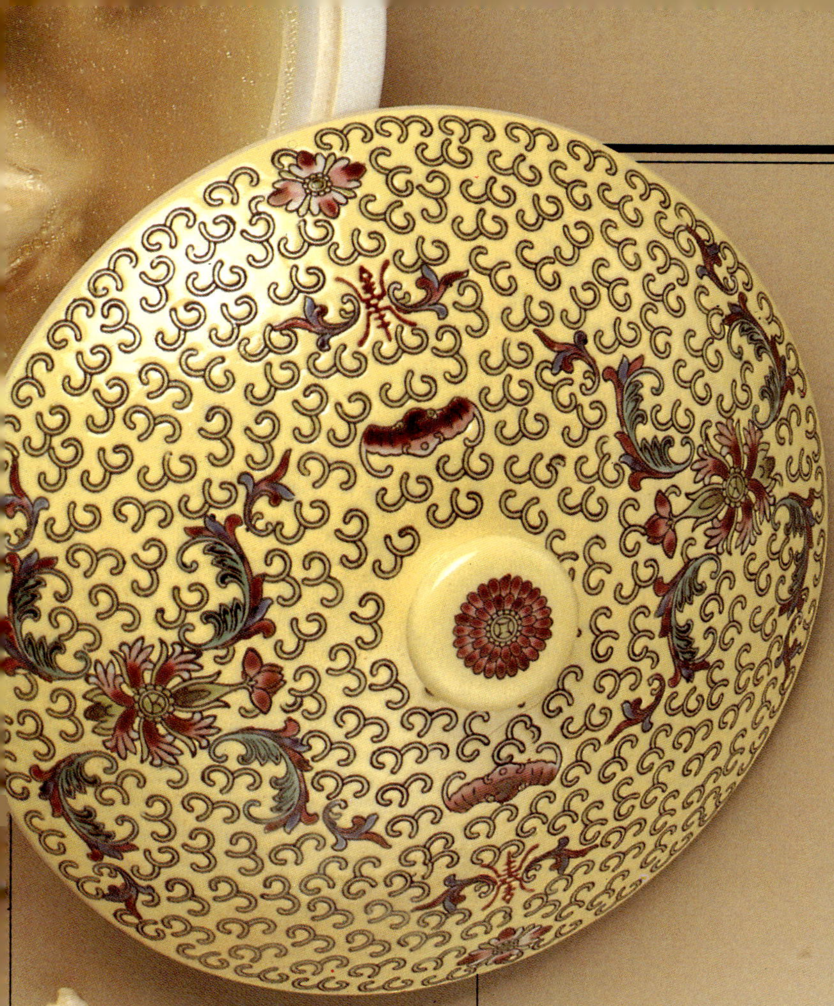

Ragoût d'orge perlé et de poulet

— 3 tranches de gingembre, finement hachées
— selon le goût poudre de curry, sel et poivre
— 15 g *Ligusticum wallichii* (121), en tranches fines
— 8 tasses d'eau (2 litres)

Préparation:
Porter les tranches de *Ligusticum wallichii* à ébullition dans 3 tasses d'eau; laisser mijoter jusqu'à ce que le liquide soit réduit de moitié environ; passer à l'étamine; conserver le bouillon et jeter la pulpe.

Placer les carottes et les pommes de terre dans une casserole, ajouter le bouillon et 5 tasses d'eau; porter à ébullition, couvrir, laisser mijoter jusqu'à ce que les légumes soient cuits.

Laver les palourdes à l'eau salée; bien rincer et ajouter à la soupe avec les ciboules et le gingembre; saler et poivrer.

Porter à nouveau à ébullition et laisser mijoter 3-5 minutes. Servir.

茯苓香菇飯

RIZ À LA TRUFFE DE VIRGINIE ET AUX CHAMPIGNONS (73)

Effets thérapeutiques:
Sédatif; diurétique; favorise la sécrétion d'hormones.

Ingrédients:
— 15 g de champignons noirs séchés
— 3 morceaux de pâte de soja séchée
— 1 tasse de petits pois
— 1 c. à soupe de sauce au soja
— selon le goût vin, sel et poivre
— 15 g truffe de Virginie *Poria cocos* (73)
— 310 g de riz

Préparation:
Faire tremper la truffe de Virginie dans juste assez d'eau pour la recouvrir, pendant 1 heure, puis la réduire en purée.

Faire tremper les champignons dans de l'eau chaude; bien rincer et couper en fines lamelles; couper la pâte de soja en petits morceaux.

Laver le riz; le mettre dans une casserole ou un auto-cuiseur avec suffisamment d'eau pour le cuire. Ajouter 1 c. à soupe de sauce au soja, une larme de vin, sel et poivre.

Ajouter la purée de truffe de Virginie, les champignons en lamelles et les morceaux de pâte de soja; mélanger, couvrir et cuire comme du riz normal jusqu'à ce que toute l'eau soit absorbée.

Quand le mélange est cuit, ajouter les petits pois frais; incorporer doucement pour mélanger les saveurs et servir.

肉蓯蓉海鮮火鍋

MARMITE DE *CISTANCHE SALSA* ET DE FRUITS DE MER (169)

Effets thérapeutiques:
Tonique; aphrodisiaque; restaure la force physique; stimule le système énergétique.

Ingrédients:
Préparer et couper les ingrédients suivants pour la marmite:
— 500 g de poisson blanc (carrelet, sole, colin, etc) ou de thon, sans arêtes
— 310 g de palourdes ou d'huîtres, sans coquilles
— 250 g de crevettes
— 1 tête de chou
— 2 grosses carottes
— 6 ciboules
— 185 g de champignons frais
— 2 morceaux de pâte de soja molle
— 8 tasses de bouillon de poulet ou de poisson (2 litres)
— 15 g de *Cistanche salsa* (169), finement haché

Préparation:
Ecailler, vider et enlever la peau et les arêtes du poisson. Bien rincer et couper en petits morceaux. Laver les crevettes et les disposer sur une assiette; couper tous les autres ingrédients pour la marmite et les disposer sur des assiettes séparées.

Mettre le *Cistanche salsa* émincé dans une casserole avec le bouillon, porter à ébullition, saler et poivrer et rajouter du vin selon le goût; puis ajouter la moitié du poisson et des autres ingrédients.

Porter à nouveau à ébullition et placer sur la table sur un réchaud portatif, avec le reste des ingrédients qui

seront ajoutés à la marmite au fur et à mesure du repas.

Consommer le bouillon et la pulpe de *Cistanche salsa* avec les autres ingrédients pour en tirer les plus grands bienfaits.

淫羊藿什錦火鍋

MARMITE ASSORTIE À «L'HERBE DU BOUC LUBRIQUE» (168)

Effets thérapeutiques:
Aphrodisiaque; tonique; réchauffant; améliore la circulation; développe la mémoire et autres fonctions mentales.

Ingrédients:
— 410 g de foie de veau, en tranches
— 1 douzaine de boulettes de poisson, coupées en morceaux ou 2 morceaux de pâte de poisson
— 2 morceaux de pâte de soja molle
— 1 tête de chou coupée en morceaux
— 2 bonnes poignées d'épinards
— 6 ciboules
— sel, poivre, vin et vinaigre
— 15 g «herbe du bouc lubrique» *Epimedium sagittatum* (168)
— 2,25 l de bouillon de poulet
— 3 tasses d'eau (3/4 litre)

Préparation:
Porter l'*Epimedium sagittatum* à ébullition dans 3 tasses d'eau et laisser mijoter jusqu'à ce que le liquide soit réduit à 1 tasse. Passer à l'étamine; conserver le bouillon et jeter la pulpe.

Préparer un bouillon à partir d'os de poulet ou d'algues, (1 litre).

Porter à ébullition, ajouter le bouillon d'*Epimedium sagittatum*, saler, poivrer et ajouter vin et vinaigre selon le goût.

Ajouter la moitié des autres ingrédients; porter à nouveau à ébullition et placer immédiatement sur la table sur un réchaud; ajouter les ingrédients restants selon les besoins au cours du repas.

肉桂咖喱飯

RIZ AU CURRY ET À LA CANNELLE (92)

Effets thérapeutiques:
Astringent; stomachique, tonique; stimulant, régénérateur; dissipe la fatigue; favorise la circulation.

Ingrédients:
— 250 g de porc maigre, coupé en morceaux
— 2 oignons, coupés en tranches
— 2 pommes de terre, coupés en dés
— 1 carotte, coupée en dés
— 1 grosse pomme, en morceaux
— 2 c. à soupe de poudre de curry
— 2 c. à soupe de farine
— 3 gousses d'ail, en morceaux
— 4 tasses de bouillon ou d'eau (1 litre)
— 4 c. à soupe de beurre
— sel et poivre
— 310 g de riz
— 15 g de cannelle *Cinnamomum cassia* (92)
— 2 – 3 tasses d'eau
— 2 c. à soupe d'huile

Préparation:
Porter la cannelle à ébullition dans 2 tasses d'eau. Laisser mijoter jusqu'à ce que le liquide soit réduit à 1 tasse; filtrer, jeter la cannelle et conserver le bouillon.

Faire cuire assez de riz pour 5 personnes. Chauffer le beurre dans une casserole, ajouter de la farine et bien incorporer pour épaissir. Ajouter la poudre de curry puis un peu de bouillon ou d'eau en mélangeant bien à chaque fois.

Porter à nouveau à ébullition puis ajouter les morceaux de carotte, de pommes de terre et de pomme; couvrir et laisser mijoter à feu doux. Dans une poêle, faire sauter le porc rapidement dans un peu d'huile, avec l'ail. Mettre de côté.

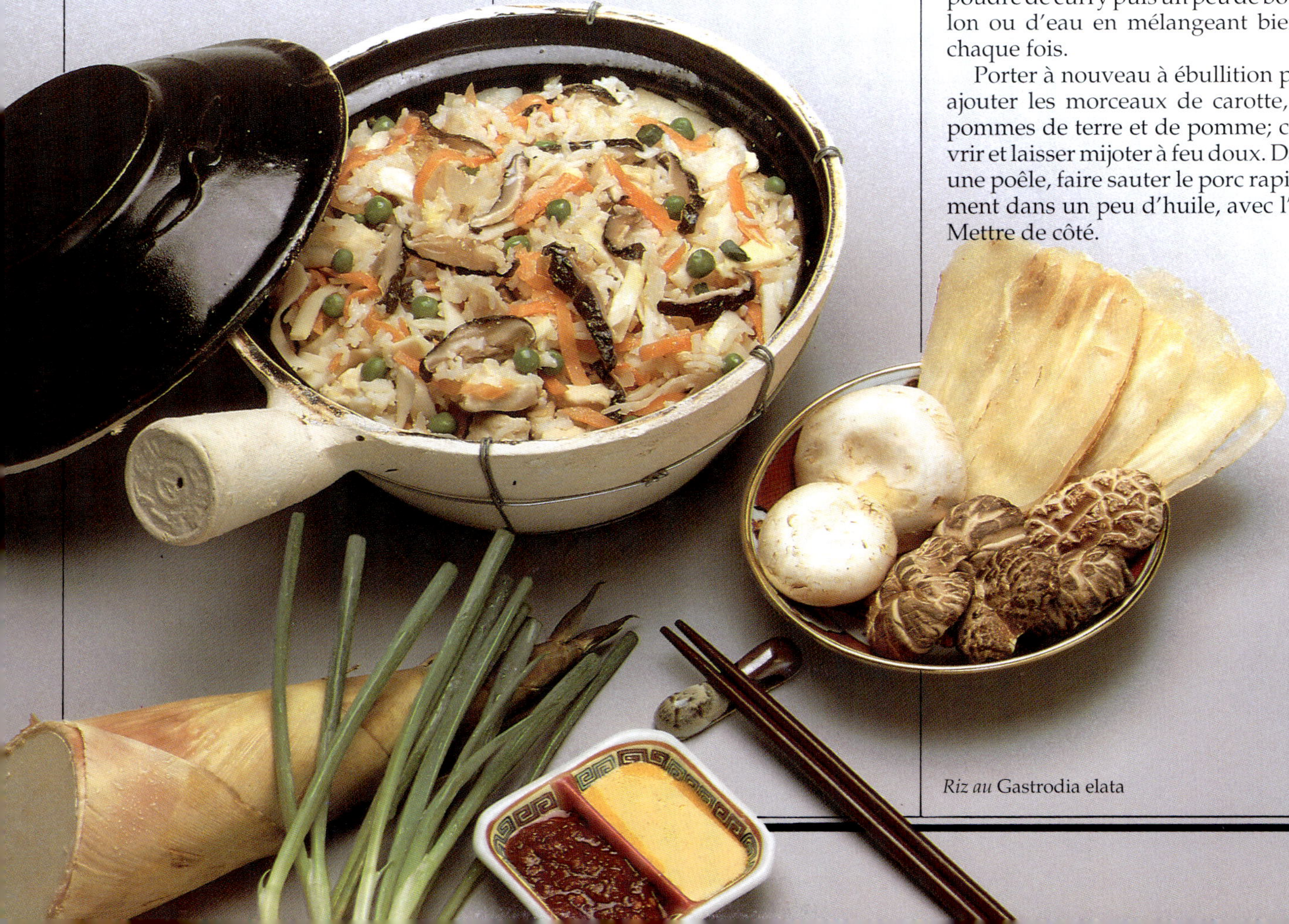

Riz au Gastrodia elata

Quand les carottes et les pommes de terre sont presque cuites, ajouter le bouillon à la cannelle, le porc et les oignons; porter à nouveau à ébullition, laisser mijoter quelques minutes et servir avec du riz.

紅花燉牛肉

RAGOÛT DE BŒUF AU SAFRAN BÂTARD (123)

Effets thérapeutiques:
Astringent utérin pour dysménorrhée; élément nutritif tonique après accouchement.

Pour 5 personnes

Ingrédients:
— 500 g de filet de bœuf
— 2 carrottes, coupées en dés
— 5 pommes de terre, coupées en dés
— 1 oignon, coupé en tranches
— 250 g de champignons frais, en tranches
— 1 tasse de petits pois
— 1/2 tasse de jus de tomate
— 2 c. à soupe de beurre
— 2 c. à soupe de farine
— sel, poivre et sauce au soja
— 15 g de safran bâtard *Carthamus tinctorius* (123)
— 5 tasses d'eau (1 1/4 litre)

Préparation:
Verser 5 tasses d'eau dans une grande casserole et porter à ébullition. Couper le filet de bœuf en deux (2 gros morceaux) et le mettre dans l'eau bouillante avec le safran bâtard et les carottes.

Dans une poêle, faire chauffer le beurre, ajouter la farine et bien mélanger pour épaissir; ajouter le jus de tomate et bien touiller; retirer du feu et mettre de côté.

Quand les pommes de terre sont presque cuites, sortir le bœuf du bouillon, ajouter le mélange beurre/farine/jus de tomate et bien mélanger pour épaissir. Saler, poivrer et assaisonner de sauce au soja. Couper le bœuf cuit en petits morceaux et les remettre dans la casserole; porter à nouveau à ébullition et ajouter les champignons et les petits pois. Laisser mijoter 3-4 minutes de plus et servir.

Ce plat est très fortifiant; consommer le bouillon et le safran bâtard pour en tirer le plus de profit.

天麻什錦飯

RIZ AU *GASTRODIA ELATA* (109)

Effets thérapeutiques:
Tonique pour les maux de tête et les rhumatismes; stimulant pour les désordres nerveux; améliore les fonctions mentales.

Ingrédients:
— 310 g de riz
— 90 g de poulet, désossé et sans la peau; en morceaux
— 1 grosse pousse de bambou fraîche (ou 1 boîte), en tranches fines
— 1 grosse carotte, en tranches fines
— 5 champignons noirs séchés, mis à tremper dans de l'eau chaude, en tranches fines
— 1 tasse de petits pois
— sel, poivre et sauce au soja
— 15 g *Gastrodia elata* (109)
— 1 1/2 tasse d'eau

Préparation:
Faire tremper le *Gastrodia elata* dans l'eau pendant une heure pour la ramollir, puis mettre l'eau et la plante dans une casserole avec le riz.

Ajouter tous les autres ingrédients, assaisonner, bien mélanger les ingrédients et cuire comme du riz normal. A la fin de la cuisson, ajouter les petits pois; mélanger doucement et servir.

山藥魚片湯

SOUPE À LA PATATE DOUCE ET AU POISSON (163)

Effets thérapeutiques:
Nutritif; tonique; digestif; contrôle les émissions nocturnes de sperme, l'incontinence d'urine et les suées nocturnes.

Ingrédients:
— 410 g de poisson blanc (colin, cabillaud), sans la peau et les arêtes, coupé en morceaux
— 150 g de navet, finement haché
— 150 g de pâte de miso
— 1 grande feuille d'algues séchées
— selon le goût poivre, échalote émincée
— 15 g de patate douce *Dioscorea opposita* (163), réduite en purée
— 3 ciboules, hachées
— 3 tasses d'eau (3/4 litre)

Préparation:
Porter 3 tasses d'eau à ébullition; y ajouter les algues et bouillir 3 minutes; retirer les algues.

Ajouter au bouillon la purée de patates douces, les morceaux de poisson et le navet haché; porter à nouveau à ébullition, couvrir et laisser mijoter à feu doux pendant 5 minutes.

Saupoudrer du poivre et de l'échalote hachée dans des bols à soupe individuels; verser de la soupe et des ingrédients solides dans chaque bol, mélanger et servir.

當歸火鍋

MARMITE À L'ANGÉLIQUE (178)

Effets thérapeutiques:
Active la circulation sanguine; stimule le métabolisme; tonifie l'énergie yin.

Ingrédients :
— 410 g de poisson blanc, sans arêtes ni peau, coupé en morceaux
— 3 morceaux de pâte de soja molle, coupés en dés
— 1 tête de chou, en morceaux
— 5 gros champignons noirs séchés, trempés dans de l'eau chaude et coupés en fines lamelles
— 5 tasses de bouillon de poulet (1 1/4 litre)
— sel, poivre et sauce au soja
— 15 g *Angelica sinensis* (178), en tranches fines

Préparation:
Porter le bouillon de poulet à ébullition; ajouter les tranches d'angélique et laisser mijoter pendant 20 minutes.

Ajouter le poisson, la pâte de soja et les champignons à la soupe; porter à nouveau à ébullition, puis rajouter le chou et laisser cuire jusqu'à ce qu'il soit tendre (5 minutes environ).

Placer sur la table sur un réchaud portatif et servir.

杜仲鹹魚湯

SOUPE À L'ÉCORCE D'*EUCOMMIA* ET AU SAUMON FUMÉ (175)

Effets thérapeutiques:
Tonique, sédatif; analgésique; améliore les fonctions nerveuses.

Ingrédients:
- 410 g de saumon fumé (ou poisson salé), en morceaux
- 150 g de navet, finement hâché
- 2 morceaux de pâte de soja molle, coupés en petits dés
- 150 g de pâte de miso
- 5 g *Eucommia ulmoides* (175)
- 6 tasses d'eau (1 1/2 litre)
- une pincée de poivre et d'échalote hachée

Préparation:
Porter l'*Eucommia* à ébullition dans 2 tasses d'eau; couvrir et laisser mijoter jusqu'à ce que le liquide soit réduit de la moitié environ. Filtrer le bouillon et le conserver; jeter la purée.

Porter 4 tasses d'eau à ébullition; y rajouter le miso et bien mélanger.

Ajouter les tranches de poisson, le navet hâché et la pâte de soja puis le bouillon à l'*Eucommia*. Assaisonner si nécessaire et porter de nouveau à ébullition. Laisser cuire 6-7 minutes.

Mettre du poivre et de la ciboule hachée dans des bols à soupe individuels; verser par-dessus de la soupe et des ingrédients solides; mélanger et servir.

女貞子火鍋

MARMITE AUX GRAINES DE *LIGUSTRUM LUCIDUM*

Effets thérapeutiques:
Nutritif; tonique; stimulant pour le système nerveux.

Ingrédients:
- 500 g de foie de bœuf (ou foies de poulet), en morceaux
- 90 g de champignons frais, en tranches
- 5 gros champignons noirs séchés
- 1 grosse carotte, coupée en tranches fines
- 1 paquet de vermicelles de farine de haricot
- 1 – 2 bonnes poignées d'épinards
- 1 tête de chou
- 5 tasses de bouillon de poulet, bœuf ou porc (1 1/4 litre)
- selon le goût sel, poivre, vin et sauce au soja
- 15 g de graines de *Ligustrum lucidum*
- 3 tasses d'eau (3/4 litre)

Préparation:
Faire tremper les champignons séchés dans de l'eau chaude, puis les couper en tranches fines; faire tremper les vermicelles dans de l'eau froide jusqu'à ce qu'ils soient mous, puis les égoutter. Laver les épinards et le chou et les couper en morceaux pour la fondue.

Porter le *Ligustrum lucidum* à ébullition dans 3 tasses d'eau; couvrir et laisser mijoter jusqu'à ce que le liquide soit réduit à 1 tasse. Egoutter, conserver le bouillon et jeter la pulpe.

Porter le bouillon à ébullition, y ajouter les carottes; lorsqu'elles sont cuites, ajouter les deux variétés de champignons et le bouillon aux graines de *Ligustrum lucidum*; assaisonner avec sel, poivre, vin et sauce au soja.

Porter à nouveau à ébullition; ajouter la moitié du foie, les vermicelles, le chou et les épinards et faire cuire 2-3 minutes, puis transférer sur la table sur un réchaud portatif. Placer les ingrédients restants sur la table sur des assiettes et ajouter à la marmite selon les besoins.

人參鯛魚湯

SOUPE AU GINSENG ET À LA TÊTE DE DAURADE (159)

Effets thérapeutiques:
Tonique; stimulant; aphrodisiaque; stomachique; favorise la secrétion d'hormones; retarde le vieillissement.

Ingrédients:
- 1 tête de daurade moyenne
- sel, poivre, vin et vinaigre
- 2 ciboules hachées
- 15 g ginseng *Panax ginseng* (toutes variétés, 159), en tranches fines
- 2 – 3 gouttes d'huile de sésame
- 8 tasses d'eau (2 litres)

Préparation:
Couper la tête de poisson en deux, puis couper chaque moitié en 2 ou 3 gros morceaux. (C'est un poisson à la tête dure; il est donc conseillé de demander à son poissonnier de la couper).

Bien recouvrir les morceaux de tête de sel, et laisser mariner pendant 30 minutes. Blanchir rapidement la tête dans de l'eau bouillante; la sortir rapidement et bien la rincer à l'eau courante froide.

Porter les tranches de ginseng à ébullition dans 3 tasses d'eau; laisser mijoter pendant 1 heure, ou jusqu'à ce que le liquide soit réduit de moitié environ. Egoutter, conserver le ginseng et le bouillon séparément.

Ajouter 5 tasses d'eau au bouillon et porter à ébullition dans une grande casserole; ajouter les morceaux de tête de poisson et porter à nouveau à ébullition. Ecumer la mousse qui s'élève à la surface, puis assaisonner le sel et le vin. Ajouter une larme de vinaigre, couvrir et laisser mijoter à feu doux pendant 10 minutes.

Placer du poivre et de la ciboule hachée dans des bols à soupe individuels; ajouter 2-3 gouttes d'huile de sésame, un peu de ginseng, puis verser de la soupe et du poisson par-dessus. Mélanger et servir. (Le ginseng devrait être assez tendre pour être consommé; il conserve certaines propriétés médicinales, même après avoir servi pour le bouillon).

人參蒸鷄腿

GINSENG À LA VAPEUR ET AUX CUISSES DE POULET (159)

Effets thérapeutiques:
Tonique; stimulant; aphrodisiaque; favorise la secrétion d'hormones; retarde le vieillissement.

Ingrédients:
- 3 grosses ou 4 petites cuisses de poulet
- 1 tasse d'alcool de riz ou de xérès sec
- poivre blanc
- 2 ciboules hachées
- 5 tranches de gingembre
- 15 g de ginseng *Panax ginseng* (159, toutes variétés), en tranches fines

Préparation:
Couper les cuisses de poulet en deux, à l'articulation; avec un hâchoir, couper chaque morceau en deux, avec les os.

Placer les morceaux dans un plat en pyrex ou une jatte de céramique, ajouter les tranches de gingembre et de ginseng, ainsi que l'alcool de riz ou le xérès. Placer le bol dans un cuiseur-vapeur ou un couscoussier et cuire à l'étuvée pendant 1 heure.

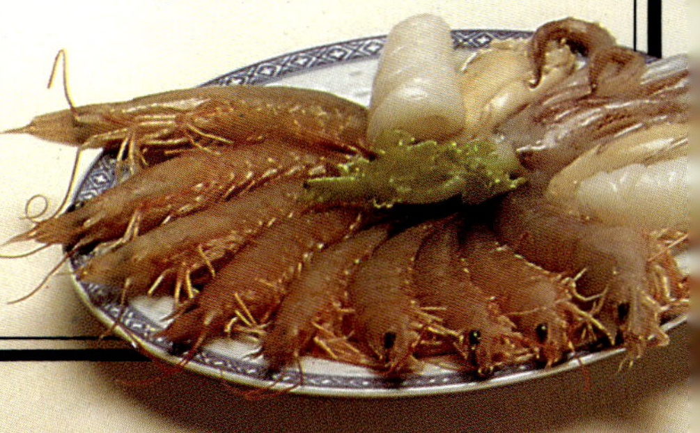

Placer du poivre et de la ciboule hachée dans des bols à soupe individuels; verser par-dessus les morceaux de poulet, du ginseng et du bouillon; mélanger et servir.

芡實餃子

RAVIOLIS À L'*EURYALE FEROX* (192)

Effets thérapeutiques:
Tonique, analgésique; astringent dans les cas de spermatorrhée; développe la force et l'énergie.

Ingrédients:
— 185 g de porc hâché
— 2 oignons, finement hachés
— 1 tasse de petits pois nouveaux
— 20 – 25 enveloppes pour raviolis (disponibles dans les épiceries asiatiques)
— sel, poivre, vin blanc, sauce au soja et huile de sésame
— 15 g d'*Euryale ferox* (192)
— 3 litres d'eau
— 3 c. à soupe d'huile

Préparation:
Ecraser l'*Euryale ferox* et la faire tremper dans de l'eau pendant une heure; égoutter et jeter l'eau. Mettre le porc haché dans un récipient, ajouter les oignons et les petits pois et mélanger; saler et poivrer et ajouter selon le goût vin, sauce au soja et huile de sésame.

Ajouter la purée d'*Euryale ferox* et bien mélanger. Envelopper le mélange dans les feuilles de pâte à raviolis; sceller les bords et poser sur un plateau enfariné.

Les raviolis peuvent être soit bouillis, soit frits. Pour des raviolis bouillis, porter à ébullition 3 litres d'eau; lorsque l'eau bout bien y jeter une vingtaine de bouchées. Dès que l'eau recommence à bouillir, ajouter 3/4 tasse d'eau froide; Recommencer l'opération encore deux fois puis sortir les bouchées avec une écumoire et servir immédiatement.

Pour des raviolis frits, faire chauffer de l'huile dans un grand poêlon plat (suffisamment pour en recouvrir complètement le fond); placer les bouchées une par une dans le poêlon.

Lorsqu'il est plein et que les bouchées sont en train de frire, verser rapidement 1/2 tasse d'eau tiède et couvrir; laisser cuire à l'étuvée pendant 3-5 minutes et servir.

Servir les bouchées accompagnées d'un mélange de sauce au soja, de vinaigre et d'huile de sésame, ou de sauce au piment.

牛膝魚丸湯

SOUPE À L'*ACHYRANTHES BIDENTATA* ET AUX BOULETTES DE POISSON (124)

Effets thérapeutiques:
Détoxifie le sang; diurétique; emménagogue; tonique; stimule les canaux d'énergie.

Ingrédients :
— 310 g de poisson blanc, sans arêtes ni peau
— 1 œuf
— 1 1/2 c. à café maïzena
— 1/2 navet, en julienne
— 125 g d'épinards, coupés
— 125 g de palourdes ou de crevettes (au choix)
— 15 g *Achyranthes bidentata* (124)
— 7 tasses d'eau (1 3/4 litre)

Préparation:
Porter l'*Achyranthes bidentata* à ébullition dans 2 tasses d'eau; laisser mijoter pour réduire le liquide de moitié, pendant 1 heure environ. Egoutter, conserver le bouillon.

Couper le poisson en petits morceaux puis le hacher finement avec un couteau ou un hachoir; placer le poisson haché dans un récipient. Battre l'œuf séparément, puis l'incorporer au poisson.

Faire fondre 1 1/2 c. à café de maïzena dans 1/4 tasse d'eau froide; ajouter à la préparation au poisson et bien mélanger avec les doigts ou une cuillère.

Faire bouillir 5 tasses d'eau à gros bouillons dans une grande casserole; utiliser une petite cuillère pour transférer des boulettes de pâte de poisson une par une dans l'eau bouillante; quand les boulettes sont cuites et remontent à la surface, les sortir avec une écumoire. Continuer jusqu'à ce que toutes les boulettes soient cuites.

Ajouter le navet, les épinards, les palourdes et les crevettes à la soupe. Saler, poivrer et ajouter de la sauce au soja, puis le bouillon à l'*Achyranthes bidentata*.

Quand la soupe recommence à bouillir, y remettre les boulettes de poisson cuites; laisser 2–3 minutes de plus puis servir.

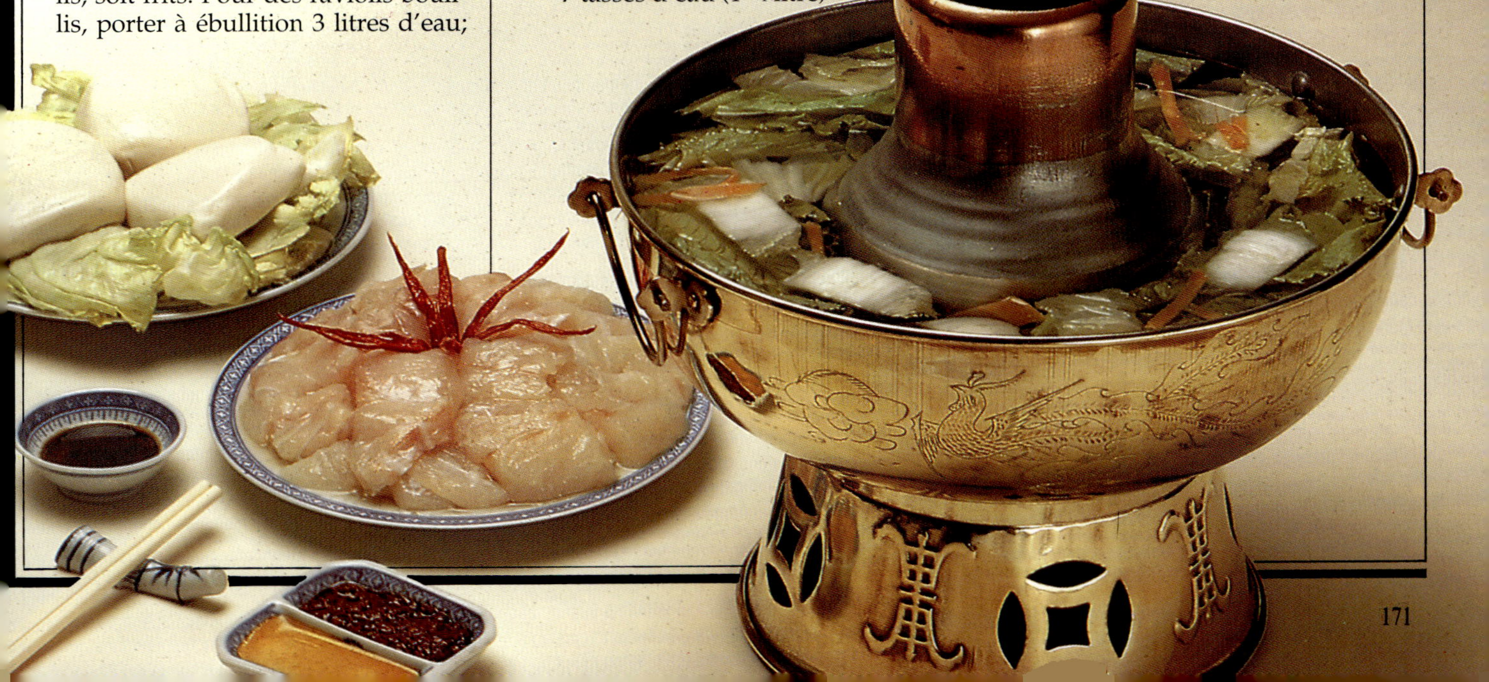

Marmite de Cistanche salsa *et de fruits de mer*

Bibliographie

Etude sur les Wu yun liu qi, Cercle sinologique de l'Ouest, 1984.

Brun, C. (trad.), *Les Canons de l'acuponcture* (*Huang Ti nei ching*), vol. 1, L'Aïre, 1988.

Charles, G., *Traité d'énergie vitale*, Encre, 1990.

Chee Soo, *Le Tao de longue vie*, Le Jour, 1984.

Despeux, C. (trad.), *Shang han lun, traité des «coups de froid»*, La Tisserande, 1985.

Despeux, C. (trad.), *Prescriptions d'acupuncture valant mille onces d'or*, (trad. du traité de Sun Simiao), Trédaniel, 1987.

Despeux, C., *La moelle du phénix rouge*, Trédaniel, 1988.

Drouhin, R., *Qigong, la maîtrise du souffle*, Sirpe, 1986.

Eyssalet J.-M., *Les cinq chemins du clair et de l'obscur*, Trédaniel, 1988.

Fazzioli, E. et F., *Les jardins secrets de l'empereur*, reproduction de planches du *Ben cao*, La Maison Rustique, 1989.

Fu Weikang, *Abrégé de la médecine et de la pharmacologie chinoises*, Pékin, 1986.

Gulik, R.H. van. *La vie sexuelle dans la Chine ancienne*, Gallimard TEL, 1971.

Hoizey D., *Histoire de la médecine chinoise*, Payot, 1988.

Huang Fu Mi, *Jia Yi Jing*, vol. 1: *Eléments de base de l'acupuncture* (trad. Dang-Vu Hung), Masson, 1989.

Huard, P. et Ming Wong, *Soins et techniques du corps en Chine, au Japon et en Inde*, Berg International, 1985.

Kou, J., *Tai ji quan, harmonie du corps et de l'esprit*, Fédération française de Taiji quan, 1979.

Larre, Claude (trad. et commentaire), *Huangdi neijing suowen*, 6 vols, Institut Ricci.

Li Shizhen, *Binhu Maixue, traité des pouls*, (trad. Association française d'acupuncture), La Tisserande, 1987.

Liu Zhengcai, *Les secrets de longévité*, Pékin, 1990.

Ly, A., *L'art du Tai Ji Quan*, Lierre et Coudrier, 1990.

Ming Wong, *Les massages en médecine traditionnelle chinoise*, Masson, 1983.

Ming Wong (trad.), *Ling-shu. Base de l'acupuncture traditionnelle chinoise*, Masson, 1987.

Mueller-Wang, P., *Les secrets du massage chinois*, Trédaniel, 1990.

de la Robertie, C. (trad.), *De la signification des mutations en médecine*, Cercle sinologique de l'Ouest, 1986.

Soulié de Morant, G. (trad.), *Le diagnostic par les pouls radiaux*, Trédaniel, 1983.

Stevanovitch, V., *Le Chi, voie de la vie*, vol 1, Stevanovitch, 1990.

Wang Fu, *Méthodes chinoises de massothérapie*, Pékin, 1990.

Yang Jing-Ming, *Chi Kung (Qi Gong), énergie et santé*, Liber Mundi, 1990.

Zao Bichen, *Traité d'alchimie et de physiologie taoïste*, Les Deux Océans, 1986.

Index

Les plantes et les animaux ci-dessous sont répertoirés selon leur nom latin. Les chiffres se réfèrent aux numéros d'ordre qui débutent en page 81.